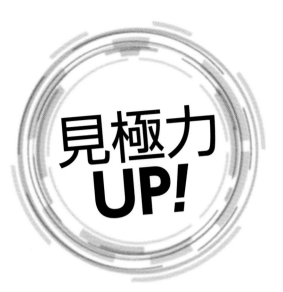

見極力 UP!
1からはじめる膠原病診療

南山堂

執筆

筒泉 貴彦 高槻病院総合内科 主任部長

田巻 弘道 聖路加国際病院 Immuno-Rheumatology Center 副医長

執筆協力（イラスト）

伊佐敷頌太 高槻病院総合内科

序

"膠原病"と聞くとどこか得体の知れない病気を連想したり，苦手意識をもったりする方がいるのではないでしょうか？ 特定の膠原病であっても必ずしも典型的な症状や身体所見がないこともよくあります．膠原病マーカーをショットガンのようにオーダーして，その結果が陽性でも陰性でも結局どう評価したらいいかわからない．熱が持続して抗菌薬への反応がなければ「コウゲンビョウ」の類と考えてステロイドをとりあえず処方したくなる衝動にかられる．このような「膠原病診療アレルギー」症状を恥ずかしながら私自身，研修医時代からもっていました．

膠原病診療について深く知っていくうちに，この分野は内科医としての基本的な診療スタイルを忠実にたどっていることに気づきました．詳細な病歴聴取および身体診察を行う，鑑別疾患をしっかりと考えた上で適切な検査を提出する，患者の状態に合わせて慎重に様子を見る，あるいは経験的な加療を始めるという決断を下す．これらの手順をしっかり意識しながら診療し，そこに膠原病の正しい知識を加えていくことが重要であると感じています．

膠原病は稀な病気ではありません．日常の診療で毎日のように見ることがあります．種々の臓器に影響を及ぼすことも多く，患者も膠原病内科ではなく，それ以外の診療科に初診患者として来院されることも珍しくありません．何科であっても医師である限り膠原病の患者の診療をしないことはないと言っても過言ではないでしょう．

日々の診療において私のような膠原病アレルギーをもたないように，あるいはすでにアレルギーがある方に対して何らかの役に立ちたいという思いから本書を執筆しました．本書に登場する若い先生の発言は，私の若かりし頃を思い出しながら作りました．日米で膠原病診療において研鑽を積まれた田巻先生の珠玉の基本編をじっくり読んでいただくことで，実践の場でお役に立てる本になっているのではと僭越ながら考えています．本書が皆さんの診療の一助になれば幸いです．

2019 年 5 月

著者を代表して

筒泉貴彦

目次

基本編 ─ 膠原病診療の考え方 ……………………………（田巻弘道）

その① 「膠原病」を知る …………………………………… 2
- 基本1 「膠原病」で思考を止めない ……………………… 2
  - Ⅰ：鑑別は膠原病？ ……………………………………… 2
  - Ⅱ：診断は膠原病じゃだめ？ …………………………… 4
  - Ⅲ：膠原病だけで止まってしまうことも…… ………… 9
- 基本2 「膠原病っぽい」から次のステップにいこう …… 13
  - Ⅰ：そもそも膠原病って何？ …………………………… 13
  - Ⅱ：膠原病を疑うコツ …………………………………… 17
  - Ⅲ：それぞれの膠原病には特徴がある ………………… 20

その② 関節診療の基本を知る ……………………………… 23
- 基本3 病歴と診察で全体像をつかもう ………………… 23
  - Ⅰ：関節痛と関節炎の違いは説明できますか？ ……… 23
  - Ⅱ：関節のパターンをつかもう ………………………… 28
  - Ⅲ：腱付着部炎を理解しよう …………………………… 33
  - Ⅳ：関節の診察での限界を忘れずに …………………… 36
- 基本4 画像検査で診察を補おう ………………………… 37
  - Ⅰ：単純X線検査の診察特異的所見を探そう ………… 38
  - Ⅱ：超音波検査とMRIを使いこなそう ………………… 44
- 基本5 関節液が教えてくれることを理解しよう ……… 49
  - Ⅰ：関節穿刺はいつ行うの？ …………………………… 49
  - Ⅱ：関節液はどんな検査を出したらいいの？
      検査が返ってくるまでにわかること ……………… 53
  - Ⅲ：関節液はどのように評価したらいいの？ ………… 58

その③ 膠原病の「らしさ」と「らしくなさ」を知る …… 63
- 基本6 膠原病の診断過程を把握しよう ………………… 63
  - Ⅰ：膠原病を考えるときの頭のなか …………………… 63
  - Ⅱ：分類基準の成り立ち ………………………………… 72
  - Ⅲ：実際に診断をするという意味 ……………………… 74

	基本7	病歴から「らしさ」と「らしくなさ」を探っていこう	77
		Ⅰ：患者背景からある程度「らしさ」がわかる	77
		Ⅱ：患者は全部話してはくれない．自分から探りにいこう	81
		Ⅲ：「らしくなさ」を探るのも大事	84
	基本8	普段みない身体所見からヒントを探そう	86
		Ⅰ：関節炎をみるときに注意する身体所見	87
		Ⅱ：ANA関連疾患をみるときに注意する身体所見	92
		Ⅲ：血管炎をみるときに注意する身体所見	98
		Ⅳ：そのほかの膠原病	102
	基本9	検査をうまく活用しよう	102
		Ⅰ：ルーチン検査からヒントが見つかることもある	102
		Ⅱ：抗体検査の正しい使い方を学ぼう	107
		Ⅲ：画像検査 —臓器特異的な診断をつけにいくツール	111
		Ⅳ：侵襲的検査はどんなときに必要？	112

その4 膠原病治療のストラテジーを知る 115

	基本10	治療のストラテジーについて理解しよう	115
		Ⅰ：治療をするには疾患の活動性を評価するところからはじまる	115
		Ⅱ：実際の治療はどのように考えるか	117
	基本11	治療のオプションを知ろう	125
		Ⅰ：ステロイド	125
		Ⅱ：抗リウマチ薬と免疫抑制薬	129
		Ⅲ：生物学的製剤	137

その5 診断のあとに起こることを知る 142

	基本12	合併症に備えておこう	142
	基本13	治療中の増悪に対処できるようになろう	152
		Ⅰ：原疾患の増悪かそれともそれ以外？ 既往があるからといって増悪と決めつけない	153
		Ⅱ：気をつけるべきは感染症？ 免疫抑制状態にあれば普段と鑑別する感染症は異なる	157

実践編 —症状別アプローチ　　　　　　　　　　（筒泉貴彦）

実践①　関節が痛みます ･･ 166
　Ⅰ：Logical Thinking —関節の痛みを系統立てて評価する ････････････････ 166
　Ⅱ：Minimal Review —関節リウマチ ･･････････････････････････････････ 171

実践②　踵が痛いです ･･ 175
　Ⅰ：Logical Thinking —踵の痛みを内科的疾患も考慮しながら鑑別する ･･･ 175
　Ⅱ：Minimal Review —脊椎関節炎 ････････････････････････････････････ 181

実践③　全身が痛くて動けません ･･････････････････････････････････････ 186
　Ⅰ：Logical Thinking —高齢者の痛みを「正確」に分析する ･･････････････ 186
　Ⅱ：Minimal Review —リウマチ性多発筋痛症 ･･････････････････････････ 192

実践④　指が白くなってしまいました ･･････････････････････････････････ 196
　Ⅰ：Logical Thinking —指が白くなる原因を探り疾患を見つける ･･････････ 196
　Ⅱ：Minimal Review —全身性強皮症 ･･････････････････････････････････ 203

実践⑤　もうろうとします ･･ 207
　Ⅰ：Logical Thinking —意識障害はタイムリーに対応する ･･････････････ 207
　Ⅱ：Minimal Review —全身性エリテマトーデス ････････････････････････ 213

実践⑥　皮疹が出ました ･･ 219
　Ⅰ：Logical Thinking —皮疹という診断で止まらず一歩先まで評価を行う ･･ 219
　Ⅱ：Minimal Review —血管炎 ･･ 227

実践⑦　力が入りません ･･ 232
　Ⅰ：Logical Thinking —「力が入らない」をより深く追求する ････････････ 232
　Ⅱ：Minimal Review —多発性筋炎／皮膚筋炎 ･･････････････････････････ 239

実践⑧　歩きにくいです ･･ 242
　Ⅰ：Logical Thinking —「歩きにくい」で止まらず，なぜ歩きにくいかを追求する ･･ 242
　Ⅱ：Minimal Review —シェーグレン症候群 ････････････････････････････ 248

実践⑨　抗核抗体（ANA）が陽性といわれました ･････････････････････ 252
　Ⅰ：Logical Thinking —「ANA陽性」だからといって膠原病と決めつけない ･･ 252
　Ⅱ：Minimal Review —膠原病抗体検査 ････････････････････････････････ 258

実践⑩　高熱がおさまりません ･･ 263
　Ⅰ：Logical Thinking —発熱は必要以上に恐れず，基本に忠実に考える ････ 263
　Ⅱ：Minimal Review —発熱 ･･ 270

索　引 ･･･ 273

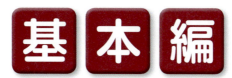

―膠原病診療の考え方―

その① 「膠原病」を知る

その② 関節診療の基本を知る

その③ 膠原病の「らしさ」と「らしくなさ」を知る

その④ 膠原病治療のストラテジーを知る

その⑤ 診断のあとに起こることを知る

その1

「膠原病」を知る

基本1　「膠原病」で思考を止めない

I：鑑別は膠原病？

　膠原病はとっつきにくいという感覚をもっている医学生，初期研修医は多い．1つには，臓器別の専門家と違い，疾患の標的となりうる臓器がいろいろあるからかもしれない．あるいは，初期研修で何例も経験する，よくある疾患ではないからかもしれない．もしくは，医学生，初期研修のローテーション先で膠原病を扱う科がないからかもしれない．ほかにもさまざまな理由で，苦手意識をもってしまったという方は多いであろう．

　近年の膠原病における治療の進歩は著しい．それにともない，より専門性が高くなってきている．その一方で，充分な数の膠原病の専門医がいないという現状もある．一部の地域では，総合内科医，一般内科医が膠原病の診療の担い手であることもある．また，膠原病科医が月に1回程度しかその地域の病院に来ないなどということもあるかもしれない．

　膠原病の診断推論過程の基本は，内科のその過程と何ら変わることはない．循環器内科医なら心臓カテーテルの技術，呼吸器内科医なら気管支鏡検査のような特殊な技術を，膠原病科の医師はもっていない．内科の基本を踏まえて，いくつかの症例を経験すれば，ひょっとしたら，苦手意識は食わず嫌いだったのかと，気づくかもしれない．

　ここで，とある病院の膠原病内科の初診外来をみてみよう．この病院では内科の研修医がまず患者の問診を取っており，膠原病科の指導医に対するプレゼンテーションを行っている．本書の主人公，研修医の皆来(みならい)先生と指導医の竜町(りゅうまち)先生のやり取りをみてみよう．どうやら今日は見学に来ている医学部6年生のA君もいるようだ．

研修医
皆来

　私が今診た症例は，54歳の主婦です．脂質異常症と脂肪肝といわれたことがある以外はとくに既往歴のない方です．ここ2週間ほど微熱があり，倦怠感(けんたい)も強かったようです．1週間前に，関節が痛くなってきたということで，近所の整形外科を受診しました．皮疹もあり整形外科の先生が膠原病を疑って抗核抗体（ANA：anti-nuclear antibody）をチェックしたところ陽性でした．本日，その結果を整形外科の先生から聞き，すぐに内科の先生に診てもらったほうがよいとアドバイスされ，初診外来に来られました．診察したときはもう皮疹は消

失していて，関節は自分の診察では，両膝が少し腫れているかなと思ったぐらいで，それ以外はとくに所見がありませんでした．採血とX線は整形外科の先生のほうでされていて，CRPと血沈が上昇しているのと，肝酵素が少し上昇している以外は問題なかったです．ANAは1：160でした．見た目も関節が痛そうな以外は元気そうだったので，軽度の膠原病だと思って，プレドニゾロンを20 mg出して，次の膠原病の先生の外来に行ってもらうことでいいのではないかと先生に相談に来ました．

このケースどう思う？ A君．

指導医
竜町

学生A
皮疹もあって，関節も痛いし，腫れているみたいだし，炎症もあるようだし…，何よりもANAが陽性だから膠原病だと思います．

なるほど．じゃあ，どの膠原病を考えたの？

……

では，膠原病以外の可能性は？

ANA陽性だし，感染症らしくないと判断しました．

　ケースカンファレンスなどで研修医が「鑑別疾患は？」と尋ねられたときに，膠原病や血管炎を挙げることをよく聞く．これは何も悪いことではない．鑑別疾患を挙げるときにカテゴリー別に挙げることで，系統立った鑑別診断を考えることが可能となり，鑑別疾患を網羅的に挙げることができる．たとえば，不明熱で「鑑別疾患は？」と聞かれたら，悪性腫瘍，感染症，膠原病が鑑別診断を考える上での3つの大きなカテゴリーである．実臨床ではこの系統別のカテゴリーからさらに鑑別疾患を挙げていくことになる．しかし，ご存知の通り，この大きなカテゴリーが診断名となって，最終的な治療方針が決まることはない．不明熱の原因が悪性腫瘍なので，抗がん剤を投与して治療しましょうとはならないのである．急性の細菌感染症などが疑われ，治療を今すぐにしないデメリット（重篤な臓器障害や，最終的には死に至る可能性）が高く，治療をすることによって起こりうるデメリット（薬の副作用など）を上回ると判断される場合，鑑別診断を考慮して，実際の診断的検査と並行しての抗菌薬治療という状況はよくあることである．しかし，これを感染症という大きなカテゴリーだけで治療をしていると勘違いをしてはいけない．治療は，検査の結果や，患者の治療反応に基づいて修正される．感染症っぽいから，とりあえず抗菌薬を投与し，熱が下がらなければ，抗菌薬を取り替えるという診療スタイルが適切でないことは，多くの感染症診療に関する書籍で充分に述べられている．どういった感染症かを想定して，

その感染症に対しての抗菌薬で治療しつつ，さらに適切な診断・治療をするための検査を行うのが基本だ．患者の重篤度も，どういった抗菌薬で治療するかという選択に関わってくる．

では，悪性腫瘍ではどうか．悪性腫瘍が疑われるから，すぐに抗がん剤を投与しましょうとなることはほぼない．なぜなら，まずどんな種類のがんであるかがはっきりしていなければ最適な治療法がわからないからである．そのがんはどこそこのがんで，このステージで，こういったタイプのがんだとわかってから，まずは手術が第一選択ですとか，まずは抗がん剤と放射線治療の併用が勧められますなどということになる．抗がん剤の投与ということになると，重篤な副作用の起こる可能性が比較的高い薬剤だけに，確実な診断に基づいて投与されなければならず，リスクを伴う手技である生検を行うことが基本である．

膠原病ではどうか．上記の症例のように，「これは膠原病っぽいから」で止まっていて，先に進んでいないのをよくみかける．これは膠原病っぽいから，「とりあえず膠原病の専門の先生にコンサルトして評価してもらおう」，「とりあえずステロイドを投与して，あとは膠原病の先生にお任せしておこう」，あるいは，膠原病科医がいない場合は，「とりあえずステロイドを投与してみて，これで良くなったらこの量のステロイドをずっと続けて様子をみよう」．こんな状況をよくみかける．これで，良いのだろうか．次項で，そのデメリットを述べる．

本書は，医学生や初期研修医に，膠原病診療の考え方を示すための本である．とくに，膠原病科医と接する機会がない，あるいは接する機会が少ない初学者が，膠原病らしい患者に出会ったときに，どう考えればその患者に対して適切な診療を行えるのか，「膠原病」という診断で止まらないための道しるべとなることを目的としている．内科において診断に至るアプローチにはさまざまな方法がある．どれが正解で，どれが不正解かは一概にいうことができない．本書で示すアプローチはそういった数あるアプローチ方法のなかの一つであり，唯一の方法ではないが，筆者らが経験してきたことから導いたものであり，経験の少ない方々の助けになればと思っている．

 膠原病は，がんや感染症という表現と同様に疾患の大きなカテゴリーを示しているのみである

Ⅱ：診断は膠原病じゃだめ？

さて先ほどの症例の続きをみてみよう．指導医 竜町の質問に研修医 皆来も医学生Aも答えることができなかった．これから，どうなることやら．

では，質問を変えてみよう．ANAが陽性になる膠原病ってどんなものがあるかな？ 指導医 竜町

 研修医 皆来 全身性エリテマトーデス，皮膚筋炎，多発性筋炎，ええっとそれから……

学生A
強皮症とシェーグレン症候群も ANA が陽性になります．

そうだね．さすが学生さん．卒業近くで，国家試験も近いとなるとしっかりと勉強しているね．こうやって尋ねてみると，君たち膠原病って何か知っているじゃないか．では，この患者さんでは膠原病のなかでも，どの疾患を疑い，どのような膠原病の可能性が高いと思うかな？ 順位がつけられるならつけてみよう．

（膠原病だったら膠原病の診断でいいのではないのかなぁ．どうせ治療はステロイドだし，これで良くなったらステロイドを続けて，専門の先生に診てもらったらいいのだしと内心思いつつ）ええっと，どのタイプの膠原病でも関節炎は起きてもいいかなと思うし，微熱も，倦怠感もどれに起きてもおかしくないのかなと思います．だから，膠原病の診断が一番適切なのではと思うのです．ANA も陽性なので診断的です．

では，A 君はどう思うかい？

どの膠原病かは現時点ではわかりませんが，膠原病なのでステロイドが第一選択の治療となると思います．今は，膠原病という診断でステロイドを開始して，あとは専門家の先生が来月に来るときにさらなる診断，治療方針を決めてもらうのでいいと思います．

膠原病って診断かな？ 君たちがいった通り，いろいろな疾患があるようだけど．

……

1．診断名が「膠原病」では治療を始められない

　医療現場において，診断をつけるということは，治療介入することを目的に患者の訴える症状，診察において拾い上げたさまざまな情報をまとめて 1 つのカテゴリに当てはめて名前を付けるということである．治療介入をする（あるいは治療介入をしなくても良い）と判断をするためには，その判断ができるレベルまでの特異的な診断名でなければならない．膠原病という診断名で治療を開始できるであろうか．筆者はこの診断では治療はできない．何を目的に治療して良いのかわからないからだ．上記で述べた通り，がんだから治療しましょうといっても具体的な治療方針が出てこないのと同じである．

　このことを前提にして，診断をつけるということはどういうことであろうか．筆者は，なぜそ

の症状を起こしているのかを納得いくまで問い続けることであると思っている．"なぜ"という問いをくり返していくことで，治療介入に関して決定できるような特異的な最終診断に結びつけることができる．

　たとえば，呼吸困難感を訴える患者が目の前にいたとき，まずはなぜ呼吸が苦しくなっているのか，その原因を同定することになる．それが，肺高血圧であったとしよう．では，次の質問は，肺高血圧を起こす何か背景となる疾患がないかである．明らかな原因が何もみつかることがなければ，特発性と診断することになるであろうし，肺の V/Q スキャンでミスマッチがあれば，慢性肺塞栓性が原因となっていると判断するであろうし，膠原病が背景に隠れている場合もあるであろう．そのほかにもさまざまな疾患が肺高血圧を起こすとされている．この"なぜ"によって治療方針が変わる可能性があったり，予後やそのほかの臓器合併症の予測に役立ったりすることがあるので，臨床的に問う価値がある場合には可能な限り，"なぜ"をくり返すことに価値がある．

　当たり前のことであるが，膠原病診療においてはこの"なぜ"をくり返すことが大切である．上記の研修医 皆来や医学生 A のように，"なぜ"と考えることを放棄して，「膠原病っぽい」と思考停止をしてしまうと，膠原病の診断のみならず，それ以外の診断を見逃してしまう可能性が出てくる．そう，「膠原病」という思考停止は，ほかの疾患の検索に対する思考停止にもつながってしまうのだ．

治療を前提として「この症状はどうして起こっているのか」という問いの先に診断はみえてくる

膠原病という診断で思考停止すると，重大な疾患を見逃す可能性がある

2.「抗核抗体（ANA）陽性＝膠原病」ではない

　さて，先ほどの症例の続きをみてみよう．

指導医
竜町

君たちは，ANA 陽性で関節が痛くて，皮疹が出たということで完全に思考停止しているのではないかな？　これは膠原病だと思い込んでしまっているよね？

研修医
皆来

たしかに，ANA 陽性で，微熱，倦怠感，関節痛，皮疹と膠原病っぽい症状が重なっていたので，膠原病だと思ってそこで止まっていました．

もう一度，振り返って考えてみよう．ANA陽性という情報がなかったとして考えてみよう．2週間続く，微熱，倦怠感，関節痛と皮疹．まず考えるべきは何かな？

急性発症であるので，感染症を考えてみたいです．

そうだね．ANA陽性に惑わされずに症状に集中してみるとほかのアイデアが浮かんできたね．どのような感染症を考えるかな？

皮疹，関節痛から，ヒトパルボウイルスB19を考えたいですね．

ほかに何があるかな？

感染性心内膜炎で皮疹も出ますし，血行性に播種して関節炎を起こすこともあると思います．

これは見逃したくない鑑別だね．

学生A

この間，参加したケースカンファレンスの症例は，急性B型肝炎で皮疹と急性の関節炎が出るという症例でした．

そうだね．皮疹と関節炎の組み合わせで症状の出る感染症はたくさんあるね．とくにウイルス性．皆来先生の挙げたパルボウイルスは有名だね．ほかに古典的には風疹とか，最近の感染症ではジカウイルスも挙げられる．では，膠原病っていう観点からの鑑別はどうかな．

〜その後も指導医 竜町の熱血指導は続いたのだった〜

　最終的にこの症例では，採血の結果，肝酵素の上昇がさらにみられ，Hbs抗原が陽性であり，急性B型肝炎の診断となった．
　この症例は，ANA陽性という事実に引っ張られて，それを誤って患者の臨床症状と関連させてしまい，そこからほかの可能性を考えることなく，誤診断に至りかねないという例であった．1つには，ANAは膠原病に特異的だという思い込みが間違った判断につながってしまったのであろう．ほかの重要なポイントとしては，ANA陽性＝膠原病と決めつけて，診断の基本である鑑別診断を充分に幅広く，適切に判断できなかったことも挙げられる．

ANA陽性＝膠原病と思い込まないこと！

3. しっかりした診断をつけて治療につなげよう

　医療において診断するということにはいろいろな理由がある．1つは，診断することによって何を対象にして治療していくかが明確になり，適切な治療を行うことができる．上記のようにあいまいな診断で思考停止をしてしまい，盲目的に治療をはじめることには常に危険がともなう．もちろん，状況が切迫しているときには，診断名を想定し，診断を確定する検査を行うかたわら，治療を開始するということはあるが，このアプローチにしても想定する疾患があっての話である．そして，治療を行いつつ，検査結果をしっかりとフォローアップし，治療の反応性をみて，自分の判断が正しかったかを常に見直せるようにしていることがこのアプローチの前提である．現在の医学では，診断に基づいた一定の標準的な治療が決まっている．その科学的根拠は，おもに臨床試験に基づく．臨床試験は，一定の基準に基づいた対象疾患の診断を受けた患者に対して特定の治療を施すことで，効果判定がなされる．つまり，診断をベースにして疾患の治療の根拠は組み立てられているのだ．

　ここでもう少し膠原病について特異的に考えてみよう．膠原病だという判断がステロイドを出す根拠になりうるか．膠原病の治療は，膠原病とまとめて治療が規定されているわけではない．たしかに，膠原病の分野ではステロイドが治療の中心となることは多い．しかし，ステロイドだけが治療薬ではなく，ステロイドが第一選択にならないような場合も考えられる．詳しくは基本10や実践編の各疾患の項を参照していただきたいが，基本的には膠原病の各疾患ごとに治療の考え方が異なり，臓器障害のタイプ，重篤度によって，使われる薬物の種類や用量は異なってくる．つまり，「膠原病」という判断で止まることなくより先のきっちりした各膠原病疾患の診断を行うことによって，適切な治療を行うことができるようになる．また，今後の治療の進歩にともない，標的がより特異的になり，疾患ならびに病態別に特異的に治療法が進歩していくものと予想される．そういった意味では，今後，診断がさらに細分化された特異的なものになっていく可能性はあると考えられる．

 「膠原病」というカテゴリーで思考を止めずに各疾病まで診断することが大切

4. 診断から将来起こりうることを予測していく

　膠原病は慢性疾患である．診断をきっちりしていくことの重要性のほかの側面として，その診断に関連した将来起こりうる合併症を想定することができる．つまり，その想定に基づいて必要

な問診や，身体所見，検査を施行することが可能となり，より効率的に診療ができるばかりではなく，場合によっては早期に重篤になりうる合併症を発見することができ，対処することが可能になる．たとえば，高血圧を診断するということは，心血管系のリスクがあるということを認識して，それを治療するということでもある．もし高血圧が仮に何の臓器障害も症状も起こさず，生命予後にもかかわらず，症状もきたさないのであれば，診断する意味はあるのであろうか．われわれの健康や生活に何の支障もきたさないのであれば，無視していても何の実害も出てこないであろう．

この予後の予測という点において，膠原病の場合はどうであろうか．膠原病という判断だけでは，さまざまな多様な疾患を含んでおり，何も予測することはできない．たとえば，全身性強皮症（SSc：systemic sclerosis）という診断ができれば，肺高血圧症や間質性肺炎，強皮症腎クリーゼなどが起こりうる事態を想定することができる．そして，それに向けて適切な検査が必要であれば，スクリーニングをすることが可能となるし，あるいは症状が出たときにその症状をきたしうる特定の病態を疑うことが早期にでき，早期診断ならびに重篤に至る前の早めの対処につなげることができるのだ．

膠原病は急性の一過性で治ってしまう疾患ではない．初期の対応で方向性を間違ってしまうと，あとあとに不可逆的な障害を残してしまうこともある．また，現在，われわれが使うことのできる薬物，とくにステロイドや免疫抑制薬は副作用のリスクが高い薬でもある．思考停止をしないで丁寧に"なぜ"を突き詰めることによって，適切な治療，適切な予防策が，患者にもたらされ，ひいては長期的な患者の予後が良くなる．そう，「膠原病」で止まらないことで，目の前にいる患者の，のちの生活の質ががらりと変わってくる可能性があるのだ．

本書を手に取ってくださっている読者は，膠原病に対して苦手意識をもっているが，それをどうにかしたいと思っている方々だと思う．膠原病は多彩な症状をきたすために，さまざまな診療科で遭遇しうる．そのときに，どのように疾患にアプローチしていくかの基本的な考え方があれば，膠原病で止まらず，その疾患が膠原病であろうがなかろうが，しっかりと診断をすることができ，患者の予後，生活を良くすることができるはずである．

 膠原病＝ステロイド治療ではなく，しっかりとその先を考える必要がある

Ⅲ：膠原病だけで止まってしまうことも……

「膠原病」で思考停止してしまう危険性，思考停止してしまわない重要性，なるべく診断を詰めていく大切さについて，前項で充分に述べた．では，次の症例をみてみよう．先ほどの研修医 皆来と指導医 竜町の外来である．前回から随分時間が過ぎ，研修医 皆来も勉強していたようである．今日は，別の医学生 B が来ている．様子をみてみよう．

研修医
皆来

患者さんは42歳の男性で、とくに既往のない方です．健康が自慢であったようで、がん検診を含む、総合的な健診を最近受けたということですが、とくに異常はなかったようです．3～4ヵ月ほど前から、右手首の朝のこわばりを自覚．2ヵ月くらい前からは腫れと痛みも徐々に自覚するようになりました．ここ1ヵ月ほどは左の手首のこわばりも自覚するようになったそうです．最初に整形外科を受診し、右手首の関節液を採取され、関節液の分析では白血球が12,000/μLで、尿酸結晶やピロリン酸カルシウム結晶は認められなかったということです．関節液の細菌培養も陰性でした．整形外科の医師に内科を受診したほうが良いと勧められて、本日来院しました．整形外科にてリウマチ因子（RF：rheumatoid factor）とANAを検査され、両者ともに陰性でした．CRPと赤沈はほんのわずかに上昇していました．X線も持参しており、私の診た感じではとくに左右の手首に異常はなさそうでしたが、診察では左右の手首ともに腫れがありました．また、左右の手首以外にとくに痛みのある関節はないそうです．

関節炎の症例ですか．鑑別診断には何を挙げるかな？
指導医
竜町

慢性の関節炎で2つの関節に対称性に炎症があるようです．そのほかの関節にはとくに痛みや、有意な所見はないと思いました．鑑別診断は多岐にわたると思いますが、前医で感染症や結晶性の関節炎の所見は関節液からは見つかりませんでした．慢性の関節炎ですので、膠原病を軸に、とくに関節リウマチや乾癬性関節炎を考えたいと思います．ですが、乾癬らしい皮膚所見や、乾癬の家族歴はありませんでした．

なるほど．そのほかに膠原病っぽい症状はなかったかな？　システムレビューはどうだった？

問診や身体所見ではとくにそのような症状や所見はありませんでした．腰痛の訴えもありませんでした．

B君はどう思ったかな？

学生B
教科書で習った典型的な関節リウマチの症状とも違うような気がします．

少し勉強のために確認しましょう．典型的な関節リウマチの症状ってどういったものでしょう？

指などの小さい関節を中心に対称性に慢性の多関節炎が起きて、朝のこわばり、関節の変形などが特徴的な疾患だと思います。

そうですね。この患者さんは教科書的な関節リウマチというわけではないようだね。では、皆来先生、どうしようか？

関節リウマチを考えて、抗CCP（cyclic citrullinated peptide）抗体を検査したいです。罹患関節の分布は典型的ではないですが、抗CCP抗体が陽性であれば、関節リウマチとして診断し、治療するのが良いと思います。脊椎関節炎らしい症状はありません。また、乾癬、炎症性腸疾患を疑うような症状や所見もありませんでした。反応性関節炎を疑わせるような先行する感染症の症状もなかったようです。

　さて、この症例に関してどう考えるのが良いであろうか。研修医 皆来のプレゼンテーションからは、成長が感じられたのではないかと思う。この症例では、炎症性の関節炎が左右の手首にある以外に、とくに診断に迫れるヒントは病歴ならびに身体診察上なさそうである。検査から何かヒントとなるものがないかみていくしかないであろう。また、最近撮影されたX線では関節リウマチに特異的な骨びらんはなく、とくにそのほかの診断の手掛かりになるようなヒントはなさそうである。抗体検査ではリウマチ因子、ANAはともに陰性であり、診断のヒントにならない。さて、抗CCP抗体も陰性であったら、どういう診断をつけるであろうか？そして、どういう治療をしたらよいであろうか？

1. 診断をつけるに至らない症例はどうする？

　このような診断に悩む症例に遭遇することは往々にしてある。どのようにして膠原病の診断に迫っていくかは、今後、本書のなかで述べることになるが、今は重要なポイントではない。ここで示したかったのは、できる限り診断名に迫ろうとしても手掛かりが見当たらず、あいまいなまま終わってしまうことがある、という点である。この症例では、少関節炎以上に特異的な診断名をつけることが現時点ではできなさそうである。なお、臨床的にリーズナブルな範囲で精密検査を行い、それでも診断がつかなくてもがっかりすることはない。ひょっとしたら時間が経つことで、新たな症状が出てきて診断につながることもありえるし、逆にこのまま状況が変わらずにいくこともある。重要な点は、治療が変わりうるような疾患をしっかりと鑑別できたかということ、現時点でできる限りベストな診断を基に、治療を考えるということ、そして、しっかりとフォローアップし必要時には診断名や治療方針を変更することである。

診断に至らない場合でも、現時点でのベストの治療法を考え、やがて治療方針や診断名が変わりうることも視野に入れておくこと

膠原病は慢性の多臓器疾患であり，それぞれの膠原病ごとに現れやすい症状や，侵されやすい臓器があり，それらの組み合わせがその疾患の診断的な特徴になっている．しかし，症状がはじまる部位は空間的にさまざまだ．症状の現れ方は単一ではなく，1つの決まった症状から必ずしも疾患がはじまるわけではない．患者ごとにどんな症状から疾患がはじまるかは十人十色なのだ．また，症状の現れ方は時間的にも多様である．同時期にいくつかの症状が現れることもあるし，同時期に症状が出そろわず，時間経過とともにだんだん症状が出てきて，特定の膠原病らしさが徐々に出そろっていくことがある．そして，すべての疾患に特異的な抗体検査や遺伝子検査などがあるわけではない．病理所見によって規定される疾患もあるが，そういった疾患でもさまざまな理由により，必ずしも病理組織診断が可能なわけではない．

> **Point** 膠原病はどんな症状から疾患がはじまるか，いつ症状が現れるかが十人十色であり，膠原病らしい症状が徐々に出揃うことがある

　さて，上記の症例ではどうか．関節炎であることは間違いないようである．では，いったいどのような疾患が関節炎を起こしているのであろうか．幅広い鑑別診断を考え，できる限り診断に迫る必要がある．しかし，問診でも，診察でも，そして検査でも，関節炎以上の特異的な診断の手掛かりはないようである．こういったことは膠原病が疑われる場合往々にして起こりうる．特定のタイプに診断するには，まだ完全に臨床徴候が当てはまらないのである．この症例の場合，もしこのまま放っておけば，関節炎の範囲が広がり，関節リウマチっぽくなり，さらに関節リウマチに特異的な骨びらんがX線検査でみられるようになるかもしれない．あるいは，このまま様子をみていると，近位筋の筋力低下，間質性肺炎，皮疹がみられて，皮膚筋炎っぽくなってくるかもしれない．しかしそれは，現時点ではよくわからない．前項では，膠原病という漠然とした診断ではなく，特異的な診断をつけることの大切さを述べたが，このように特定の診断名に至らない，グレーゾーンの病態で患者が外来に来ることは，往々にしてある．丁寧な問診，診察，それに基づく妥当な検査で辿り着ける特異な診断が，この場合のように関節炎かもしれない．今回の場合は，治療方針が決定的に異なる結晶性関節炎（痛風やピロリン酸カルシウム結晶沈着性関節炎）ではなさそうであり，また，全く異なる治療方針となりうる感染症っぽくもなく，患者の予後に大きく関わる悪性腫瘍関連でもなさそうである．それを踏まえて，この診断に基づき，関節炎として治療をしていくことになる．

2. 診断を再考することが大切

　このように，特異的ではない診断の基で治療を開始しなければならない事態もありうる．このような場合，慎重に治療薬のリスクを考慮し，どのように治療に反応したか，経過をしっかりとフォローしていくことが大切である．また，何か診断のヒントとなるような症状や所見が出てこないかにしっかりと目を配りながら，継続的にこまめにフォローアップしていくことも必要になってくる．治療に対する反応性が悪ければ，無条件で治療をエスカレートさせるのではなく，

一歩引いて再度，患者の全体的な評価を行い，何か見逃している疾患はないか定期的に見直さなくてはいけない．常に診断を再考することを頭の片隅に置いておくことも忘れないでほしい．このときも，どういう疾患を想定しているかによって，問診や診察のポイントが異なってくるので，想定する鑑別疾患を常に頭のなかに描いておくことが大切である．

> **Point** なるべく特異的な診断に至ることが重要であるが，ケースによってはそこに至ることなく治療を行わなければならない場合もある

基本2 「膠原病っぽい」から次のステップにいこう

I：そもそも膠原病って何？

基本1で，鑑別診断として膠原病で思考停止せずに，個別の膠原病疾患を考慮し，診断と結びつけるようにすることの重要性を述べた．しかし，実際に膠原病とはどんな疾患なのか，なかなかイメージのわかない人も多いかと思う．そういった人のために，この基本2では膠原病とは何なのかについて迫っていきたい．さて，膠原病が大好きな指導医 竜町が昼食時に研修医向けのレクチャーをしているようだ．覗いてみよう．

指導医
竜町

今日は膠原病の基本というレクチャーです．皆さん，膠原病に対してどんなイメージをもっているかな？

研修医
皆来

難しい疾患だと思います．

難しいというのは具体的にいうと？

複雑な疾患で診断をつけるのも，治療をするのも難しいと思います．

なるほど．難病指定されている疾患も多いからね．ほかには？

研修医
C

謎の疾患って感じです．

謎の疾患？ 面白い表現だね．どういうことかな？

原因不明な疾患ばかりだからです．

なるほど．たしかにそうだね．ほかにもあるかな？

研修医
D
ステロイドで治療する疾患というイメージです．

そうだね．多くの膠原病ではステロイドでの治療が中心となってくるね．

研修医
E
多彩な症状をきたす疾患です．

たしかにいろいろなところにいろいろな症状が出るね．

研修医
F
私にとってはとっつきにくい疾患です．いろいろな複雑な診断基準があったり，血液検査も普段使わないような検査がいっぱいあったり．

なるほど．私も研修医のころはとっつきにくいと思っていたよ．では，今まで出てきた意見をまとめると，膠原病とは，ステロイドで治療する，謎の複雑なとっつきにくい疾患ということか．どうだい，合っているかな？

膠原病ってそんな疾患だと思います．

（苦笑しつつ）まぁ，そうかもしれないね．でも，勉強してどういった疾患かわかってくると，私はそんなでもないかなという気がするんだよ．

1. 膠原病の疾患概念

　膠原病はどうやら研修医の皆さんには，否定的なイメージでとらえられているようだ．ここではまずは，それをほぐしていきたいと思う．膠原病とは何か．堅い話をすると1942年に米国の病理学者であるクレンペラー Klempererが提唱した疾患概念のことであり，病態の首座が結合組織や血管にある疾患のことを指していた．これが，日本語翻訳された際，膠原病となった．古典的膠原病は，関節リウマチ，全身性エリテマトーデス（SLE：systemic lupus erythematosus），強皮症（SD：scleroderma），多発性筋炎 / 皮膚筋炎（PM：polymyositis/DM：dermatomyositis），結節性多発動脈炎（PN：polyarteritis nodosa），混合性結合組織病（MCTD：mixed connective tissue disease）の6つの疾患を含んでいた．

　現在，膠原病といえば，この6つの疾患のみを指すわけではなく，もっと幅広い疾患を指すことになる．膠原病とは大まかにいうと，自己免疫性疾患で多臓器に障害をきたしうるものと定義されるのではないだろうか．つまり，橋本病や1型糖尿病のような自己免疫性疾患ではあるものの，単臓器に対する自己免疫性反応をきたす疾患ではない，全身性の自己免疫性疾患であ

る．個人的には，リウマチ膠原病科で診療されている疾患は大きく4つに分けると理解しやすいと思っている．1つめは関節炎がメインの症状である疾患で，関節リウマチや脊椎関節炎が代表的な疾患である．これらの疾患では関節炎が必須であり，ほかの疾患では関節炎は起こりうるが必ずしも関節炎が必須の症状ではない．2つめはANAが陽性になりうる疾患で，いわゆる膠原病の中心的な疾患である全身性エリテマトーデス，強皮症，皮膚筋炎／多発性筋炎，シェーグレン症候群（SjS：Sjögren syndrome），混合性結合組織病である．これらの疾患にはそれぞれ特徴的な症状があるが，付随して多彩な症状を呈することがある．3つめは血管炎症候群である．血管炎症候群はさまざまな原発性血管炎の疾患の集合体であり，これも血管炎が必須の症状である．4つめは成人スティル病，自己炎症性疾患などそのほかの疾患を含める．

2．膠原病は難しくてとっつきにくい？

さて，上記の指導医と研修医との会話で，膠原病は難しくてとっつきにくい疾患というイメージが語られていた．本当にそうなのだろうか．前にも述べたように，膠原病の正確な病因は突き詰められていない．そのため，基本的には膠原病はその疾患の実際の症状の現れ方によって分類され，診断名がつけられてきた．そう，患者に対して問診して診察することによって，たいていの場合，診断の見当がつく疾患なのである．膠原病には分類基準や診断基準といったものがいろいろとある．それらをよくみると，気づくことがある．それは，症状がそれらの基準のなかの多くを必ず占めているということである．つまり，問診と診察で診断に必要な情報のかなりの部分を集められるということだ．何だか，簡単に思えてこないだろうか？

多彩な症状というキーワードも前に出てきていた．たしかに，全身性の疾患でいろいろな臓器に症状が出ることが知られている疾患が多い．同一の疾患でも，すべての人が同じ症状なわけではない．こういった点がひょっとしたら，膠原病を難しいと感じさせているのかもしれない．どんな疾患でもそうであるのだが，1つの疾患でも症状の出方は決してモノトーンではない．糖尿病でも，軽度の糖尿病で食事制限のみの状態から，重度の糖尿病で重篤な合併症を起こしているものまでさまざまであるように，膠原病でも同じことがいえる．軽度の症状で経過観察のみで済むような場合から，重篤な臓器障害を次々と起こす場合まで，さまざまなフレーバーが1つの膠原病の診断のなかにある．ただ，単一臓器の疾患と違い，膠原病は多臓器全身性疾患であるために症状が多彩になるだけである．どんな疾患にも疾患の現れ方のスペクトラムがあるのと同様に，1つの特定の膠原病にも症状の出方のスペクトラムがある．膠原病だから多彩というわけではないのだ．このような多彩な症状に対応するために，紋切り型の対応ではなく，個々の患者の症状の出方に合わせた対応が重要となってくる．これが，膠原病診療の醍醐味の一つでもある．逆にいうと，マニュアルのような本を書きづらくする一因でもあるともいえるのだが……．

Point 膠原病は多彩な症状を呈するが，それぞれの疾患に核となるような症状がある

3. 不確実性にどう対応していくか？

　実臨床の現場に入っている医学生の皆さんや研修医になった皆さんはもう気づいているかもしれないが，臨床の現場では常に不確実性がつきまとう．つまり，白黒がはっきりとつかないことがよくある．膠原病を実臨床で診察するにあたって，そういった不確実性が強いと感じる人や，その不確実性の高さを心地よく感じない人が多いかもしれない．診断へのアプローチが，A があるから B という一対一対応ではなかったり，一定のアルゴリズムに乗って1つの症候から診断につなげるステップとは異なっていたりで，診る医師によって診断へのアプローチが異なっていて，診断のつけ方がなんだかいまひとつあいまいと感じることもあるかもしれない．治療に関しても，ガイドラインにのっとってエビデンスに基づいた治療をアルゴリズム的に進めていけるものもある．しかし，多くはそういったエビデンスがなく，治療する人によって大きく治療方針が異なっているため，すっきりしないという感じを抱いている人も多いかもしれない．この不確実性を，自分の能力のなさと誤解してしまっている人がいるが，不確実性は医療の現場にいる限り，常にそこに存在するものである．この不確実性は医学が発達するにつれてある程度は解消されていくものであるが，ある程度は存在し続ける．何も医師個人のせいではない．ただ，一臨床医として，この不確実性に対してどのように対応していくかということが重要であり，筆者個人としては，重要な点は5つあると思っている．

　1つめに，そういった不確実性があることを認識すること．2つめとして，不確実性が不確実性としてあって良いという充分な医学的知識がある，あるいは，こういった場面において現存する医学的知識を検証し直して自分自身を常にアップデートすること．3つめにその不確実な状況に，現時点の自分の経験ならびに今まで記述された医学的な手に入りうる根拠を基に，妥当性があると思える自分のベストな臨床的な判断をもっていること．さらに，4つめとして，これはときと場合にもよるかもしれないが，患者ともその不確実性を共有し，患者の価値観もその判断に活かすこと．そして最後に，そのようにした判断に対して，時間的経過とともにその判断がどうであったかをこまめに検証し続け，事態が正しい方向に向かっていなければ，再度，謙虚に事態を見直すことであると思われる．

　診断においては，その時点の手に入る情報でベストな判断を下して診断したとしても，その経過のなかで何かその疾患にそぐわないことが出てくるようなら，もう一度その自分のつけた診断に対して謙虚に全体像を見直す．また，ベストな判断と考えて治療介入に踏み切ったものの，治療の反応が予測とは異なる場合に，盲目的に治療を強化するのではなく，治療介入自体が正しい方向であったのか謙虚に見直すことが，良い診療をするのに最も重要な点であると筆者は考えている．

Point 医療における不確実性は，膠原病診療にあたっても常に存在するものであり，これに適切に対処することが診療の成功に関わってくる

II：膠原病を疑うコツ

　膠原病を疑うコツは何であろうか．筆者は，大切な点として，内科の診療における基本でもある，「なぜ患者はこの症状をきたしているのか」と考えることが重要であると考える．"なぜ"の積み重ねの先に膠原病の診断がみえてくることがある．ヒントは，病歴のなかに隠れている．なぜ，この患者はこの症状をきたしたのだろう．そして，病歴でみえてきたほかの側面を加えてみると，この疾患が考えられるのではないか．では，こういった症状があったか聞いてみよう，もう少し，この症状について突き詰めてみよう，といった具合である．

　しかし，"言うは易し行うは難し"である．なかには，山のように症状を訴えていて，何から考えていってよいのかわからない場合もある．

　さて，研修医 皆来のいる診察室の様子を覗いてみよう．

研修医 皆来

こんにちは，今日はどうされましたか？

40代女性

階段を上ったり，長い距離を歩いたりすると息が切れやすくなってきたんです．運動不足のせいかと思っていたのですが，最近徐々にひどくなってきたんですよ．主人がタバコを吸うので，そのせいもあるのだと思うのですが．

なるほど．いつごろからですか．

息切れを感じるのはここ3〜4ヵ月ほどですかね．

とくに咳はありませんでしたか？

咳や痰などはありません．体を動かさなければとくに問題は感じません．あと，関係あるかどうかわからないのですが，最近，節々が痛いなと思っていたのです．とくに指の関節が痛むんです．あと，指のむくみも出てきているような気がしているのです．

「(心の中で) 関節が痛いって，これは膠原病なのでは？ 今日の指導医は竜町先生だ．たくさん膠原病関連の鑑別疾患を聞かれたらどうしよう．呼吸苦と関節痛が出る膠原病って何だろう？ うーん……」

　ここで一息ついてみよう．関節が痛くて呼吸が苦しい患者である．膠原病関連に限って考えてみるとどんな鑑別疾患が挙がるだろうか．

　おそらく，いろいろな疾患が思い浮かぶであろう．たとえば，関節リウマチで肺に間質性肺炎

がみられることがある．シェーグレン症候群でも関節が痛くなって，間質性肺炎が出ることがある．強皮症はどうであろうか．多発性筋炎や皮膚筋炎ではどうであろうか．両者とも間質性肺炎が合併することが知られている．脊椎関節炎ではどうだろう．脊椎関節炎にともなう可動性の低下で，呼吸運動に必要な胸郭の拡張が妨げられ，肺の拘束性障害，ひいては呼吸苦につながることがある．抗好中球細胞質抗体関連の血管炎ではどうであろうか．高安動脈炎ではどうであろうか．ベーチェット病ではどうであろうか．全身性エリテマトーデスではどうであろうか．再発性多発軟骨炎ではどうであろうか．思いつく限りの膠原病を挙げてみると，たいていの場合，呼吸苦と関節痛をきたしてもおかしくない．

では，全く別々の疾患がこれらの症状を起こしていると考えるとどうであろうか．関節の痛みが，頻度が多い疾患である変形性関節症によるものであると仮定すればどうであろうか．呼吸症状は関節痛と関係ないかもしれない．同時に症状が存在するからといって，必ずしも同じ理由からきているとも限らない．現時点の情報では，非特異的な症状ばかりで，それぞれの症状からさまざまな鑑別診断を考えることが可能であり，両症状の鑑別診断に挙がっている共通の疾患を並べてみるだけでも，多くの疾患が挙がることがわかるであろう．

1. "なぜ"を積み重ねて臓器特異的な診断を突き詰める

では，ここからどうすればいいのか．膠原病だからといって身構える必要はない．とにかく基本に戻ることが大切である．"内科の基本"である"なぜこの症状を患者はきたしているのか"ということである．

まずは，どの症状に一番緊急性のある疾患が隠れている可能性があり，早急な治療を要する可能性があるか見極めることである．そのあと，問診と診察によってある程度のあたりをつけ，すぐに入院が必要な病態なのか，あるいは外来で適切な診断・治療ができそうな病態か判断する．次にそういったセッティングで（入院か外来か），どれぐらい早急に進めていくかを判断し，より臓器特異的な診断を突き詰めていくことになる．また，その結果でどれぐらい膠原病を考慮できるかであるが，膠原病を考慮する場合は，この次に，システムレビューでどこかほかに膠原病らしさを疑わせるような症状があるか探ることになる．もし，そういった症状がシステムレビューでみつかってくる場合は，さらに詳しい問診と診察で，膠原病に合致するような特徴を備えているか検討していく．このコツコツとした積み重ねで集めた臓器別の特異的な診断を基に，それを一元的に説明できるような診断がないかを考える．

具体的にみてみよう．上記の患者の場合はどうであろうか．呼吸苦はひょっとすると命にも関わるような緊急を要する疾患が隠れている可能性のある症状である．ただ，今回の場合は急性発症の症状ではなく，安静時の呼吸苦もなく，比較的慢性の経過を辿っているようである．酸素飽和度や身体所見にもよるが，早急に入院をしなければならない病態ではなさそうな雰囲気である．心臓からきているものなのか，肺からきているものなのか，あるいは貧血などの肺や心臓以外からきているものなのか．一般内科の鑑別に則って幅広くなぜ呼吸苦が存在しているのか鑑別診断を挙げて診察していく必要がある．

ここでのもう1つのポイントがある．化膿性関節炎のような緊急を要する疾患ではないようであるが，関節痛に関してどうしてこれが起きているのか探りを入れていくことである．もし，問診，身体診察で，変形性関節症のような非炎症性の関節の痛みであるというのであれば，関節痛と呼吸苦を必ずしもつなげて考える必要はない．逆に炎症性の関節の痛みであれば，呼吸苦と関節痛は関連している可能性が出てくる．往々にして，変形性関節症の診断は，問診と診察によってある程度の確信がもてる．呼吸苦の鑑別診断のリストが，関節炎のある場合とない場合ではがらりと変わり，診断へのフォーカスが変わってくるかもしれない．

2. 臓器特異的な診断から，膠原病の鑑別診断を絞り込む

それぞれの症状を膠原病として1つの診断に結びつけるには，それぞれの臓器特異的な診断が，疑っている膠原病の診断にみられるものと合致するかということが重要になる．それにより，臓器特異的な診断から，膠原病の鑑別診断をある程度まで絞り込んでいくことができる．

どういうことか，前出の症例でみてみよう．呼吸苦と関節痛の患者であった．関節痛が炎症性の関節痛，呼吸苦が肺高血圧症によるものであったとしよう．肺高血圧症はさまざまな疾患との関連性が確立されており，そのうちの一つとして膠原病によるものがある．そのほかに，よく知られているのは間質性肺炎にともなうもの，慢性閉塞性肺疾患によるもの，肺塞栓症にともなうものなどである．膠原病にともなう肺高血圧症としては，全身性強皮症によるものがよく知られており，数％～十数％の全身性強皮症の患者が肺高血圧をきたす．そのほかには，混合性結合組織病，まれではあるが全身性エリテマトーデスなどが挙がってくる．

では，間質性肺炎であったならばどうであろうか．間質性肺炎も膠原病との関連性が確立されている疾患である．特発性の間質性肺炎では，肺の組織学的検査によって通常型間質性肺炎（UIP：usual interstitial pneumonia）や非特異性間質性肺炎（NSIP：non-specific interstitial pneumonia）などに分けられる．これらの組織学的分類に対応して，肺のCTにて特徴的な変化がみられ，現時点では画像的な特徴を基に上記の分類が行われる．関節リウマチでみられる間質性肺炎ではUIPパターンが最も多いのに対し，皮膚筋炎/多発性筋炎や全身性強皮症ではNSIPパターンが最も多く観察される．全身性エリテマトーデスでは，間質性肺炎のみられる頻度は低い．このように間質性肺炎であれば，それによって上位に挙がる膠原病的な鑑別診断が変わってくる．

それぞれの症状になるべく特異的な名前をつけていくことで，膠原病らしさをもった症状の組み合わせがみえてくる．このようにそれぞれの症状に対してより詳しい情報を拡大鏡でものをみるように細かくみて，特異的な名前をつけてみることが最初の一歩である．そして，そのあとに一歩引いて空から全体の風景を眺めるように，細かな情報を統合した名前たちを眺めると，その膠原病らしい症状の組み合わせから，病名がみえてくるようになる．この最初にそれぞれの症状をある程度きっちり詰めていくという作業がないと，あいまいな症状の名前の集合からはあいまいな風景しかみえずに，膠原病といったあいまいな鑑別診断に陥ってしまいがちである．

最初に臓器特異的な症状を突き詰めていないと「膠原病」の診断はみえてこない

　さて，ここまで分析していくと，膠原病を診断するのに重要な点が2つみえてくる．1つめは，ある症状を目の前にしたときに，その症状に対してなるべく特異的な名前をつけることである．これは，なにも膠原病に特異的なことではなく，医療を行っていく上での基本である．2つめはその特異的な名前の集合を全体的に眺めて，それを統合する診断名を思い浮かべることである．それには，それぞれの疾患の特徴を充分に知っておく必要がある．

1つ1つの症状の特異的な診断をしっかりと詰めていけば，それらの特異的な診断を組み合わせることで，膠原病の特異的な診断が浮かび上がってくる

Ⅲ：それぞれの膠原病には特徴がある

　前項の最後に述べたが，膠原病のそれぞれの疾患の特徴を充分に知っていることが診断を考慮していく際に重要である．今後本書を読み進めていくうえで，ある程度それぞれの疾患の基本的なイメージをもっておくことが重要であるので，ここで軽く述べておく．

　それぞれの膠原病には，診断の鍵となる症状のセットがあり，ある程度のパターン認識が重要になってくる．現在でも多くの膠原病は病因が不明であり，疾患の表現型から診断名が確立されている．また，膠原病の研究を進めるために，さまざまな分類基準がつくられている．分類基準は決して診断基準ではないが，診断基準のように臨床の現場で使われていることがある．分類基準とは，その疾患の研究をする際に患者をリクルートするための基準であるが，他疾患がなるべく混じらないようにし，均質なその疾患のグループを研究対象とできるようにつくられている．分類基準のゴールドスタンダードは，「その疾患の専門家がその疾患だと思う患者」ということが多くある．つまり，専門家は共通の疾患に対する何らかの概念を抱いている．ここでは，この漠然とした概念を膠原病の代表的な疾患に関して共有したいと思う．これらのパターン認識は，本書の実践編を読むことで各論的にさらに詳しく習得していくことができる．

　膠原病を便宜的にとらえるために，筆者は大まかに4つのカテゴリーでこれらの疾患をとらえている．①関節症状がなければ診断しない疾患，②ANA関連疾患，③血管炎症候群，④そのほかの疾患の4つである．現時点では疾患の表現型を基に診断名がつけられているが，今後，病態の解明が進むにつれて，現在1つの疾患としてくくられている疾患が，いくつかのサブカテゴリーに分けられるようになることは充分に考えられる．

膠原病はそれぞれ症状のセットがあり，パターン認識することが診断の第一歩となる

1. 関節症状がなければ診断しない疾患

代表的な疾患としては関節リウマチや脊椎関節炎が挙げられる．両疾患ともに"関節"という文字が入っていることからもわかるように，基本的には関節の炎症がなければ診断することのない疾患である．

関節リウマチは膠原病の原型ともいえる基本疾患である．関節の痛みだけではなく，関節炎が少なくとも1つはないと診断には至らない．では，関節リウマチとはどのような疾患であろうか．膠原病科医が関節リウマチに対して抱くイメージは以下のようなものである．手指の関節など小さな関節を中心に多関節炎を起こす原因不明の疾患で，治療をせずに放置しておくと炎症にともなって関節破壊が起き，やがて関節の機能障害を起こす．

一方，脊椎関節炎（SpA：spondyloarthritis）は，近年"概念"としてまとめられ認識されてきた疾患群である．強直性脊椎炎 ankylosing spondylitis，乾癬性関節炎 psoriatic arthritis，反応性関節炎 reactive arthritis，炎症性腸疾患関連関節炎 inflammatory bowel disease associated spondyloarthritis などが含まれる．脊椎関節は軸性 axial と末梢型 peripheral の2つに分けられる．軸性脊椎関節炎は仙腸関節の炎症ならびに脊椎の炎症を特徴とする．これらの炎症にともなって仙腸関節や脊椎の強直を招く可能性があることも特徴的である．末梢性脊椎関節炎は末梢関節の関節炎ならびに腱付着部炎，ソーセージ指とも呼ばれる指趾炎 dactylitis が特徴的である．腱付着部炎や指趾炎は関節リウマチではみられない特徴である．これらの軸性や末梢性の脊椎関節炎を結びつける大きな特徴として，ブドウ膜炎，乾癬，クローン病や潰瘍性大腸炎などの炎症性腸疾患をともなうことが挙げられる．また，HLA-B27との関連性が確立されているが，欧米にくらべるとわが国では頻度が低い．

2. ANA関連疾患

主たる疾患としては，全身性エリテマトーデス，全身性強皮症，シェーグレン症候群，多発性筋炎，皮膚筋炎，ならびに混合性結合組織病からなる．

全身性エリテマトーデスは，多臓器を侵しうる膠原病の原型疾患である．多様な臓器障害とともに，多彩な抗体を産生する病気であるが，病気の主体は免疫複合体による臓器障害である．皮疹，関節痛，腎障害，心膜炎，胸膜炎，血球減少など，多彩な神経症状をきたしうる．

全身性強皮症は診断名が語る通り，全身のいろいろな臓器での線維化 fibrosis を特徴とする疾患であり，典型的には皮膚の硬化，間質性肺炎，消化管の蠕動運動の障害，肺高血圧症などが特徴的な症状である．多くの場合にレイノー症状がみられる．

シェーグレン症候群はドライアイやドライマウスなど外分泌腺をおもに侵す病気であり，多くの患者がこれらの症状を訴える．腺外の症状も多様に出ることがあり，さまざまな臓器を侵しうる疾患である．

多発性筋炎や皮膚筋炎はその病名が示す通り，筋肉の炎症が基本症状の病気である．筋肉の炎症はおもに近位筋に力が入らないという症状で現れ，椅子から立ち上がるといった行為や，手を頭上に上げるといった行為に困難を訴える．皮膚筋炎には特異的なゴットロン徴候やヘリオトロー

プ疹といった皮疹がみられ，臓器障害としておさえておきたいのは，間質性肺炎である．また，皮膚筋炎や多発性筋炎の患者では，悪性腫瘍のリスクが上がることが知られている．多発性筋炎や皮膚筋炎にはさまざまな筋炎特異抗体や筋炎関連抗体がみられるが，抗体に基づいた疾患カテゴリーとして，抗アミノアシル tRNA 合成酵素（ARS：aminoacyl transfer RNA synthetase）抗体症候群という概念がある．これらの抗体は皮膚筋炎や多発性筋炎の両者にみられるが，抗 ARS 抗体症候群の特徴としては，筋炎，間質性肺炎，関節炎，発熱，機械工の手という臨床症状が共通点としてあり，これに加えて抗 Jo-1 抗体や抗 PL-7 抗体，抗 PL-12 抗対などの ARS 抗体が陽性になることで診断される．筋炎が前面に出てこない場合があることに注意が必要である．

最後に混合性結合組織病であるが，1972 年に Sharp らが提案した疾患概念である，抗リボ核タンパク質（RNP：ribonucleoprotein）抗体が単独陽性であり，全身性強皮症，全身性エリテマトーデスならびに多発性筋炎の症状がオーバーラップしてみられる疾患である．

3. 血管炎症候群

血管炎症候群はその名前の通り，血管が炎症によって侵される病態であり，現在は，おもに侵される血管のサイズによって疾患が分類されている．大血管が侵される代表的な病気としては高安動脈炎や巨細胞性動脈炎，中血管が侵される病気としては結節性多発動脈炎や川崎病．そして小血管が侵される病気では，いわゆる抗好中球細胞質抗体関連の血管炎，つまりは多発血管炎性肉芽腫症（以前はウェゲナー肉芽腫症と呼ばれていた），顕微鏡的多発血管炎，好酸球性多発血管炎性肉芽腫症（以前はチャーグ・ストラウス症候群と呼ばれていた）などが挙げられる．

4. そのほかの疾患

このほかにも膠原病科でみられることの多い疾患としては，ベーチェット病，再発性多発軟骨炎，地中海熱などの自己炎症性疾患 autoinflammatory disease などが挙げられる．

その 1 のまとめ

- 膠原病という非特異的な診断にとどまらず，しっかりと診断を突き詰めることが，治療や起こりうる合併症の予測に役立つ．
- 症状がなぜ起きているかを突き詰めることで，その症状の特異的な診断を得るとともに，それらの組み合わせのパターンによって膠原病の診断を想起できる．
- 一つの膠原病のなかでも，症状の出方は多彩ではあるが，それぞれの疾患で中心となる症状がある．
- それぞれの膠原病の特徴を知ることによって，診断を想起することができるようになる．
- 診療において不確実性は必ず存在するが，それに対して適切に対応していくことが大切である．

その2

関節診療の基本を知る

基本3 病歴と診察で全体像をつかもう

　膠原病診療における1つの技術として重要な位置を占めるのが，関節の診療である．多くの膠原病で関節がらみの症状が出てくることがあるので，この主訴に対応せずに避けることは当然できない．伝統的に日本の医療体制のなかでは関節症状は整形外科で診られてきたため，内科診療のトレーニングのなかに関節診療が組み込まれてはこなかった．このため，内科系のトレーニングを中心に行ってきた方々には苦手意識が強いかもしれない．そこで，ここでは独立して1つの章として関節診療の基本，とくに炎症性の関節疾患の診療技術について触れておく．

Ⅰ：関節痛と関節炎の違いは説明できますか？

　関節痛と関節炎は異なる代物である．関節炎のある患者が関節痛を訴えることは多いが，関節炎があってもそこまで強く痛みを訴えない患者もいる．また関節炎がなくても，関節痛をきたす疾患は多くある．炎症性と非炎症性の関節症では鑑別診断が異なってくるので，ここを見極めることは重要である．さてさて，今日も外来で，研修医 皆来が指導医 竜町によってビシバシと鍛えられているようだ．

研修医
皆来
　今日の初診外来の最初の患者さんは52歳の女性です．とくに既往歴はないみたいです．今回は，上腕や上半身に出る蕁麻疹様の皮疹で来られました．皮疹は1週間ほど前からはじまり，出たり治ったりをくり返しているようです．皮疹は少し盛り上がっており，1〜2cm大，少し痒みをともなっているようです．たいていの場合，皮疹自体は数時間で治まるようです．この皮疹とは別に患者さんは3〜4年ほどの間，手の関節の痛みとこわばりを感じているようです．

　なるほど．皆来先生はこの患者さんに関してどう思ったの？
指導医
竜町

　関節炎と皮疹を訴えている患者さんなので，この2つがあるとどうしても何らかの膠原病を考えたくなります．

　病歴のどういったところから関節炎と判断したのかな？ただの関節痛ではなくて，

えっと，たくさんの関節を痛がっていて，こわばりがあると訴えていたので．

なるほど．それで充分かな？ ほかに何か病歴は確認した？

……．

　関節痛は関節に痛みのある状態を指す非特異的な言葉である．関節炎とは文字通り，関節に炎症をきたしている状態である．たいていの場合，関節炎は関節痛をきたすが，関節痛をきたしているからといって関節炎があるとは限らない．なぜ，これが膠原病診療で重要なのか．それは，リウマチ膠原病で起きてくる関節痛は関節炎であることが多いからである．もし，非炎症性の関節痛と皮疹という症状のある患者がいた場合，炎症性の関節痛と皮疹のある患者に比べて，ぐっとリウマチ膠原病の疑わしさは低くなる．

関節痛は関節が痛いこと，関節炎は関節に炎症があることで，必ずしも一緒ではない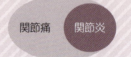

　さて，問診における関節炎らしさとはどういったものであろうか．炎症性の関節症状は一般的に関節を使わず休むことで悪化し，関節を使うことで和らぐことが多い．これを日常生活の流れで考えると，朝一番の起床時に関節を一番動かしていない状態のときにこわばりや痛みを感じる．そして患者は，日中体を動かすのにともない，そのこわばりや痛みが改善すると感じる．一方，変形性関節症などの非炎症性の関節痛の場合は，関節を休めているとき，使っていないときに症状が和らぎ，使うことで症状が出てくることとなる．つまり，日常生活では朝起きたときはそれほど症状がなく，日中に体を動かすにつれて症状が強くなっていくのが典型である．

　変形性関節症などでも，朝のこわばりが出ることはあるが，炎症性の疾患と比べると症状の出ている時間は短く，たいていの場合は起きてから30分以内にこわばりは良くなる．また，1日中こわばりが消えないと訴える患者もいる．その場合は，関節の変形によって実際の関節の可動域が物理的に制限されていることや，関節液の貯留によって関節の可動域が制限されていることが考えられる．炎症性の関節症では，関節の腫れが出てくる．この関節の腫れという病歴は，ときに紛らわしいことを認識しておく必要がある．

　関節炎における関節の腫れは，関節の滑膜の肥厚にともなって腫れが出てくるのとともに，関節液の貯留によって関節包が腫脹してくることによる．関節液の貯留は非炎症性の関節疾患でも起こることがあり，患者は関節の腫れを訴える．また，変形性関節症では，骨の変形にともなって，関節が肥大することがある．これも，患者には関節の腫れとして認識されることがある．関節の腫れという症状の日内の変動を評価することで，炎症性あるいは非炎症性の関節症の診断の

表 2-1 病歴から得られる関節症のヒント

	炎症性	非炎症性
朝のこわばり	1 時間以上	30 分以下
活　動	症状が和らぐことがある	症状が悪化することがある
休　息	症状が悪化することがある	症状が和らぐことがある
対称性	対称性	非対称性

一助となる（**表 2-1**）．

Point 関節症状のある患者において関節炎と非炎症性関節症の鑑別方法を理解する

さて，研修医 皆来は再度，患者のもとに戻って問診を続けているようだ．

研修医 皆来

ここ 3 〜 4 年ほど手の関節の痛みがあるとおっしゃっていましたが，どういったときに手の痛みを感じられますか？

50 代 女性

パソコンなどで作業をしていると，最初のうちはいいのですが，長時間になってくると手の節々が痛くなってくるのです．休憩を挟むと手はまた良くなるのですが，使い続けると次第に痛みが出てきてしまいます．

なるほど．お仕事柄，パソコンは手放せないのですか？

そうですね．なので，休日はなるべく使わないようにしています．

朝に手のこわばる感じはありますか？

少しあります．でも，手を握ったり開いたりすると 5 分ぐらいですぐに良くなります．

なるほどわかりました．ありがとうございます．もう一度，手を診察させてください．

〜指導医 竜町の診察室に戻って〜

患者さんと再度お話ししたのですが，朝のこわばりも短く，関節の症状も病歴からは非炎症性の関節痛を示唆するものでした．

そのようだね．ほかにも，問診する際は痛みの性状，強さ，位置，その関節症状を増悪させる因子，和らげる因子などを問診することが重要だね．とくに，痛みの性状を聞く際は，神経性の疼痛を患者さんが表現されるような場合，関節の問題ではなく，神経からきている問題を中心に探っていくことが重要だよ．
指導医
竜町

 はい．この患者さんは，神経からきている痛みという感じではありませんでした．

あとは，身体診察だね．

 この患者さんの中手指節（MCP：metacarpopharangeal）と近位指節（PIP：proximal interphalangeal）の関節を触ってみたのですが，とくに腫れている感じはありませんでした．遠位指節（DIP：distal interphalangeal）関節は，腫れているのですが，炎症で腫れているという感じではなくて，骨のような硬さがありました．とくに関節炎を疑わせるような関節腫脹はみられませんでした．

なるほど，手の変形性関節症のようだね．

　問診から，炎症性の関節痛なのか非炎症性の関節痛なのか，ある程度あたりをつけていくことができる．

　しかし，患者の関節を触らずして関節炎の診断をつけることはできない．以下に，関節の診察方法について述べていく．各関節の詳しい診察方法をここで述べるには限界があるので，詳細に関しては診察学の成書で，一通り学ばれることをお勧めする．

　膠原病の関節診療では手指の関節の診察はとても重要な一角を占める．筆者は，まず患者に手掌を下にして両手を前に出してもらい，両手の指の関節を全般的にみる（**図 2-1**）．これにより，明らかに腫れている関節を視診で捉えることができる．また，指全体が腫れているソーセージ指あるいは指炎 dactylitis といわれる状態も見つけることができる．さらに，関節の変形があるかどうかも観察する．手指の尺側偏位がみられるような場合は，手を平らな机などの上に置いてもらい，その偏位が元通りに戻るかどうか確認する．また，このときに爪周囲や，爪自体に変化がないかといったことも確認できる．

　その次に，手をグーに握ってもらい，完全にこぶしがつくれるかどうか確認することによって，指の関節の可動域を確認する．

　次に，関節の触診である．MCP 関節は両手を用いて軽く患者の手を支え，両手の親指で手背の MCP の関節裂隙に触れる．検者の指の爪の色が変わる程度の圧力をかけて，圧痛があるかどうかを調べる（**図 2-2a**）．また，関節に腫れがある場合は，関節裂隙の溝が触れにくくなる．PIP ならびに DIP の関節は両手の親指と人差し指を使い，上下と左右から包み込むようにして関節に対して圧をかけることで診察する（**図 2-2b**）．

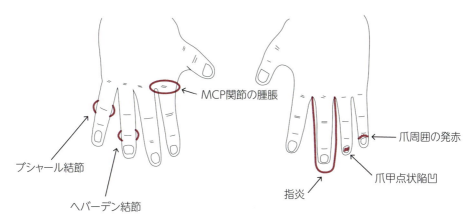

図 2-1　手指関節の診察

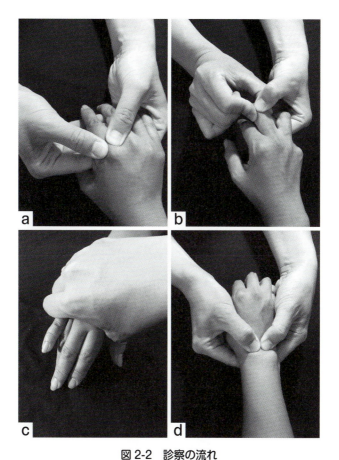

図 2-2　診察の流れ
a. MCP 関節の診察，b. PIP 関節の診察，c. スクイーズテスト，d. 手関節の診察

簡便なスクリーニングとしては，MCP関節に痛みがあるかをみる方法として，スクイーズテストがある（図2-2c）．第2指から第5指までのMCP関節を包み込むように握り，全体に圧をかけて痛みが出るかをみるという方法である．痛みを訴えるようであれば，1つ1つのMCP関節をしっかりと診察する必要がある．ちなみに，このスクイーズテストは，足趾の中足指節（MTP：metatarsophalangeal）関節にも使うことができる．

また，筆者は手指の診察の一連の流れのまま，手首も診察する．視診で腫れがありそうかどうかを確認し，手首の可動域を調べ，MCP関節を診察したように，両手の親指で手背側の手首を触診して圧痛や腫脹がないかを確認する．熱感は手の甲を当てて調べる（図2-2d）．

そのほかの関節も同様に視診，関節可動域の測定，関節裂隙の触診が基本になってくる．肩関節は，かなり関節液が貯留しないと腫れを感じ取ることはできない．股関節は深部にあるために，関節の腫れを感じ取ることは不可能である．また，仙腸関節も関節炎を直接診察で感じられる部位ではない．しかし，それ以外の肘，膝，足首，足趾などでは，どこに関節裂隙があるかをしっかり把握し，視診，触診でしっかりと腫れを診察することが重要である．ときに，痛みが関節の周囲の滑液包や関節周囲の腱などに由来するのか，関節自体にあるのか判断が難しいことがある．こういった場合には，患者に力を抜いてもらい，診察している関節に負担のかからないように検者がしっかりと支えた状態で，関節を周囲の腱などの組織に負担がかからないように小さく動かし，痛みがあるかを調べてみる．つまり，関節周囲の組織に負荷をかけないような形で，関節自体を緩やかに動かすのだ．痛みがあるような場合は，関節自体に何らかの問題があると考えられる．たとえば，急性化膿性肘頭滑液包炎では，肘の周囲が非常に腫れて，肘関節の化膿性関節炎との区別が難しいことがある．こういったときには，患者に力を完全に抜いてもらい，肘を90°に曲げた状態で前腕を軽く内旋・外旋させてみる．肘関節自体に痛みがあれば，この内旋・外旋運動で痛みや可動制限が出てくる．また，肘の屈曲では，肘頭滑液包にもストレスがかかるが，肘を完全に伸展させた場合は肘関節にのみ負担がかかるので，これで痛みが出る場合は，肘関節からきているのではないかと疑うことができる．

関節の診察に慣れるには，たくさん関節に触ることが大切である．まずは，自分の体で，関節裂隙がどこにあるのか触ってみるのが一番良いかもしれない．

関節の診察もキホンはみて，触ってそして動かす!!

Ⅱ：関節のパターンをつかもう

さて，関節炎に合致する病歴と身体所見が得られたとしよう．さあ，この関節炎はいったい何が原因なのであろうか．それを探るためのキーワードがいくつかある．またまた，外来の研修医ブースを覗いてみよう．

研修医
皆来

患者さんは28歳の男性．とくに既往歴はありません．8週間ほど前から，くり返し左膝と右足首の腫れと痛みを自覚していたようです．整形外科を何回か受診して，関節液を何度か抜いてもらったとのことです．関節穿刺後，症状はすぐに良くなるのですが，また徐々に悪化してしまうようです．何度整形外科にかかっても良くならないので，とりあえず当院の内科に来られました．関節の腫れと痛み以外にはとくに症状はないようです．先生に教えていただいたように関節を診察したところ，可動域制限，腫脹，軽度の熱感があり，関節炎で間違いなさそうでした．

（ の成長に目を見張り，成長がうれしくて顔がほころびそうになるのを抑えつつ，厳しい顔で）なるほど．関節炎という判断まではできるようになったね．では，ここから先はどのように鑑別を絞ろうか？

指導医
竜町

（よし，インターネットで調べてきた甲斐があった!!）下肢の2つの関節に炎症が起きている関節炎なので，鑑別はいろいろ挙がります．感染症，膠原病，結晶性の関節炎などです．

この患者さんの関節炎を一言でまとめていうと何かな？

慢性関節炎です．

そうだね．6週間以上も続いているから慢性の関節炎だね．ほかには何かつけ加えることはないかい？

多関節炎というには炎症が起きている関節数が少ないような気がするし，単関節炎ではないし……．

　さて，関節炎の患者を診たとき，関節炎の特徴をとらえることで，ある程度鑑別疾患を絞り込むことができ，いくつかの観点から関節炎を分類することができる．

　まずは，関節炎の罹患期間である．これにより急性か慢性かの2通りに分けられる．慣例的に6週間までを急性関節炎，6週間を超えるものを慢性関節炎としていることが多い．この6週間という数字は，恣意的なものであり，厳密に何か特定の根拠があって6週間という区切りが決まっているわけではない．しかし，自然寛解するようなウイルス性の関節炎では多くの場合6週間以内に症状が治まることと関連しているかもしれない．症状の出方の時間軸をよくよく考えてみると，急性・慢性と単純に分類できるものではない．急性関節炎というのは症状の出方が急性であり，急性期に診察を受けていることを示唆している．慢性関節炎というのは，症状の出

方が緩徐であり，慢性期になって診察を受けたことを示唆している．便宜上，通常は急性・慢性と大雑把に分けているが，こんな症例はどうであろう．足の親指の付け根の腫れが急激に発症，3～5日で治まる．しかしこの症状がこの3ヵ月の間で3回起きた．これは急性？ それとも慢性？ どうなのであろうか．より厳密に定義したいのであれば，これは急性発症（発症方式）の関節炎が，間欠的（罹患関節の発症順序）に慢性（発症期間）に起きていると考えることができる．

次に，罹患している関節の数でも分類することが可能である．一般的には罹患関節が1つの場合は単関節炎 monoarthritis，2～4つの場合は少関節炎 oligoarthritis，5つ以上の場合は多関節炎 polyarthritis と定義されている．疾患によって，特徴的なのが単関節炎であったり，少関節炎であったり，多関節炎であったりする．ただ，1つの疾患が常に1つのカテゴリーに当てはまるというわけではない．たとえば，痛風は通常急性の単関節炎であるが，慢性の関節炎をきたすこともあるし，少関節炎や多関節炎となることもある．

関節の症状をとらえるキーワードを身につけよう．下の表2-2のように，いくつかの異なる視点から関節の症状を分類することができる

急性と慢性，単関節炎/少関節炎と多関節炎という2つの視点をまとめることで，大きく関節炎を4つに分類することができる．急性単関節炎/急性少関節炎，急性多関節炎，慢性単関節炎/慢性少関節炎，慢性多関節炎となる．それぞれのカテゴリーで，どのような疾患が鑑別に挙がるか以下の**表2-3**に示した．

さて，罹患関節数，急性慢性の時間経過以外にも関節炎の特徴を捉える分類方法がいくつかあ

表2-2 病歴から得られる関節炎の特徴

発症形式	・急性に発症 ・緩徐に発症
症状の期間	・自己限局性（自然緩解する） ・慢性
罹患関節数	・単関節炎 ・少関節炎 ・多関節炎
罹患関節の分布	・対称性 ・非対称性
罹患関節の位置	・軸性 ・末梢性 ・両者
罹患関節の症状発現順序	・追加的（additive） ・移動性 ・間欠性

る．そのような例の一つとして，対称性，非対称性が挙げられる．必ずしも，この原則に各疾患が従うわけではないが，ある程度の診断への手掛かりを与えてくれる．関節リウマチは通常，対称性の関節炎をきたすのに対して，脊椎関節炎は通常，非対称性の炎症をきたす（**表2-4**）．往々にして，非対称性の疾患は単関節炎からはじまることが多い．

　ほかにも手掛かりとなるものがある．罹患関節の分布である．1つは軸性と末梢性による分け方である．軸性関節とは，脊椎を中心とした体の真ん中にある仙腸関節，胸鎖関節を含めた関節

表 2-3　罹患関節数と時間経過による関節炎の鑑別

		単関節炎／少関節炎	多関節炎
急性	炎症性	●感染症 　・細菌性（黄色ブドウ球菌，連鎖球菌） 　・ウイルス性 ●結晶性関節炎 　・痛風 　・ピロリン酸カルシウム沈着症 　・カルシウムアパタイト沈着症 　・カルシウムオキサレート沈着症 ●末梢性脊椎関節炎 　・反応性関節炎 　・炎症性腸疾患関連関節炎 ●急性リウマチ熱 ●関節血症 hemarthrosis ●回帰性リウマチ	●感染症 　・ウイルス性 　・細菌性 　　淋菌や髄膜炎菌など 　　早期のライム病 　　感染性心内膜炎 ●急性リウマチ熱 ●反応性関節炎 ●血清病
	非炎症性	●骨折／外傷 ●鎌状赤血球症クリーゼ	●鎌状赤血球クリーゼ
慢性	炎症性	●感染症 　・抗酸菌 　・真菌性 　・ライム病 　・細菌性（そのほか緩徐発育する菌） ●乾癬性関節炎 ●脊椎関節炎 ●結晶性関節炎 　・痛風 　・ピロリン酸カルシウム沈着症 　・カルシウムアパタイト沈着症 ●サルコイドーシス	●関節リウマチ ●乾癬性関節炎 ●炎症性腸疾患関連関節炎 ●結晶関節炎 　・痛風 　・ピロリン酸カルシウム沈着症 ●全身性エリテマトーデス ●全身性強皮症 ●多発性筋炎／皮膚筋炎 ●シェーグレン症候群 ●血管炎症候群 ●成人スティル病 ●ウィップル病 ●傍腫瘍症候群
	非炎症性	●変形性関節症 ●シャルコー関節 ●関節血症 ●骨壊死 avascular necrosis ●アミロイドーシス ●良性腫瘍 　・色素性絨毛結節性滑膜炎 pigmented villonodular synovitis 　・骨軟骨腫 　・類骨骨腫	●変形性関節症 ●肥大性骨関節症 ●アミロイドーシス ●末端肥大症 ●白血病

を指す．股関節や肩関節を含めることもある．軸性関節と末梢性関節の両者を侵す慢性関節炎疾患の鑑別は絞られてくる（表2-5）．

これ以外に，末梢性関節炎のなかでも関節の大きさによって，想起される疾患に違いが出てくる．たとえば，関節リウマチは基本的に指などの小さな関節，いわゆる小関節を中心として起こってくる疾患である．それに対して，脊椎関節炎のプロトタイプである強直性脊椎炎では，脊椎以外の関節炎は股関節などの大関節を中心として起こる．乾癬性関節炎は関節リウマチのような現れ方もするが，強直性脊椎炎のような現れ方もする．それぞれの疾患ごとに一定の典型的なパターンというのがある．必ずしも，当てはまるわけではないが，一定のパターンをみたときにどのタイプの関節炎の可能性が高くなるか知っておくことは，鑑別診断を考慮するのに貴重な情報となる．

さらに，突き詰めていくと，罹患関節の分布が鑑別の道しるべになることが多い．たとえば，手指の小関節が中心に侵される疾患として，関節リウマチ，変形性関節症ならびに乾癬性関節炎がある．関節リウマチではPIPやMCPの関節を中心に関節炎が起こり，DIPは通常侵されることはないのに対し，変形性関節症ではDIPやPIPを中心に侵され，通常はMCP関節は侵されない．乾癬性関節炎ではMCP，PIP，DIPともに侵される．図2-3にパターンを示す．

最後に，鑑別診断を絞り込むことができる特徴的な関節の症状の現れ方としては，移動性の関

表2-4　罹患関節の対称性または非対称性による鑑別

対称性	非対称性
●関節リウマチ	●強直性脊椎炎
●成人発症スティル病	●反応性関節炎
●全身性エリテマトーデス	●腸疾患関連関節炎
●混合性結合組織病	●乾癬性関節炎（少関節炎タイプ）
●乾癬性関節炎（多関節炎タイプ）	●周期性リウマチ
●ピロリン酸カルシウム沈着症（偽関節リウマチタイプ）	●痛風（少関節炎タイプ）
	●ピロリン酸カルシウム沈着症（偽痛風タイプ）
●ウィルス性関節炎	●細菌性関節炎
●サルコイドーシス（急性）	●感染性心内膜炎
●変形性関節症	●ライム病（後期）
●アミロイド関節症	
●肥大性骨関節症	

表2-5　軸性と末梢性の両者の関節を侵す疾患

炎症性	非炎症性
●強直性脊椎炎	●変形性関節症
●反応性関節炎	●びまん性特発性骨増殖症
●乾癬性関節炎	●末端肥大症
●腸疾患関連関節炎	●組織褐変症
●SAPHO症候群	●脊椎骨端異形成症

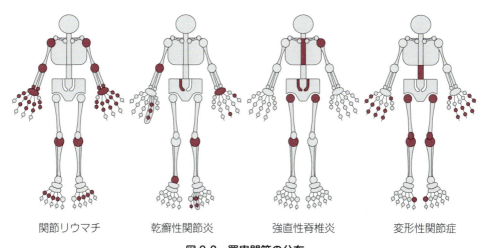

図 2-3 罹患関節の分布

節炎 migratory arthritis が挙げられる．これは，関節炎の症状がある場所に出て，その部位には 1～数日程度持続し，その部位の関節症状が治ったかと思ったら，別の場所に関節炎の症状が出るといった具合である．こうして，関節炎症状が日ごとにさまざまな異なる場所に出る状態を，移動性関節炎と呼ぶ．典型的な鑑別診断としては，リウマチ熱，ライム病，播種性淋菌症，全身性エリテマトーデス（SLE）や多発血管炎性肉芽腫性を挙げることができる．

さて，一番最初の例に戻ってみよう．

研修医 皆来：先生が教えてくださった分類でいくと，慢性の大関節を中心とした非対称性の少関節炎です．

指導医 竜町：そうだね．そう考えると，鑑別診断を考えやすくなるね．

Ⅲ：腱付着部炎を理解しよう

さて，関節痛を関節炎または非炎症性の関節痛という観点に注目してどのように診察していくか述べてきた．しかし，患者が関節痛を訴えるものは必ずしも関節自体からきている痛みではなく，関節周囲の組織からきていることもある．さて，今日も研修医 皆来とともに，外来で学んでみることにしよう．

研修医
皆来

今日来院したのは40歳の男性で，以前から乾癬にかかっていた患者さんです．乾癬は塗り薬でコントロールされていたようです．1週間ほど前に友だちとサッカーをしたときはとくに問題なかったようですが，昨日から膝の腫れと痛みがあり来院されました．実をいうと，似たような膝の腫れが10年来あり，数ヵ月に1回ぐらいあったそうですが，NSAIDsなどの内服で良くなっていたようです．今日は皮膚科受診で，このことを皮膚科の先生に告げたところ，内科に行って診てもらうようにといわれたそうです．診察ではバイタルサインは正常．熱もありません．右膝に少し熱感があり，膝蓋骨の上の部位が少し腫れている感じがしましたが，診察上は明らかな関節液を認めませんでした．膝の関節の受動的可動範囲には制限はありませんでした．そのほかの関節はとくに異常はありませんでした．皮膚科の先生が基本的な採血と膝のX線撮影を実施されており，赤沈やCRPは正常でした．膝のX線写真では関節裂隙は保たれており，軟骨の石灰化も認められませんでした．

ふむふむ．皆来先生はどう思う？

指導医
竜町

関節炎かと思ったのですが，どうやら痛みの原因が，関節からではない感じがして．どちらかというと外傷とかに関連したものではないかと思います．

なるほど．腱付着部炎って知っているかな？

聞いたことがありません．

　この症例をもう少し詳しくみてみよう．患者は乾癬の既往があり，乾癬性関節炎が気になる症例である．膝の診察をもう少し詳しく行ってみよう．膝蓋骨の上部のあたりが少し腫れている感じがする．そして，そこを触診してみると，どうやら大腿四頭筋が膝蓋骨に付着する部位に圧痛があるようである．膝の受動的な運動ではとくに痛みは生じないようだが，能動的な運動ではとくに膝を伸展させるときに痛みが出るという．

　これは腱付着部炎 enthesitis の例である．脊椎関節炎ではよく，腱や靱帯が骨に付着する部位が炎症を起こし腫れや痛みを生じることがある．最も簡単にこの変化が目につきやすいのは，アキレス腱が踵骨に付着する部位の腱付着部炎である．アキレス腱は皮膚に近い位置を通っているので，左右の踵を観察してみると，腫れが出ていることが容易に観察できる．この所見がある場合は，脊椎関節炎を第一に考え鑑別していくことが大切である．「関節が痛い」と患者が訴えているが，丁寧に診察してみると，関節自体から痛みがきているのではなく腱付着部炎だったということはよく経験する．アキレス腱や膝蓋骨腱などは，表層に近いので腱付着部に腫れを感じることが多いが，それ以外の腱付着部炎がよく起こる場所を**図 2-4** に示しておく．

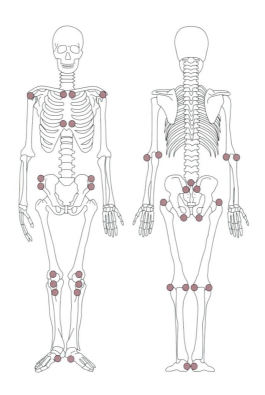

図 2-4　腱付着部炎がよく起こる場所

　これらの部位に痛みを訴える場合は，丁寧な診察を心がけ，関節自体の痛みなのか，関節周囲の痛みなのかを診察によって見分けるようにすることが大切である．関節自体が炎症を起こしている場合は，受動的な関節運動でも痛みがあるのに対して，腱付着部炎では受動的な関節運動では能動的な関節運動に比べて痛みが少ないことが特徴であり，腱が引っ張られる方向の動きに対して痛みが強くなる．つまりは能動的にその方向に動かすとき，痛みが強くなることが特徴的である．また，腱や靭帯が付着している部位を触診すると圧痛を認める．

 腱付着部炎の症状と関節炎の症状は紛らわしいことがある

　もう1点，指趾炎 dactylitis と呼ばれる所見も重要な手掛かりとなるので見逃さないようにしたい．指趾炎とは手指または足趾が全体的にソーセージのように腫れる現象で，ソーセージ指と呼ばれることもある．この腫れは屈曲腱ならびにその周囲の軟部組織の腫脹にともなって起きる現象である．左右の指や足趾と比較して腫脹しているかを判断する．特徴的な所見であり，脊椎関節炎，サルコイドーシスや痛風，感染症（結核や梅毒）といった限られた疾患のみにみられる現象である．また，足趾に指趾炎がある場合は，本人も気づいていないことがある．初診時には少なくとも，靴と靴下を脱がせて確認することが重要である．

Point　指趾炎は本人も気づいていないことがある．靴下を脱がせてしっかりと診察しよう

Ⅳ：関節の診察での限界を忘れずに

　さてここまで，病歴と診察で可能な限り関節炎か非炎症性の関節症か，はたまた関節周囲の問題かに迫ってきた．手指の関節など皮膚との距離が近い関節は，比較的簡単に炎症を感じ取ることができる．しかし，股関節など深い位置にある関節はそう簡単にはいかない．さて，また外来を覗いてみることとしよう．

研修医
皆来

今日は，ちょっと膠原病ではない患者さんだと思うのですが．

指導医
竜町

ほうほう．

68歳の男性．高血圧，糖尿病，脂質異常症，そして慢性閉塞性肺疾患（COPD: chronic obstructive pulmonary disease）の既往がある患者さんです．また，既往に両股関節の変形性関節症があります．今日は熱と左の股関節痛で外来を受診されました．昨日から悪寒戦慄をともなう39℃の発熱と左股関節痛の悪化がみられたようです．両股関節の変形性関節症はとくに左側が悪く，普段も少し歩くと股関節が痛くなるため，手術を勧められていたようです．しかし，発熱時より左の股関節の痛みが強くなり，ほぼ歩くことができなかったようです．

これは大変そうなケースだね．バイタルサインは大丈夫？

バイタルサインは現時点では安定しています．私は，左股関節の化膿性関節炎が心配ですが，身体所見では可動制限はあるものの腫脹や熱感は股関節には認めませんでした．可動制限はきっともともとの変形性関節症によるものだと思いますので，化膿性関節炎ではないのかもしれないと思っています．先生がいつも病歴と身体所見で決まるとおっしゃっているので．

股関節のように深くにある関節では，通常なかなか診察で炎症があるのを見極めるのは難しいね．思い出して欲しいこととして，炎症の徴候は，痛み，腫脹，発赤，熱感だよね．股関節のまわりの軟部組織の厚さは，手指などの関節に比べるとずいぶん厚い．なので，診察できる範囲の表層にまでは腫脹，発赤や熱

感は伝わりにくいんだ．外傷のない場合，患者さんに股関節をリラックスしてもらって，他動的に軽く少し股関節を内旋・外旋させてみて，痛みを訴えるようであれば股関節内に何らかの深刻な疾患が潜んでいる可能性は高い．肩の関節も筋肉に囲まれており，腫脹が軽度〜中等度であれば，診察上，腫れていることを見極めるのが難しい．とくに若い筋肉質な男性の場合は難しくなる．その場合も，軽く肩を他動的に少し動かすことで痛みがあれば，肩周囲の痛みというよりは肩関節内の痛みの可能性が高いと判断できることがある．

なるほど．

これは緊急事態かもしれないよ．超音波検査の機械を持って早速患者さんを診にいこう．

さて，この症例はどうなることであろう．

　病歴や身体所見は，その場ですぐに貴重な情報をもたらしてくれる．病歴と診察から，関節炎があることは多くの場合，判断することができる．しかし，病歴や診察は大雑把なテクニックである．そして，その限界を知ることは重要である．上記のように，関節の部位によっては身体診察だけでは炎症があるかどうかわかりづらい．股関節に関節液が貯留しているかどうかは，なかなか判断することが難しく，肩も関節液の量がだいぶ多くならないと難しいことが多い．こういった身体診察の限界を知っておき，適切な画像検査を行い，わからない部分を補うことも大切である．しかし，逆に，画像検査に頼りっきりとなることも問題である．なぜなら，明らかに病歴と身体診察から関節炎とわかっているところに，関節炎を証明するためだけに画像検査を行うというのは，時間や費用，そこにかかっている労働力の無駄となるとともに，患者の負担にもなるからである．

 病歴・身体診察・検査の限界やデメリットも理解し，うまく使いこなす

基本4　画像検査で診察を補おう

　関節炎を診療する上での，病歴や身体所見の重要性は基本3で述べた．では，関節炎がありそうで，関節炎の鑑別がいくつか挙がった状態で次の一手は何であろうか．おそらく血液検査や画像検査ということになるであろう．ここでは，関節の評価としての画像検査について述べていきたい．

I：単純X線検査の診察特異的所見を探そう

さて画像検査で最もよく用いられているのは単純X線写真ではないであろうか．長らく，単純X線検査のみが膠原病分野における関節の画像検査であった．そのため，多くに知見が集積され，疾患との関連性も充分に確立されている．また，単純X線検査は，手軽にすぐに行うことができ，多くの情報をもたらしてくれる．

さてさて，再び，外来の様子を覗いてみよう．指導医 竜町と研修医 皆来の登場である．

指導医 竜町

皆来先生，次の患者さんはどんな人だい？

研修医 皆来

御高名な竜町先生を頼ってやって来られた患者さんです．先生ってすごいですね．先生を頼りにやって来られる方が，今月もはじまったばかりなのに5人めです．

それはありがたい話ですね．

関節リウマチの患者さんです．3年ほど前に関節リウマチと診断された48歳の女性の方です．とくにほかの既往歴はありません．現在，メトトレキサートを毎週16mg飲んでいらっしゃいますが，関節リウマチのコントロールがうまくいかなくて，今かかっている先生に別の薬を加えることを勧められたそうです．ただ，自己注射の薬なので怖くなって，関節リウマチの診療で有名な先生のことを聞きつけてやって来られたようです．

なるほど．現在の症状はどうなんだい？

おもに手首と指に症状があって，腫れも毎日みられるようです．朝のこわばりは1時間程度続くとおっしゃっています．

大変そうだね．診察ではどうだった？

両手の第2～5指のMCP関節は腫れていると思いました．両手首も腫れていました．PIP関節もすべてではないのですが，両手ともに2ヵ所ずつぐらい腫れていました．

結構活動性が高そうだね．ところで，一歩引いてみて，この症例は関節リウマチの診断で正しいのかな？ どう思う？

そこは考えていませんでした．患者さんが関節リウマチと診断されたといっていたし，関節の症状があったので，どうやって診断されたのか詳しく聞いていませんでした．持ってこられた診療情報のなかに，昔の血液検査や単純X線写真も含まれていました．えーっと，リウマチ因子（RF）や抗シトルリン化ペプチド（CCP）抗体は陰性だったみたいですね．そしてこれが両手の単純X線写真ですが……

ほう，どうだい．この手の単純X線写真をみて何か診断のヒントとなるものはあるかな？ 関節リウマチっぽい所見はあるかな？

えーっと……

1. なぜ単純X線写真を撮るのか

関節を評価するときに最初の画像検査として単純X線写真はよく撮られる．たいていの診療所で，手軽に単純X線写真を撮ることが可能であり，コストもあまり高くない．さて，どのような情報を単純X線写真から読み取ることができるだろうか．詳しい関節炎のX線写真読影の方法は成書に譲るが，ここではいくつかのキーポイントを述べておきたい．

先にも述べたように単純X線検査は長い間，炎症性関節症の評価において唯一行うことのできる画像検査であったため，多くの関節炎の分類基準や診断基準に単純X線写真の所見が組み込まれている．しかし，単純X線写真自体は関節内の軟部組織を実際に可視化しているわけではない．基本的に単純X線写真でみえているのは，骨に起きている変化や，関節裂隙，あるいは軟部組織の腫脹などである．たとえば，関節を覆っている軟骨がダメージを受けて，薄くなることで，関節裂隙が狭くなる．これが単純X線写真上では関節裂隙の狭小化としてみられる．そして，この関節裂隙の狭小化は，炎症性関節症の単純X線写真上の所見の一つである．

しかし，容易に想像できるように，こういった変化はすぐに単純X線写真上で現れてくるわけではない．一定の期間，炎症が続くことによって関節の構造物にダメージが起きた結果をみているのである．しかし，前述した通り，関節炎自体があることは，多くの場合，病歴や身体所見からわかる．そして，単純X線写真自体は炎症がそこにあるかどうかを直接的に教えてくれるものではない．では，なぜ単純X線写真を撮る必要があるのか．何が目的なのであろうか．そして，どういったところに注意をして単純X線写真を評価すれば良いのであろうか．

単純X線写真が正常でも関節炎は否定できない．単純X線写真で変化がみえてくるようになるにはある程度時間の経過が必要である

2. 疾患特異的な所見を探して診断の手掛かりとする

　まずは，診断の手掛かりとなるような，疾患特異的な所見を探すということである．たとえば，関節リウマチは疾患の進行とともに，関節リウマチに特異的な "marginal erosion" と呼ばれる関節の骨びらんをきたす．この特徴的な所見が，関節リウマチを臨床的に疑っているような関節炎の患者の単純X線写真でみられていれば，血液検査でリウマチ因子や抗CCP抗体などがみられていなくても，関節リウマチという診断の可能性は高くなる．関節リウマチの骨びらんは "bare area" と呼ばれる，関節包のなかの軟骨に覆われていない部位からはじまる（**図2-5**）．とくに，早期の変化は中手指節（MCP）関節の橈骨側からはじまるとされ，この部分に注意してみることが重要である．通常の正面からの単純X線撮影だけでは，この部位の評価が不充分であることがあり，所見がみえないこともある．いわゆる "ball catching view" ともいわれる斜位の手の単純X線写真も撮影し，注意深くみることで，正面からの写真では気づかなかったような骨びらんがみえてくることがあり，早期の変化の見逃しが少なくなる．

　典型的な関節リウマチの手の単純X線写真の特徴を示す（**図2-6**）．関節周囲の骨密度の低下や，関節裂隙の均質な狭小化などはよくみられる所見であるが，これだけではどのタイプの関節炎か診断的ではない．また，注意しておきたいこととしては，先にも述べた通り，単純X線写真でみえる構造的な変化が出てくるまでには時間がかかる．初期の関節炎では，こういった診断に至るような特徴的な変化を単純X線写真でとらえられることは少ない．単純X線検査自体は感度が低い検査であるということを認識しておくことが重要である．つまり，単純X線写真でこういった特徴的な所見をみることができなかったからといって，関節リウマチを除外することはできない．

 Point 関節リウマチを疑う際に単純X線写真を評価する場合には，典型的な部位に骨びらんがないかを注意深くみる

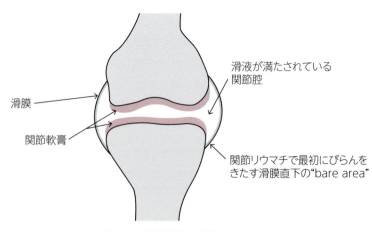

図2-5　滑膜関節の構造

乾癬性関節炎は，関節リウマチの鑑別診断でよく挙げられる疾患であり，関節リウマチと同様に，関節破壊をきたしうる．この疾患では，"pencil in cup"と呼ばれる変化が特徴的な所見として知られている（図2-7）．関節リウマチと乾癬性関節炎では，似たような単純X線写真の所見をきたすことがある．大きな違いは，乾癬性関節炎では関節を侵しうるのに対し，関節リウマチでは関節が侵されることはほぼないという点，乾癬性関節炎では骨新生がみられるのに対して，関節リウマチでは骨新生はみられないという点である．乾癬性関節炎の骨新生はおもに4つの場所で起きるとされている．骨びらんの近く，骨幹部，腱や靱帯の付着部，そして関節に沿ってである．乾癬性関節炎の単純X線写真の特徴を示しておく（図2-8）．

Point 乾癬性関節炎では骨破壊が起こるとともに骨新生もみえてくる

　上記の乾癬性関節炎や関節リウマチ以外では，痛風でも特徴的な単純X線写真の所見がみられる．痛風は上記の2つの疾患と並んで，長年，未治療で放置されていると，さまざまな破壊性の病変をきたしてくる．なお，痛風でみられる骨びらんは，関節リウマチよりも関節から離れた位置に起きてくる．また，骨びらんは，"punched out"と呼ばれる病変，それに伴う"overhanging edge"を特徴とする（図2-9）．

　ピロリン酸カルシウムによる結晶関節炎では，関節の軟骨にカルシウム（石灰）の沈着chondrocalcinosisがみられる．好発部位としては，膝や手首の関節の三角線維軟骨 triangular fibrocartilageが挙げられる（図2-10）．しかし，この石灰沈着が単純X線写真上にあったとしても，必ずしも臨床症状があるわけではない．また，逆にピロリン酸カルシウムによる結晶性関節炎があったとしても，必ずしも単純X線写真上に軟骨の石灰沈着がみられるわけでもない．

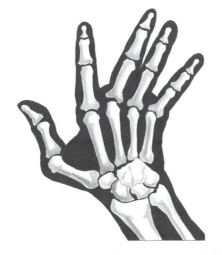

図2-6　典型的な関節リウマチの手の特徴

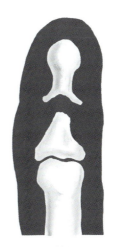

図2-7　pencil in cupの特徴

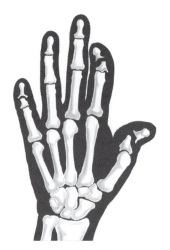
図2-8 乾癬性関節炎の特徴

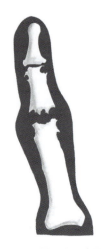
図2-9 痛風でみられる骨びらんの特徴

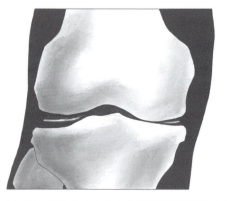
図2-10 ピロリン酸カルシウムによる結晶性関節炎の特徴

 カルシウムの沈着がみられるからといって，必ずしもピロリン酸カルシウムによる結晶性関節炎の臨床症状があるわけではない

　脊椎関節炎，とくに強直性脊椎炎は長年単純X線写真の所見を基に診断されてきた疾患である．脊椎関節炎でよく撮影される単純X線写真は仙腸関節である．仙腸関節は文字通り，仙骨と腸骨がつくり出している関節であり，体に数ある加重関節のうちの一つである．この関節の単純X線写真が撮られるのは，強直性脊椎炎など脊椎関節炎が疑われるとき，すなわち，患者が炎症性の腰痛を訴える場合である．腸内のガスが被ることもあり，なかなか読影が難しいこともある関節でもある．ご存知の通り，進行した強直性脊椎炎では仙腸関節が癒合し，関節裂隙がみられなくなることや，いわゆる"bamboo spine"という，脊椎が癒合するような変化も出てくる（図2-11）．仙腸関節の上部かつ後部は靱帯性の関節であり，下部かつ前部が滑膜性の関節で

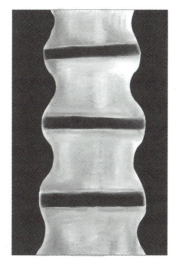

図 2-11　強直性脊椎炎に伴う bamboo spine の特徴

ある．つまり，炎症所見の一番初期の変化は，下部かつ前部の仙腸関節の局面に出ることが多く，仙骨側に比べて軟骨の薄い腸骨側に骨びらんが通常一番最初に現れる．注意が必要なのは加重関節であるために，変性的な変化としての骨硬化像を仙腸関節炎ととらないことである．

> **Point**　仙腸関節炎の初期の変化は腸骨側の前下部にみられてくる

　このように，関節の単純X線写真はさまざまな情報を教えてくれる．それぞれの疾患に特徴的な所見がみられれば，これらの単純X線写真が診断的な価値をもってくる．ただ，こういった変化は，炎症が骨や軟骨に影響を及ぼして出てくるものであり，通常ある程度の時間が経ってから単純X線写真上に現れてくる．現代のように，比較的早期に関節炎を診るチャンスがある場合は，単純X線写真を撮ってもとくに有用な所見がないことはよくある．

　関節リウマチや乾癬性関節炎の治療の目標の一つとして，関節破壊を防ぎ関節の機能を温存するということがある．単純X線写真での関節破壊の程度や進行は機能障害とも関連することが知られており，簡便な単純X線検査で関節破壊の具合を定期的にモニターしている膠原病科医は多い．関節リウマチの場合，とくに手指の関節や足趾の関節に症状が出ることが多いので，初診時にベースラインとしての撮影，そしてその後，1年に1回ルーチン撮影する場合が多い．

> **Point**　定期的な単純X線検査により関節の破壊の進行所見がわかりうる

II：超音波検査と MRI を使いこなそう

　さて，X線検査は簡便で，診断的に有用な情報をもたらしてくれることがあるとともに，関節へのダメージをみるという観点から治療のモニターにも用いられていることは理解できたと思う．最近では，X線検査のみならず，関節超音波検査や関節MRIという言葉を聞いたことのある方々も多いのではないだろうか．どういったときにこれらを使えばよいのだろうか．再び，指導医 竜町の外来をみてみることにしよう．

　先日，研修医 皆来と一緒にみた患者が外来に戻ってきたようだ．

指導医
竜町

こんにちは，お加減はいかがですか？

50代
女性

こんにちは竜町先生．あら、今日は皆来先生はいないのですか？

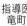

ええ，夏休みで．たまには休みをやらないと．ところで，関節の調子はどうですか？

先生が勧めてくださった，自己注射製剤を6ヵ月前からはじめて，すごく調子が良かったんですが，ここ2〜3週間ほど手の指が少し朝に痛む感じがするんです．朝にこわばりも少し出てきて．また，悪くなってきたのかしら．

本当ですか？ どの指です，ちょっと診察してみましょう．

はい，この指とこの指がとくに．

ここですか？ とくに腫れはありませんし，関節が炎症を起こしている感じは診察上なさそうですね．

MRIの検査をすればもっと関節リウマチの状態が詳しくわかるって聞いたのですが，MRIってお願いできますか？

よくご存じですね．誰から教えてもらったのですか？

先月来たときに皆来先生が教えてくれたのですよ．

なるほど．皆来先生はしっかりと勉強していますね．両手に痛みが出ていますし，今すぐにできる関節の超音波検査をしましょう．よろしいでしょうか？

 はい．お願いします．

　さて，近年の画像診断のテクノロジーの発達には目覚ましいものがある．以前は単純X線写真がおもな画像診断のツールであるとともに，関節破壊の進行をモニターするツールでもあった．しかし，今ではさまざまなモダリティーが臨床現場に応用されるようになってきている．近年，より注目されているのは超音波検査とMRIである．前述したように，単純X線写真でわれわれが見ているものは，炎症そのものではない．炎症の結果，軟骨や骨に起きたことを見ているに過ぎない．早期の関節炎の単純X線写真では，軟部組織の腫脹以外には異常が見当たらないということも往々にしてある．しかし，MRIと超音波検査によってこの炎症を画像として可視化することが可能になった．さらに，早期の関節炎において単純X線写真ではみえないような関節の骨びらんもMRIや超音波検査では探知できるようになった．

 超音波検査やMRI検査によって関節の形態のみならず，炎症を可視化することができるようになった

1. 超音波検査の特徴

　超音波検査の利点としては，その場で手軽に行うことができる点が挙げられる．患者が痛いといっているところに直接プローブを当てて，そこにある病変を見つけ出すことができるのだ．また，診察では軟部組織の腫脹が関節からきているものなのか，そのほかの領域からきているものなのか迷うことがある．その際にも，すぐにその場で超音波検査を行うことができ，関節液が溜まっているのか，滑膜が増生しているのか，あるいは腱自体のまわりに腫れがあるのかといったことを簡単に見分けることができる．つまり，単純X線写真では評価が不可能であった軟部組織などを手軽に評価できるようになったのである．基本3でも出てきていた腱付着部炎の評価も，単純X線写真で行うことは不可能であるが，超音波検査では行うことができる．また超音波検査では，骨びらんなどの関節破壊の徴候をより早期に探知できる．さらに，パワードップラーを使用することにより，滑膜の血流の増加を画像的にとらえて，滑膜の炎症を評価することができるようになった．これは，単純X線写真にはなかった特徴である．炎症が出はじめた早期で，軟骨や骨に変化が出てくる前の時点から画像的に関節炎をとらえられるようになった．

 超音波検査のおかげでリアルタイムに手軽にその場で関節の炎症を評価できるようになった

2. 超音波検査の実際と所見

実際に超音波検査では，炎症はどのようにみえているのであろうか．関節に超音波を当てると関節周囲に低エコーあるいは無エコーの領域がみられ，これは，関節液あるいは滑膜の増生などである．パワードップラーを当てると，この領域に血流の増加がみられることがあり，これはそこに炎症があることを示唆している（図 2-12）．

> 超音波検査では炎症はパワードップラーでの局所の血流の増加という形で可視化される

そのほかに，超音波検査でよくみられる所見について説明しよう．軟骨内石灰化はピロリン酸カルシウム結晶沈着症（CPPD：calcium pyrophosphate dihydrate deposition）でよくみられる単純X線の所見である．これは，超音波検査でもみられる．膝の軟骨内に白い線がみえたり，手首の尺側を診ると，三角線維軟骨のなかに石灰沈着がみえたりする（図 2-13）．痛風の場合は double contour sign と呼ばれる所見がみられる（図 2-14）．これは関節表面の軟骨の上に痛風結晶が沈着しており，それが白い線としてみえるのである．これらの所見が関節炎にみられる場合は，結晶性の関節炎の可能性が強くなる．

> 超音波検査で痛風やピロリン酸カルシウム結晶沈着症（偽痛風）にみられる特徴的な所見もある

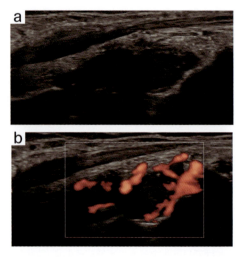

図 2-12　パワードップラーを当てたときの炎症の超音波写真
a. グレースケール，b. ドップラー

（神野定男医師 提供）

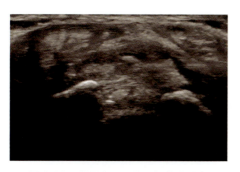

図 2-13 軟骨内石灰化の超音波写真
三角線維軟骨のなかに石灰沈着がみられる．
（神野定男医師 提供）

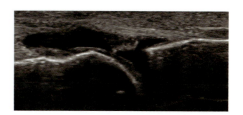

図 2-14 痛風の double counter sign
（神野定男医師 提供）

3．MRIの実際

　MRI 検査では滑膜炎はどのようにみえるのであろうか．MRI 検査では滑膜炎は T1 画像でガドリニウム造影剤の造影前後を比較し，滑膜に造影効果がみられたときに滑膜炎と診断される．MRI ではもう 1 つ超音波検査や単純 X 線写真ではみられない病変がみられる．骨浮腫 bone edema と呼ばれる，T2 fat suppression やショート反転回復法（STIR：short TI-inversion recovery）のシークエンスで高信号となる，文字通り骨のなかに水が増えた状態を表している．これは，組織学的な検査と組み合わせると骨炎 osteitis をきたしているということである．この骨浮腫は関節リウマチでは単純 X 線写真での radiographic progression を予測するという報告がなされている．

 Point MRI では滑膜炎の局所の血流の増加が，造影効果としてみられる

4．超音波検査と MRI の長所と短所

　MRI と比較してみると，MRI をオーダーする際は通常 1 つの部位になってしまうし，予約を取って数日待たないといけないことが多い．超音波検査なら，すぐに診察室やベッドサイドで，患者が痛みを訴える部位や，診察して腫れている部位に対して行うことができる．また，肩と手など離れた部位も同時に評価することができる．

　さらに，超音波検査のメリットは，リアルタイムで画像がみられることである．MRI が関節の一定のポジションでの静止画であるのに対して，超音波検査では関節を動かしながらのリアルタイムの画像をみることができる．そのリアルタイムという特性を活かし，関節穿刺や関節注射などの手技にも併用することができる．とくに股関節は，以前にも述べた通り深い位置にある関節であり，以前は X 線透視下に手技が行われていたが，超音波機器の出現により，エコーガイド下にその場で手技を正確に行うことが可能となり，患者に与える痛みを減らせるようになった．

しかし，MRIでは常に一定の質の画像を得ることができるのに対して，超音波では得られる画像の質が超音波のオペレーターにより大きく変わってしまうことがあり，オペレーターのトレーニングにもそれなりの時間がかかる．加えて，超音波検査ではすべての関節を評価することが可能というわけではない．たとえば仙腸関節は構造上超音波検査では炎症の評価は難しく，MRIが標準的に行われる．第3指や第4指のMCP関節も，超音波検査では側面の構造をとらえることができず，側面に出てくる骨びらんなどはMRIの方がしっかりととらえることができる．そのほかにも関節の構造上ならびに超音波検査の特性上，MRIのほうが評価に優れている部位というのは存在する．

超音波検査とMRIにはそれぞれの長所や短所があり，時と場合により使い分けるようにする

5. 画像検査を行うときとは？

さて，このような画像検査はどういうときにオーダーすれば良いのであろうか．また，こういった画像検査をどのように日々の関節炎診療，マネジメントのなかで活かしていけば良いのであろうか．

筆者が一番伝えたいのは，画像検査は目的をもって撮影をするということである．画像検査は画像検査である．そこに，病歴や身体所見がなければ，画像検査の意義は低下する．関節が痛いからといって，むやみやたらに漫然と撮影することは，無駄な画像検査を増やし，費用対効果も乏しい．前述したように，病歴，診察から炎症性関節症が明らかであることが多い．炎症が可視化されるからといって，炎症性関節症全例に対してMRIや関節超音波検査をオーダーすることは，無駄が多い．なぜなら，病歴や身体所見から明らかに関節炎があるとわかっている状況で，さらに画像で関節炎があることを確認しても，患者にとってとくにマネジメントが変わってくるようなプラスとなることはないからだ．逆に，単純X線写真で見つけられないような関節の骨びらんを探しにいくというのであれば，臨床的な意味があるかもしれない．診断的に画像検査を使うときは，どんなことが画像検査をする前にわかっていて，画像検査をしたときにどのような所見を探しているのか意識したうえで，画像検査をオーダーすることが大切である．さらには，画像検査をオーダーする前から，こういった所見がみられればどうする，みられなければこうすると想定できていることも大切である．

画像検査はどのような目的で，何を探しにいくために撮影するか理解したうえでオーダーすることが大切である

疾患の活動性を診るという点ではどうであろうか．単純X線写真の項では，手や足の単純X線写真を定期的に撮影し，関節破壊の進行がないか確認すると述べた．超音波検査やMRIは，

疾患活動性のモニターにどう組み込むことができるであろうか．

　たとえば，関節リウマチなどの炎症性関節症の治療中に臨床的には寛解状態にある患者がいたとする．MRIや超音波検査で炎症がみられた場合，長年経過をフォローすると，こういった患者では，臨床的には寛解であるにもかかわらず，X線学的には，関節破壊の進行がみられるということがわかっている．また，生物学的製剤で関節リウマチを治療中に，診察所見は正常であり，臨床的に寛解にある患者がいるとする．生物学的製剤を減量あるいは中止したい場合に，臨床的にはとらえきれないが超音波検査などの画像で炎症がある場合，生物学製剤を減量や中止した際に再発が多くなるというデータも示されている[1,2]．こういった，臨床的に寛解状態にある患者に対して，臨床的にとらえられない炎症を探知するという意味では，超音波検査やMRIは非常に優れた画像診断ツールである．関節の腫脹という臨床診察でとらえられない炎症を，MRIや超音波検査で探知することで，より良い治療の選択に結びつけるというのが，新しい画像診断技術を今後の診療に活かす方法であろう．注意すべき点としては，治療の目標を超音波画像における寛解を目指すようにした群と，従来通りに臨床的指標の寛解を目指した2群で評価した場合，関節破壊の画像的所見の評価に関しては差がつかなかったという研究もある[3]．

　超音波検査やMRIはコストもかかり，時間もかかるので，きっちりと適応を考え，何を目的にオーダーするのかをはっきりとさせたうえで行いたい検査である．

> 超音波検査やMRIの関節炎に対する使用は，比較的新しい分野であり，今後さらなる進歩が見込まれている分野である

基本 5　関節液が教えてくれることを理解しよう

Ⅰ：関節穿刺はいつ行うの？

　関節穿刺を行うのには大きく2つの目的がある．1つは関節液を採取する場合，そしてもう1つは関節腔内に薬物を投与する場合である．本項の目的は手技をどのようにするかということではない．手技に関しては成書を参照していただくこととし，ここでは，どのようなときに関節穿刺を考慮し，それで得られた情報をどのように解釈するかをみていく．

　さあ，研修医 皆来が救急外来から呼ばれたようだ．

研修医
皆来

> 竜町先生，救急外来から呼ばれた患者さんを診に行ってきたので報告します．患者さんは63歳の女性で，関節リウマチで当院に通院中の方です．

> ああ，私が担当している患者さんだね．どうしたんだい？

指導医
竜町

関節リウマチはメトトレキサートと生物学的製剤のアダリムマブでとてもよくコントロールされていたようなのですが，今朝起きたら左足首が腫れてきて，歩けないぐらい痛くて，救急外来に来られたようです．先生の外来がはじまるのも待っていられなかったらしいです．あと，微熱にも気づかれたようです．診察上では，左足首は腫れていて，熱感もあり，少し赤みがかっている感じもしました．左足首以外の関節は診察上，とくに問題がなかったです．とくにひねったなど，怪我をしたってこともなく，突然腫れてしまったみたいなんです．

それは心配だね．で，皆来先生はどう思うんだい？

関節リウマチの増悪にしてはちょっと突然すぎるかなと思います．とても痛そうで，心配になって，走ってここまで先生に報告に来たんです．

そうかそうか．では，すぐにみに行ってみよう．何か検査はオーダーされていたのかな？

単純X線写真ではとくに関節には問題なさそうでした．血液検査ではCRPが13 mg/dLで，すごく上昇していて．

そうか，でもそれよりも何よりも，まだ一番大切な検査がされていないね．

大切な検査？

　さて，緊急事態のようだ．CRPが13 mg/dLだからか？ いえいえ，病歴からである．関節リウマチが治療されていて安定しているなか，急性に単関節炎を起こしている状況が，である．もう皆さんは指導医 竜町が一番したいと思っている検査はわかっているであろう．そう，関節穿刺による関節液の採取である．急性の単関節炎は緊急事態の可能性がある．一番見逃してはならない疾患は化膿性関節炎である．

1．化膿性関節炎と関節穿刺

　統計的に，急性単関節炎の原因をみると，化膿性関節炎は決して多い疾患ではなく，最も多いのは結晶性の関節炎である．しかし，化膿性関節炎は未治療のまま放置しておくと，急速に関節の破壊をきたし重篤な障害を残しうる．さらに，放置しておけば敗血症に至り，生死にも関わる疾患である．したがって，化膿性関節炎を念頭に置いて診察をすることが重要である．化膿性関節炎が除外されるまでは，化膿性関節炎である可能性があるものとして，行動することが大切である．そして，もし臨床的に関節の感染症を疑うのであれば必ず関節穿刺を行う必要がある．関

節穿刺以外に関節内の感染症を証明する方法はない．また，閉鎖空間の感染症であるのでドレナージという意味でも重要である．

急性の単関節炎では化膿性関節炎の除外が一番重要である．その評価のために関節穿刺は欠かすことのできない手技である

2．関節穿刺の合併症と禁忌

関節穿刺自体は比較的合併症の少ない，安全な手技である．しっかりと消毒を行い，関節穿刺を行う領域には消毒・滅菌されていないものは触れないようにすることが重要であるが，滅菌手袋やドレープなどを使用する必要はない．適切に手技を行えば感染症を引き起こすリスクは10,000分の1以下である．ほかに起こりうる合併症としては出血，軟骨の損傷などが挙げられるがまれである．

関節穿刺を絶対してはいけない禁忌というのは少ない．まして，感染症が疑われている場合には絶対禁忌というのはない．前述したように，閉鎖空間の感染症であり，ドレナージをすることが重要であるからだ．ただし，表面の皮膚が感染症を起こしている場合はその感染症を起こしている領域を避けるべきだとされている．ワルファリンによる抗凝固療法を行われているケースに出会うことは多いかもしれないが，通常の治療範囲内のPT-INRであれば，合併症のリスクを増やすことなく関節穿刺ができるというデータもある[4]．

関節穿刺は比較的安全に行える手技であるが，慣れていない人は慣れている人の監督下で行うようにしよう

関節穿刺によって得られた関節液は感染症以外にもさまざまな情報をもたらしてくれる．研修医 皆来も関節穿刺に挑戦するようだ．

どうやら，基本3をマスターしてだいぶ成長がみられたようである．診察室の様子を覗いてみよう．

研修医
皆来

今日来た患者さんは乾癬の既往のある34歳の男性です．膝の痛みと腫れがときどき出るということで，皮膚科から紹介されてきました．もともと，乾癬自体は20代の後半に診断されたようです．塗り薬の治療で乾癬自体は良好にコントロールされているようです．今回は，3日前にバスケットボールを久しぶりにプレイし，とくにひねったりとか，ぶつけたりといった，怪我はなかったということですが，2日前より右膝の痛みと腫れが出てきたようです．さらに詳しく話を聞いてみると，3～4年ほど前からときどき膝の腫れが出るようで，普段は非ステロイド性抗炎症薬（NSAIDs：non-steroidal anti-inflammatory drugs）を飲むと数日で治るとのことです．膝の腫れは通常片側性で，右にも，左にも起こったことがあるようです．平均すると年に3回程度しか起きないので，それほど気にもしていなかったようです．また，運動などしなくても腫れは出てくることがあるようです．今日は，私の診察では右膝に軽度の熱感があり，関節液の貯留が認められています．

指導医
竜町

なかなか興味深い症例だね．どのように考えたらいいかな？

必ずしも膝の関節の腫れが運動と関係しているわけではないようですが，今回の膝の腫れはスポーツに関係しているのではと少し思っています．

なるほど．バスケットボールなので飛んだり跳ねたり結構膝に負担が出るからね．ほかには何が考えられるかな？

乾癬の既往があるので，乾癬性関節炎ですね．乾癬性関節炎は非対称性の下肢の大関節を中心とした少関節炎という形で発症することもありますから，病歴や診察上は，化膿性関節炎という可能性は低いと思います．病歴を全体的にみてみると，NSAIDsだけで治る自己限局的な症状をくり返しているので，そういった意味でも感染症の可能性は低いかなと思いました．あと，残る鑑別は，結晶性でしょうか．痛風とか．でも痛風にしては，症状が強くないみたいですね．痛風発作の場合，風が当たるだけでも痛いといったほど，痛みが強い印象があるのですが．

いい鑑別診断だね．反応性関節炎はどうだい？

乾癬性関節炎と同じ脊椎関節炎の仲間である反応性関節炎も鑑別として考えて感染症の病歴を聞き込みましたが，とくに誘発するようなものはありませんでした．

ちょっとマニアックになるけど，旅行歴とかは？

ライム病ですか？　とくに，ライム病を考えさせられるような病歴はありませんでした．

だいぶしっかりと病歴を取れるようになったね．すばらしい．勉強してるね．皆来先生は非炎症性か炎症性か迷っているわけだよね．では，次はどうする？

関節穿刺をしたいです．

ではやってみよう．やったことはあるかい？

研修センターにあるマネキンで練習は何度もしました．

では手順を教えてもらっていいかな．

まずは，穿刺の位置を決めます．外側からアプローチしたいと思います．適切な位置にマークを付けて，消毒をします．リドカインで局所麻酔をしてから，……（手技の説明が続く）．

　さて，関節液の貯留を認める場合，診断の重要な分岐点は，炎症性か非炎症性か問うことである．病歴や身体所見で情報を得て炎症性か非炎症性か迷う場合は，関節穿刺を行って，関節液の検査を行うことで，炎症性か非炎症性かを見分けることができる．炎症性の場合，さらなる原因の検索をするにあたって，関節液のなかから尿酸の結晶，ピロリン酸カルシウムの結晶などを鏡検により見つけることが可能であり，それが痛風や CPPD などの確定診断につながることもある．

 関節液を判断する最初のポイントは，炎症性か非炎症性かである

　どのような検査に出したらよいか，次の項目でもっと詳しくみていくこととしよう．

Ⅱ：関節液はどんな検査を出したらいいの？　検査が返ってくるまでにわかること

　さて，関節穿刺が無事に終わったようである．研修医 皆来の手技をハラハラしながら指導医 竜町は見守っていた．関節穿刺後の指導医 竜町と研修医 皆来の会話を聞いてみよう．

先生ありがとうございました．無事にたくさん関節液が採取できました．患者さんも少し膝が楽になったとおっしゃっていました．

研修医
皆来

（皆来先生の手技が初めてなのでドキドキしていたということを隠しながら）皆来先生，なかなか上手にできましたね．初めてとは思えないね．シミュレーターでたくさん練習してきただけのことはあるね．患者さんも痛がっている様子はなかったし．

指導医
竜町

検査項目は何にしたらいいでしょうか？　関節液を検査に提出するのは初めてで，腹水とか胸水とかは提出したことがあったのですが．

何にしたらいいと思う？ 胸水や腹水と同じかな？ それとも，違う項目を提出するのかな？ 先生は，この症例では何を鑑別に挙げて，何を目的に穿刺をしたのかな？

まず私が知りたいポイントは，炎症性か非炎症性かを区別することです．ということは，関節液の白血球数と分画を知りたいです．

そうだね．炎症だと白血球数が上がっているはずだよね．ほかには何かあるかい？

結晶性関節炎かどうかをみるには，尿酸結晶やピロリン酸カルシウム結晶がないかを調べたいです．これってどうやって調べるのだろう．

結晶は，顕微鏡下で直にみて判断するんだよね．私は，自分で顕微鏡を覗いて結晶がないか調べるようにしているよ．偏光顕微鏡が必要になってくるので，いつもは検査室に持って行ってみているんだ．ここの病院では関節液の結晶分析とオーダーすると検査してくれるよ．ほかには何があるかな？

タンパク質やアルブミン，糖とかはどうですか？

そうだね．胸水や腹水ではそういった項目を調べて参考にするね．でも関節液ではあまり有用ではないね．ほかには？

感染症を考えれば，あとは，グラム染色とか培養検査です．

そうだね．私はまず自分で鏡検してみて，白血球が多ければ培養検査に出すようにしているよ．

なるほど．

では，早速一緒に鏡検してみようか？

はい！

　関節液はいろいろな情報をもたらしてくれる．炎症性か非炎症性なのかが最初のステップである．採取したてのシリンジのなかにある関節液を目視した時点で，炎症性と疑えることもある．関節液は通常，黄味がかった透明である．しかし，白血球数が上昇しているような場合は，関節

液は濁ってみえる．ときには完全に白濁したような関節液が採取されることもある．より正確に炎症を評価するには白血球数を検査するのが有用である．また，炎症があった際に白血球分画の検査をすることで，好中球優位なのかリンパ球優位なのかの判断がつく．この白血球の分画は，ある程度鑑別疾患を考える際の参考になる．

　結晶性関節炎に関しての情報は，直接，関節液を鏡検することでわかる．結晶が存在するかどうか，そして，存在するならばどのタイプの結晶が存在するかは鏡検で判断されている．手元に偏光顕微鏡があれば，検査結果が返ってくるまでにどのような結晶がみえたかがわかる．痛風でみられる尿酸結晶あるいは CPPD でみられるピロリン酸カルシウムの結晶のみならず，そのほかにも，いろいろと関節液のなかに結晶が観察されることがある．コレステロール結晶，関節注射されたステロイド製剤の結晶，カルシウムオキサレートなどのカルシウムを含む結晶，クリオグロブリンも結晶としてみえることがある．カルシウムアパタイトの結晶やそのほかのカルシウムを含む結晶は，アリザリンレッド染色を用いることでカルシウムが染色されみえやすくなるが，この染色を関節液に行っている施設は少ないであろう．また，アーチファクトも多く，なかなか難しい染色である．

　そして最後に感染症の評価である．どの種類の検査を評価に出すのかは，臨床状況によって異なってくるであろう．もともと，感染症，とくに細菌感染症を考慮する際に関節穿刺が行われることが多いので，細菌培養とグラム染色は基本的に行われることが多い．抗酸菌や真菌の感染の可能性がある場合は別途，抗酸菌染色，抗酸菌培養，真菌培養を行う．グラム染色は，手軽に自分で行うことが可能である．本来，関節液は無菌であるはずなので，グラム染色で菌がみえた場合は感染症が強く疑われる．ただ，グラム染色が陰性でも，感染症の可能性は残るので，培養検査の結果をしっかりと待つことが重要である．

　これらが関節液の検査提出前にわかる内容である．検査にはいわゆる 3 つの C, Cell count（白血球数），Crystal（結晶），そして Culture（培養）を確認するのが基本である．

～検査室で～

まだ皆来先生は関節液を自分でみたことがないんだね？
指導医
竜町

研修医
皆来
はい．どうやって準備をしていいかもわかりません．

とっても簡単だよ．結晶をみるためにはとくに染色は必要ないんだよ．このように関節液を 1 滴スライドの上に落としてカバーガラスをかける．そして，顕微鏡に．偏光顕微鏡を使わないといけないけれど，この検査室にはこの 1 台だけしかないね．

なるほど．この特別な顕微鏡の位置を覚えておかないと．

そうだね．とくに，検査室の通常業務時間が終わった後は，この辺りには人がいないからね．

先生はときどき，夜に忍び込むのですね．

さて，この偏光顕微鏡（図2-15）だが，この顕微鏡の下にある部分の光源の上に載っているレンズ，これは，偏光レンズ（ポラライザー）なんだ．つまりは一定の方向の光の波しか通さないんだ．顕微鏡を覗いてごらん．人間の目にはとくに何も変わったところはないね．そして，この一定の方向にそろえられた光が検体のスライドガラスを通り抜け，スライドガラスの上にあるもう1個のこの偏光レンズ（アナライザー）を通り抜けてわれわれの目に入ってくる．顕微鏡を覗いてごらん．

真っ暗ですね．

そう，真っ暗だね．なぜなら下の偏光レンズと上の偏光レンズでは軸が90°異なるようにセットされているんだ．下の偏光レンズを通り抜けた光の波は，上の偏光レンズの軸とは90°違うので，上の偏光レンズは通り抜けられないんだよ．だから，真っ暗になる．

初めて知りました．

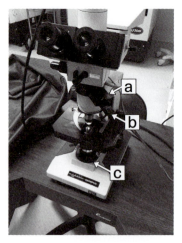

図2-15　偏光顕微鏡
a. アナライザー，b. 鋭敏色検板，c. ポラライザー

もし，結晶がスライドガラスの上にあった場合は，結晶に当たった光は波の軸が変わるので，この状態でみると真っ暗な背景に，輝いている結晶が散らばっているようにみえる．そして，最後にポラライザーとアナライザーの間に鋭敏色検板を挿入するんだ．覗いてごらん．

背景が赤になりましたね．

鋭敏色検板のここに矢印が付いているだろう．これは遅軸 slow axis と呼ばれるんだけど，この軸に平行に観察している結晶が並んでいるとする．そうすると，痛風の場合は黄色に，ピロリン酸カルシウム結晶沈着症の場合は青色になる．もし結晶がこの軸に直交している場合は，逆になるんだ．ちょっと，今日診た患者さんのスライドがあるからみてみよう．どうだい？

たくさん細長い結晶がありますね．軸がこっちだから，軸に平行のときは黄色，軸に直角のときは青ですね．ってことは，どっちでしたっけ？

痛風だね．痛風の尿酸結晶（**図 2-16a**）は通常，針状とも呼ばれるように細長くて端っこが尖っているようにみえるんだよ．そして，偏光顕微鏡のこの見え方のパターンは "negative birefringence" と呼ばれるんだ．それに対して，ピロリン酸カルシウム結晶（**図 2-16b**）はどちらかというと長方形に近い形をしていて，偏光顕微鏡での見え方は "positive birefringence" といわれるんだよ．ただ，痛風の尿酸結晶の場合はまぶしいぐらいに強く色鮮やかにみえるんだけど，ピロリン酸カルシウム結晶の場合はあまり色が強く出ず見逃してしまうことも多いんだ．

なんだか，色鮮やかで楽しくなってきました．

1. 尿酸結晶とピロリン酸カルシウム結晶

　自分自身で偏光顕微鏡を使用して関節液を鏡検する場合は，スライドガラスに 1 滴関節液を垂らし，カバーガラスをかけてみる．準備はとても簡単である．前の会話で皆さんもわかったと思うが，痛風の場合は negative birefringence といい，軸に対して平行のときは黄色に，直行しているときは青色にみえる（**図 2-16a**）．これに対して，ピロリン酸カルシウム結晶の場合は positive birefringence といい，軸に対して平行のときは青色に，軸に対して直行するときは黄色にみえる（**図 2-16b**）．この 2 つの結晶の特徴を**表 2-6** にまとめた．

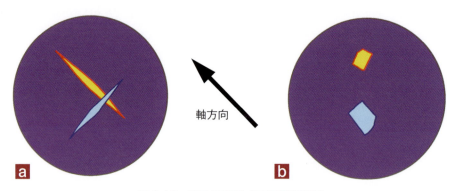

図 2-16　結晶の写真（偏光顕微鏡下）
a. 尿酸結晶，b. ピロリン酸カルシウム結晶

表 2-6　尿酸結晶とピロリン酸カルシウムの結晶の比較

	尿酸結晶	ピロリン酸カルシウム結晶
結晶の色 （軸と並行の場合）	黄色	青
結晶の形	針状	長方形やひし形
birefringence	negative	positive

2. 検査結果が出る前に

　もう1つ，覚えておくと役に立つ秘訣がある．鏡検でみられる白血球の数から，大まかな白血球数を推定することができる．高倍率 high power field（hpf）にて，白血球数を数え，500倍するとおおまかな白血球数となり，検査結果を待つことなくどれぐらいの白血球数か推測がつく．これはとても有用な小技であるので覚えておくとよい．とくに，実際の検査まで関節液が放置されていて，長く時間がかかると白血球数は実際の数よりも少なく報告されることがある．

Ⅲ：関節液はどのように評価したらいいの？

　数時間後，検査の結果が返ってきたようである．どんな結果が返ってきたのか気になるところである．指導医 竜町と研修医 皆来の話を聞いてみよう．

研修医
皆来
　関節液の検査の結果が返ってきました．

　どうだった？　われわれが見た限りでは結晶はみえなかったね．

指導医
竜町

検査室でも結晶はみえなかったようです．白血球が 7,800/μL でした．好中球が優位でした．

われわれは，いい線をついていたね．予想ではだいたい 9,000 ぐらいだったからね．

さすがですね．

この結果をどう解釈する？

白血球が上がっているので炎症性です．分画が，好中球が優位なのでちょっとおかしいと思いました．細菌感染症ではないと思うんですが．

そうだね．炎症性だね．ところで正常の関節液にはどれぐらい白血球があるか知っているかい？

2,000 以下では？

通常，2,000 以下だと非炎症性の関節液とされるね．本当に正常の関節の人から関節液を取ると，だいたい 200 以下なんだ．

そうなんですね．好中球優位はどうとらえたらいいんですか？

いい着眼点だね．細菌感染症や結晶性関節炎ではよく好中球が優位になるよね．そして，関節リウマチなどの炎症性の疾患ではリンパ球優位のことが多いね．しかし，炎症性の疾患でも急性期は好中球が優位になることがあるんだ．とくに，乾癬性関節炎は好中球優位になりやすいんだよ．ほかにも，結核性の関節炎でも急性期は好中球優位になることもあると知っておくといいかもしれない．

なるほど．

赤血球もみえなかったし，とくに外傷を示唆するような所見はなかったね．培養の結果を待ってみようか．

きっと培養は陰性でしょうね．

そうだね，多分この患者さんは乾癬性関節炎だろうね．

1．関節液の分析

　関節液はさまざまな情報をもたらしてくれる．炎症性か非炎症性か．結晶がみえるかみえないか．そして，関節液の培養が陽性になるかどうか．関節液の分析を行った際，まず白血球数が大きな決断の分かれめとなる．下記の**表 2-7** を参照していただきたい．

　白血球数は，炎症性と非炎症性を区別する参考にはなる．しかし，白血球だけに基づいて感染症か感染症ではないかは判断できない．これは重要なポイントである．ただ，白血球数が多ければ多いほど感染症の可能性が高まるのもまた事実である．比較的白血球数の多くない炎症性の関節液から細菌が培養されることもあるし，その逆に，とても白血球数の多い関節液でも痛風結晶のみ見つかり，細菌培養からは何も生えないこともある．もし細菌感染症の可能性を疑っているのであれば，抗菌薬を投与しつつ，培養の結果を待つ必要がある．**表 2-7** のような区分は大まかな目安をつけるには役立つが，決してこれだけで診断について決めてかからないことが重要である．

 白血球数のみで感染症の除外や感染症の診断をしてはいけない

　結晶がみえた場合は，それで結晶性関節炎で決まりであろうか．多くの場合は結晶性関節炎が原因であろう．しかし，頻度は少ないながらも結晶性関節炎の人に感染症が合併しているということがある．結晶がみえたからといって単純に決めつけずに，慎重に対応することが重要である．とくに，ステロイドの関節注射を考慮するような場合は，こういった事態に気をつけておいたほうが良い．なぜなら，関節注射に使うステロイド製剤は長時間作用型であり，一度注射してしまったステロイドを取り除くことは難しいからである．

　もう一点気をつけたいことは，滑液包を穿刺して分析した場合である．感染症である場合でも，滑液包内の白血球数は関節液よりもずいぶん低いことがある．白血球数が少なくても感染症を除外することなく，しっかりと培養検査の結果を待つことが重要である．また，白血球数が少

表 2-7　関節液の分類

	正　常	非炎症	炎　症	化膿性
白血球数	0～200/μL	200～2,000/μL	2,000～100,000/μL	>100,000/μL
白血球分画（多核球）	<10%	<25%	さまざま	>75%
粘稠度	高い	高い	低い	低い
色	淡い黄色	淡い黄色	軽度濁った黄色	黄白色

なくても好中球優位のことが多いと肝に銘じておきたい．

そして，グラム染色である．関節液のグラム染色の感度はどれぐらいであろうか．50〜70%程度であるといわれている．つまり，グラム染色だけでは2回に1回あるいは3回に1回程度は細菌感染症を見逃してしまう可能性がある．培養はどうか．化膿性関節炎を証明するゴールドスタンダードのテストが関節液の培養であるため感度に関するデータはない．ただ，1つ知っておかなければならないのは，淋菌性の関節炎の場合，培養にはセアーマーチン寒天培地が必要になること，そして半分以下の患者で関節液の培養は陰性になることだ．もし淋菌性の関節炎を疑う場合は，尿道，子宮頸部などそのほかの領域からも検体を採取して検査を行うべきである．そして，それらから淋菌が検出された場合は総合的に判断を行い，淋菌性の関節炎を診断する．

また，人工関節に感染症が疑われる場合は，上記とは全く異なる所見がみられる．ただし，内科医がこういったケースの関節穿刺に関わることはないと思う．通常は，人工関節の関節穿刺は整形外科医が行う．白血球数が1,100/μL以上で，感染症に対する感度が91%であったという報告がある[5]．また，多核球が65%であると人工関節の感染の感度と特異度が97%と98%であったと報告されている[6]．

2．関節液のタイプ別診断

最後に，関節液のタイプ別による鑑別診断をここに挙げておく．必ずしも絶対ではないが，診断の参考にしていただきたい（表2-8）．

表2-8 関節液のタイプ別の鑑別診断

非炎症	炎症性	化膿性	血性
●変形性関節症 ●骨壊死 ●全身性エリテマトーデス ●外傷	●関節リウマチ ●反応性関節炎 ●全身性エリテマトーデス ●乾癬性関節炎 ●結晶性関節炎 ●真菌性関節炎 ●抗酸菌性関節炎 ●ウイルス性関節炎	●細菌性関節炎 ●結晶性関節炎	●外傷 ●骨折 ●色素性絨毛結節性滑膜炎 ●ヘモフィリア ●シャルコー関節 ●靭帯損傷

その2のまとめ

・病歴と診察から関節痛が炎症性なのか非炎症性なのかあたりをつけよう
・画像検査では鑑別診断に対する特異的な所見を探しにいこう
・超音波やMRI検査は必要と思われる症例にのみ施行する
・急性単関節炎は必ず化膿性関節炎を鑑別に挙げ，関節穿刺を考慮する

参考文献

1. Iwamoto T, Ikeda K, Hosokawa J, et al : Prediction of relapse after discontinuation of biologic agents by ultrasonographic assessment in patients with rheumatoid arthritis in clinical remission : high predictive values of total gray-scale and power Doppler scores that represent residual synovial inflammation before discontinuation. Arthritis Care Res, 66 (10) : 1576-1581, 2014.
2. Naredo E, Valor L, De la Torre I, et al : Predictive value of Doppler ultrasound-detected synovitis in relation to failed tapering of biologic therapy in patients with rheumatoid arthritis. Rheumatology, 54 (8) : 1408-1414, 2015.
3. Dale J, Stirling A, Zhang R, et al : Targeting ultrasound remission in early rheumatoid arthritis : the results of the TaSER study, a randomised clinical trial. Ann Rheum Dis, 75 (6) : 1043-1450, 2016.
4. Ahmed I, Gertner E : Safety of arthrocentesis and joint injection in patients receiving anticoagulation at therapeutic levels. Am J Med, 125 (3) : 265-269, 2012.
5. Ghanem E, Parvizi J, Burnett RS, et al : Cell count and differential of aspirated fluid in the diagnosis of infection at the site of total knee arthroplasty. J Bone Joint Surg Am, 90 (8) : 1637-1643, 2008.
6. Trampuz A1, Hanssen AD, Osmon DR, et al : Synovial fluid leukocyte count and differential for the diagnosis of prosthetic knee infection. Am J Med, 117 (8) : 556-562, 2004.

その3

膠原病の「らしさ」と「らしくなさ」を知る

基本6　膠原病の診断過程を把握しよう

　さて，膠原病の診察で1つの基本である関節の診療の基本については理解できたかと思う．多くの膠原病で関節症状が出ることがあるが，通常の内科診療ではあまり注目されることのない領域であるため，1つの章として独立させ，基本について述べた．ここからは，目の前に膠原病を疑う患者がいたときに，どのように考えるのか，膠原病の診断とはどういうことなのかという概念について議論していく．具体的なアプローチは次の基本7から議論していくこととなる．

　患者を診察し，診断し，治療を行うなかでの流れは，膠原病の診療を行う場合も通常の内科のアプローチと何ら変わらない．患者の主訴を踏まえて，病歴を取り，鑑別診断を考慮し，診察を行い，最終的にその鑑別診断のリストに可能性が高い順位をつける．そして，血液検査や画像検査で診断をより絞っていくという流れである．

Ⅰ：膠原病を考えるときの頭のなか

1．通常の内科の診断過程

　ここでまず，一般的な診断の流れを振り返ってみよう．普段，医師として働いていると，たくさんの患者に接し，忙しさのあまり1人の患者について診断の流れをあまり強く意識することはない．

　通常，患者は何らかの健康に関する問題を感じたところで，医療サービスを受ける．そのため，医療機関にかかった時点から診断の道への第一歩がはじまる．

　次に，医療者側は患者の情報を集める．まずは，病歴と身体所見から当てはまる診断を考慮する．なかには，病歴と身体所見のみで診断をつけられるものもあれば，考慮した診断を確実なものにするため，あるいは可能性を除外するため，血液検査，画像検査などを追加で行うこともある．これらの結果も医療者側の解釈が必要であり，今まで集めた病歴や身体所見といった情報を加味したうえで，理解する必要がある．この理解をしていく過程において何か足りない情報があれば，追加で病歴の聴取，診察，あるいはさらなる検査を行う．この「情報収集→情報の解釈→追加の情報収集→情報の解釈」という流れのなかで，充分な情報が集まってから診断を下すということになる．ここまでが，通常で考えられている診断の過程である．

　しかし，診断の過程はここで終わりではない．診断の過程にはこの続きがある．診断を行ったあとは，診断に基づいた治療に移ることになる．この治療に対する反応も実は診断の過程の一部

である．治療にうまく反応した場合は，きっちりと反応したことで診断の確認ができることとなる．反応が期待通りにいかなかった場合も，期待通りでなかったこと自体が重要な診断の情報である．反応がうまくいかなかった場合は，なぜうまくいかなかったかの分析をまず行うことになる．診断が間違っており治療がうまくいかなかったのか，それとも，ある程度の確率で，行われた治療がうまくいかないことがあるのか．もし診断を再考するような場合は，さらなる情報収集，情報の解釈，そして新たな診断の再考ということになる．もし，治療がうまくいかなかったと考えられる場合は，そう考えられる根拠を見つけ出し，どのような治療を次に行うのか考えていくことになる．

治療中に新たな症状が起きた場合も，いろいろなことを考慮する必要がある．新たに出てきた症状は，その患者のもともともっている診断として合致する症状なのか．合致するとした場合，その症状はその疾患でよくみられる症状で，その疾患の症状として治療するのが適切な対応なのか．それともその疾患としてはまれな症状で，ほかの疾患によってもたらされている可能性を考慮して検査を進めていくべきなのか．その患者の臨症上の文脈のなかで，ほかに強く考慮しておくべきことは何なのか．

つまり，もともとの診断にとらわれて固まった見方をすることを避け，視野を幅広く保つことによって，患者にとって良い結果をもたらすことができるのである．また，治療がうまくいき，症状がうまく緩和されたとしても，慢性の疾患で再発が起きるような場合は，その後のフォローアップが大切である．何らかの再発を疑うような症状が出てきたとしたら，それは，その疾患による症状であるのか，その疾患の症状として典型的であったとしても，同様の症状をきたす別の疾患の可能性はないかを考慮することが大切である．（**図 3-1**）

診断の過程は，情報収集→情報の解釈→追加の情報収集→情報の解釈→診断，で終わりではなく，常に視野を広く保ち，治療に対する反応の分析や診断の再考までを含む

2．膠原病の診断過程

さて膠原病の診断過程に移ってみよう．よく膠原病の診断は難しいといわれる．なぜであろうか．膠原病の診断に特徴的なことは何であろうかと考えてみると，少しヒントがみえてくるかもしれない．診断を下すときに，1つの事象があるかないかで診断できる疾患もある．たとえば，高血圧．症状があろうがなかろうが，正しい方法で測定された血圧の値が一定の数値を超えていれば高血圧と診断できる．それから，糖尿病．症状があろうがなかろうが，血糖値やヘモグロビンA1cの数値が一定の基準を満たせば，糖尿病の診断となる．そう，とても明らかで特異的な基準が決まっている．その基準が妥当かどうかということは置いておいて，現在スタンダードとされているこれらの基準を満たすことで，きっちりと診断をすることができる．

しかし，膠原病の場合はそうはいかない．膠原病の診断パターンはおもに4つある（**表 3-1**）．

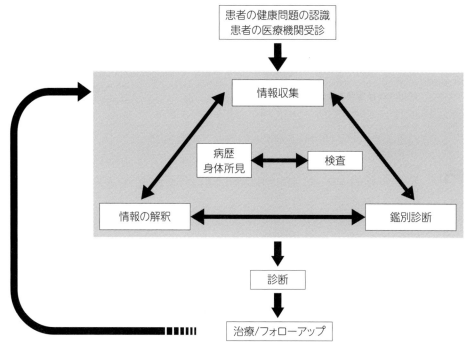

図 3-1 通常の内科の診断過程

表 3-1 膠原病の診断パターン

- 純粋に徴候の組み合わせのみで診断
- 典型的な徴候と比較的特異的なバイオマーカーの組み合わせによって診断
- 典型的な徴候と生検による特異的な所見で診断
- 典型的な徴候と画像検査の特異的な所見によって診断

ここで，研修医 皆来と指導医 竜町のやり取りをみてみよう．

研修医 皆来：今日の患者さんは70歳の女性で，高血圧，糖尿病と脂質異常症の既往がある方です．とくに片頭痛などの頭痛の既往はなかったのですが，ここ1ヵ月ほど徐々にひどくなってきている頭痛を訴えて来られました．全体的に頭が痛く，痛みの程度に左右差や前後差はないようです．それ以外にはとくに症状はないようです．身体所見では神経学的所見を含めてとくに異常はありませんでした．

指導医 竜町：なるほど．高齢者の新たな頭痛だね．まずは何を考える？

先生は膠原病好きなので，まずは巨細胞性動脈炎を考えたいですね．高齢者の新規発症の頭痛．でも，巨細胞性動脈炎のほかの症状がないのです．とくに，体重減少とか，熱，倦怠感のような全身性炎症疾患にみられるような症状や，顎跛行，頭皮の違和感，視野の変化など，巨細胞性動脈炎にみられるようなそのほかの症状はありませんでした．

なるほど．なぜ，顎跛行とか頭皮の違和感などの症状を聞いたのかな？

巨細胞性動脈炎を疑って，巨細胞性動脈炎でよくある症状を聞いてみました．

ってことは，これらの問診の症状がなかったので，巨細胞性動脈炎っぽくはないってこと？

先生がそう質問されるということは，たぶん私の考えていることが間違ってるのだと思います．

先生もここの外来が長くなって，私の癖をだいぶつかんできたみたいだね．顎跛行や頭皮圧痛 scalp tenderness は，数ある症状のなかでも特異度が比較的高い症状だから尋ねるんだね．決して感度の高い質問ではないので，これらの症状がなかったからといって，巨細胞性動脈炎の可能性が大きく下がることはないと注意しておきたいね．

何か身体所見で手掛かりになるものはありますか？

数珠状の巨細胞性動脈や巨細胞性動脈の怒張なども特異性の高い身体所見ではあるけど，感度はそれほど高くなく，これらがないからといって，やはり診断を除外することはできないんだ．

なるほど．

　さて，この症例で研修医 皆来は巨細胞性動脈炎（側頭動脈炎）を疑ったようだ．膠原病の診断では，高血圧や糖尿病のように1つのことに基づいて診断が出せることは多くない．病歴，身体所見，そして検査の所見がその診断に合致して，診断を下すということが多い．前述の症例を基にこれを考えてみよう．

　巨細胞性動脈炎の症状のなかで，頭痛の頻度は高いが非特異的な症状である．これが何を意味するかというと，頭痛が起こりうる原因はたくさんあり，頭痛だからといって必ずしも巨細胞性

動脈炎ではないということである．また，巨細胞性動脈炎が原因でない頭痛の頻度は非常に高い．つまり，高齢者の頭痛は巨細胞性動脈炎によくある症状であるので，巨細胞性動脈炎を鑑別診断として考慮することは大切であるが，決して高齢者に頭痛があるから巨細胞性動脈炎だとは判断できない．そこで，優秀な研修医 皆来は無意識的に巨細胞性動脈炎の特異的な所見を問診して，検査前確率を上げようとした．しかしそれらは感度の高い症状ではないので，なかったからといって検査前確率を大幅に下げることはできなかった．

特異度が高い症状がある＝その膠原病らしさが上がる
感度が高い症状がない＝その膠原病らしさがぐっと下がる（除外できる）

このように，膠原病で診断に迫っていくには，患者の主症状から鑑別診断を考えて，その鑑別診断を念頭に感度の高い症状や，特異度の高い症状を探り，病歴から得られた情報に基づいて，鑑別診断の順位をつけるところからはじまる．それほど特異度の高くない症状であったとしても，そういった症状がいくつか同時に存在していることによって，特定の疾患らしさを高める特異的な所見になりうることがある．感度の高い症状も重要である．特定の疾患において100％みられる症状があったとしたら，その症状がなければその疾患は除外できる．

このように，特定の膠原病に対して感度の高い症状，特異度の高い症状，さらには，組み合わせによって特異度が高くなる症状のことを知っておき，それらを問診に織り込んで，鑑別疾患の「らしさ」や「らしくなさ」を考えるところから膠原病の診療ははじまる．ここが「情報収集→情報の解釈→鑑別診断→情報収集」のくり返される輪のなかの病歴，ならびに身体所見が果たす役割である．

特定の膠原病に対して特異度の高い症状や，症状の組み合わせから鑑別診断を考えていく

3．診断のときに気をつけること

次の症例もみてみよう．どうやら入院の症例のようである．

研修医
皆来

今回は呼吸器内科からのコンサルテーションでした．多発血管炎性肉芽腫症を疑う症例で依頼がありました．

おっと，どのような経緯で紹介されたのかな．

指導医
竜町

多発性肺結節影が胸部単純X線写真で見つかり,検査入院になったようです.そのときに採血の検査結果が返ってきて,抗好中球細胞質抗体(ANCA:antineutrophil cytoplasmic antibody)が陽性だったみたいで,今回,相談を受けました.

これだけでどうかな? 多発血管炎性肉芽腫症といえる？

すみません,もっと丁寧に伝えるべきでした.患者さんは73歳の女性で,1週間前に最初に眼科を受診されました.両眼が赤くて痛みがあるというのが主訴でした.眼科の診察では上強膜炎で,ステロイドの点眼薬を処方されて帰宅になりました.本日,フォローアップの受診で,まだ改善傾向がみられず,前回の採血でP-ANCAとMPO-ANCAが陽性だったので,内科入院になりました.とくに呼吸器症状は訴えていなかったのですが,入院時に胸部単純X線写真が撮られていて,多発結節影が疑われました.そして,これは多発血管炎性肉芽腫症なのではないかということで,先生に相談しに来られました.

何か治療は開始されているのかい？

プレドニゾロンが60 mgで毎日投与されています.目のほうは良くなってきているようです.本日は胸部のCT検査が予定されています.血液検査では少し貧血がみられること以外には腎機能も肝機能の検査も正常でした.

なるほど.で,皆来先生はどう思うのかな？

肺の多発結節影と上強膜炎は両者とも多発血管炎性肉芽腫症に矛盾しない所見ですし,何よりもANCAが陽性ですし,これは間違いないと思います.

ほかに何か問診で聞いたことはあったかい？

いえ.

多発血管炎性肉芽腫症のほかによくみられる症状はどんなものがあったかな？

えーっと.

なかなかみない疾患だからね．副鼻腔炎は頻度の高い症状だね．ほかには腎炎，関節炎，多発単神経炎なども挙げられるね．こういった症状はあったかい？

 聞いていませんでした．

では，一緒に聞きに行ってみよう．

〜診察室で追加の問診診察を終えて〜

副鼻腔炎，鼻症状，関節炎，末梢神経障害などはなかったね．

 先生．これが尿検査の結果です．とくに潜血もタンパクもないようです．

腎炎はなさそうだね．

 そうですね．胸部CT検査の結果が返ってきています．実際の画像をみてみますか？

そうだね，みてみよう．ふーむ．肺内に多発結節影がみられるね．とくに空洞性病変はないようだね．あと，縦隔のリンパ腫が腫脹しているね．

 そうですね．まとめると，上強膜炎と多発肺結節影，縦隔リンパ節の腫脹，そしてMPO-ANCAが陽性の症例ですね．

皆来先生の考えはどうだい？

 合致する症状と抗体検査が陽性であるので，多発血管炎性肉芽腫症で間違いないと思います．

そうだね．たしかに症状は合致するし，抗体検査も陽性なのでその可能性は高いかと思うのだけど，どうもこのCT検査の画像が引っ掛かるんだよね．ここまでリンパ節が腫れることは，あまり頻度が高くないからね．

 そうなんですね．では，どうしたらいいんでしょうか．

呼吸器内科に気管支鏡検査が妥当かどうかコンサルテーションしてみよう．気管支鏡でリンパ節生検ができるといいなと．あとは，感染症の検査も行っておきたいね．また，結核の可能性もあるので，患者さんを個室隔離にして空気感染予防をしておいたほうがいいね．

 結核ですか？ あと以前のレクチャーで，先生は気管支鏡検査の生検では診断的な肉芽腫性病変はなかなか見つからないとおっしゃってましたよね．

そうだね．多発血管炎性肉芽腫症の場合は，肺の結節影を気管支鏡検査で生検しても診断的な所見が得られる確率はそれほど高くはないんだ．このケースでは，肺癌と肺結核を一番評価しておきたいところだね．

 なるほど．さっそく，呼吸器内科の先生に相談してみます．

～数日後～

 この前ご相談した症例なんですけれども，肺のリンパ節の細胞診から，肺腺癌の所見が出ました．どうやら，肺の陰影は肺癌ということで間違いなさそうです．

なるほどね．無事に診断に辿りつけてよかったよ．

　膠原病では診断を行う際に，抗体検査を行うことがある．抗体検査は診断に対して補助的な役割を果たす．重要な点として覚えておかなければならないのは，これらの抗体検査にも感度と特異度があるということである．そして，検査自体の解釈はどのような患者でも金太郎飴を切ったように一律ではない．決して，糖尿病のヘモグロビンA1cのように一律に解釈することはない．病歴や身体所見を取ったことによってつくり上げた検査前確率が高いか低いかでその解釈が変わってくる．病歴や身体所見の延長線上に診断があると考えるとわかりやすいかもしれない．上記の例をさらに進めて考えてみよう．

　上記の例では上強膜炎と肺多発結節影の組み合わせであった．この2つの非特異的である所見が同時に起こっている状態よりも，上強膜炎，肺多発結節影，副鼻腔炎の3つの非特異的な所見があるほうがより検査前確率は上がる．さらに尿所見で腎炎を疑わせる赤血球円柱があれば，この4つに加えて抗体が陽性になることで，ほぼ診断的になるともいえる．

 抗体検査は病歴や身体診察，検査にて総合的に推定した検査前確率に基づいて解釈する

膠原病では，単一の臓器の障害というよりも，いくつかの臓器系統にまたがって症状が出ていることがある．そういったなかで診断を行う際には，その組み合わせに合致するような鑑別診断を考慮することが第一である．われわれが患者を目の前にして判断を下す際には，直観的な判断と合理的な判断の2種類がある．普段の臨床現場では，時間的にも限られたなかで，多くの場合は同じような判断を下すことが多いので，条件反射的に判断していることが多い．つまりは，日常診療で直観的な判断を下していることは非常に多い．上記のようにそれらしいパターンの組み合わせの症状をきたした患者が目の前に現れると，直観的に判断を下して，診断してしまいがちである．しかし，ここで一度思いとどまり，じっくりと考えて，合理的な判断を下すことによって，診断ミスを減らすことができる．患者が訴えている多系統にわたる症状が，その疾患で合致するのでよいのかどうかということをじっくりと検証する必要がある．もし，何らかの合わないような点があった場合は，その詳細をさらに突き詰めていくことによって，異なった診断がみえてくる可能性がある．

　アンカリングバイアスといって，人間はどうしても最初に抱いた印象に執着してしまいがちになる．この診断だという症状の組み合わせに対して，ここが合わないといった症状を無視しがちになってしまうのである．そこで，一歩立ち止まって，この診断だと決める前にもう一度全体像を見直し，合理的に一致する点や一致しない点を洗い直すことが，診断の精度を上げる第一歩である．

Point 自分の思考のバイアスを見つめ直すことで診断の精度を上げることができる

4．治療開始後の経過も診断過程の一部である

　さて，診断がついたあとも重要である．診断をつけて治療を開始したあとも，診断過程の一部であることを忘れてはならない．一部の疾患では治療の反応性が分類基準の一つになっていることからもわかる通り，治療への反応性も自分が下した診断を支持するものなのかどうかという情報をくれる．これを判断する際にはいろいろな情報が必要となる．充分な量の治療が充分な期間行われたのちに判断しているのか，治療薬の選択は適切であったのか，治療の反応性の指標は適切なものを使用しているのか．そして，患者自身が治療薬を間違いなく服用していたのか，こういった点をしっかりと確認する必要がある．反応が悪いからといって，再評価を行わずに治療を強化し続けると，患者に不利益が起きる可能性が高い．また，経過をフォローアップ中に現れてきた新しい症状が診断を再考するヒントになることもある．

　膠原病科医が患者を評価するときの頭のなかはこのようになっている．患者の当初の訴えから鑑別診断を考慮し，その鑑別診断にある疾患に特徴的な症状を，感度や特異度を考慮に入れながら問診で拾い上げていく．そして，身体所見を取る際も，病歴に基づいて順位をつけた鑑別診断のリストを念頭に置き，特徴的な身体疾患の感度・特異度を考慮に入れて行う．検査をオーダーするときもしかりである．そうして，診断に向けての情報を集めていくのである．診断に至った

あとは，治療を診断に基づいて行い，治療の反応性をしっかりと評価して，診断の再考を行わなければならないか，そのままの診断の基で治療を継続してよいか，常に細心の注意を払ってフォローする．

Point 治療開始後の反応も診断の材料の一つとなりうる

Ⅱ：分類基準の成り立ち

　膠原病の分野ではたくさんの分類基準 classification criteria がつくられており，さまざまな研究に役立てられている．分類基準は研究目的のためにつくられた基準であるが，実臨床にも流用されている．前述したように，何らかの1つの事象で診断が決まる疾患ではないため，疾患ごとに統一された概念を確立するべく分類基準がつくられてきた．なぜなら，とある疾患を研究するためには，一定の基準に基づいた均質な疾患を対象にすることが大切だからである．実際に治療介入の研究をみてみると，ある程度均質な症候群を対象にすべく，分類基準を診断の基準とし，それのみならず，そのほかの基準が研究組み入れ基準に含まれている．さらにさまざまな除外基準も設定されている．国際的には米国リウマチ学会や欧州リウマチ学会の分類基準が臨床治療介入試験で主に用いられている．さらに 2010 年以降，米国リウマチ学会や欧州リウマチ学会から，さまざまな疾患の新しい分類基準が更新されたり，新たな基準がつくられたりしている．

Point 分類基準は研究目的でつくられた基準であるが，実臨床にも流用されている．しかし，その限界を認識しておくことが大切である

　ここで，研修医 皆来の独り言を聞いてみよう．患者を診る前にカルテをチェックしているようである．

研修医
皆来
明日も新規の患者さんがスケジュールされているなぁ．竜町先生にはこの朝一番の患者さんを診るようにいわれたんだっけ．

〜電子カルテを開いて，情報を収集〜

なるほど．どうやら，全身性エリテマトーデスを疑う症例だなぁ．えーっと，竜町先生のレクチャーはと．

~コンピューターのスクリーンに以前に配布された資料を出して~

これだ．以前に竜町先生がいっていた全身性エリテマトーデスの基準はSLICC (systemic lupus international collaborating clinics) 2012だ．この患者さんは，皮膚科受診の情報からは，深在性ループスlupus profundusがあるので慢性皮膚エリテマトーデスはあるんだな．口内炎はないし，ほかの全身性エリテマトーデスの皮疹もないようだ．過去の血液検査では血球減少はなさそうだし．あっ，皮膚科の先生の出した抗核抗体（ANA）は陽性だな．補体は正常で，あとの血液検査も正常だな．尿検査も正常だ．腎炎はなさそうか．明日は漿膜炎，関節炎，神経症状を忘れないように聞かないとな．

研修医 皆来は前日に外来の予習をしているようである．全身性エリテマトーデス（SLE）を想定して，分類基準の復習をしていたようである．分類基準は上記で述べた通り，研究のための基準である．しかしながら，日常臨床のなかでも基準を参考にしている人は多いと思う．分類基準の多くは，臨床症状と検査項目が含まれており，項目ごとに決まっているポイントが一定以上のスコアになれば分類基準を満たすという形式をとっているものが多い．さまざまな項目に対して，1項目1ポイントではなく，項目によってポイントに比重が異なるものもある．

さて，この分類基準は膠原病ではどのようにつくられているのであろうか．

分類基準を作成する際には，ゴールドスタンダードと呼べる基準が必要である．上記でも述べたように1つの事柄のみで診断が決まることが多くはない膠原病では，ゴールドスタンダードは，多くの専門家がこの疾患であると合意できるような症例ということになる．また，コントロールグループとして，ほかの疾患も多数集められることになる．このゴールドスタンダードとなる症例から，分類基準となる項目を抽出，配点に比重をつける場合はその疾患らしさとコントロールグループを区別でき，さらにその疾患らしさを大幅に増してくれるような項目には配点が高くなる．そして，こういったその疾患らしさを増していくような症状や検査所見が充分に集まることで，分類基準を満たすこととなる．

このように分類基準をみてみると，あることに気づくであろう．まさしくそれは，実際に臨床医が診断を下していくのと同様の流れではないだろうか．具体的に，実際に臨床医が患者を目の前にしたときの頭のなかと，これらの分類基準を比べてみよう．臨床医の頭のなかにははっきりとした数字が決まっているわけではないかもしれないが，その疾患に特異的な症状や診察所見，検査所見があるときはその疾患らしさがぐっと上がる．そうした所見を，病歴から，身体所見から，そして血液検査から見つけ出し，その所見を総合的にみて診断の閾値に達しているときに診断となる．同様に，分類基準ではそれがはっきりとポイントとして定められていて，一定のポイントに達すると診断としているのである．

ここで注目したい点がある．それは，血液検査などの検査所見と臨床症状の両方ともに，同じような点数が与えられているという点である．膠原病診療でよくある誤解の一つとして，検査項目を重点的にとらえて，検査項目のみに頼って診断をつけてしまうことがある．膠原病では病歴

はとても重要であり，検査所見と同様の重みをもっているのである．

病歴も検査所見と同じ重みがあるので検査項目だけを頼りにしないこと！

　分類基準は決して診断基準ではないことにも注意しておきたい．分類基準の感度特異度は100％ではなく，分類基準を満たさなくても，その診断が除外されるわけではないし，分類基準を満たさなくても，診断を臨床的に行うことがある．まだ，分類基準を満たしていたとしてもその疾患でない可能性も低いながら残っている．

研究用につくられた分類基準のなかには，その疾患の特徴的な所見が含まれている

分類基準＝診断基準ではないため，分類基準を満たしているからその診断である，あるいは分類基準を満たしていないからその診断ではない，と言い切れないことに注意する

Ⅲ：実際に診断をするという意味

　膠原病において診断をつけるとはどういうことか．これは膠原病に限ったことではないが，診断という名の下に同じ疾患をひとくくりにすることで，治療方針を決定できるのである．また，膠原病は慢性多臓器疾患であり，1つの診断を下すことで，将来的に出てくる可能性のある症状や臓器障害を想定することができ，早期発見や予防など，長期にわたる外来でのフォローアップの指針にもなりうる．

　膠原病では多臓器にわたり症状が出ることが多く，患者が多くの症状を訴え，どういったところに注目して医療的な評価を行ったらよいのか，それぞれの臓器システムに関してどれぐらいまで突き詰めていけばよいのかと悩むことが多いかもしれない．研修医 皆来の次の例をみてみよう．

研修医 皆来：今日の新規の患者さんはちょっと複雑です．26歳の女性なのですが，訴えられる主訴が多岐にわたっていて……

指導医 竜町：なるほど．この外来に来られた一番の理由は何かな？

体中があちこち痛いというのが主訴です．

関節痛かな? それともそれ以外かな?

関節痛も全身にあるようですが,それ以外に筋肉も骨も痛いっておっしゃっています.

それでは,まず関節に注目して病歴を教えてもらえるかな?

6〜7ヵ月前から全身の関節の痛みがあるようです.朝のこわばりは5〜6時間以上続き,関節の腫れの自覚もあるようです.しかも関節の痛みは日中どんどん悪くなっているようです.とくに,少しでも体に負担のかかることをすると,次の日かその次の日ぐらいにだいぶ関節や筋肉が痛くなるようです.あと,腰痛も強いようです.いくつかの病院を受診されたみたいですが,原因がわからないといわれたそうです.私の診察では,とくに滑膜炎を示唆するような身体所見はありませんでした.他院で行われた検査では,ANAが1:40で陽性だったようです.それ以外には甲状腺の検査や炎症のマーカーを含めて検査は正常のようです.

なるほど.

システムレビューでいろいろ鑑別診断を絞り込もうとしたのですが,聞く症状すべてあるとおっしゃるのです.陽性だったものを順番に挙げていくと頭痛,視力低下,目の乾燥,口の乾燥,首のリンパ節腫脹,呼吸困難,腹痛,下痢,便秘,……(延々と続く)

1. 訴えられる多彩な症状をうまく振り分ける

　膠原病に限らず,多彩な症状を訴えて外来に来る患者は一定数存在する.膠原病などの多臓器疾患を疑う場合,いったいどれが関連性のある症状なのか,どれが関連性のない別の疾患によるものなのか悩ましいことはよくある.つまりは,どれが多臓器を侵しうる全身性自己免疫性疾患によりきたされている本当の徴候なのか,そしてどの症状がそれ以外の疾患からきている雑音(ノイズ)なのかを見極める必要がある.これには,多くの経験に基づく判断も必要であるが,やはり重要なのは細かな情報を慎重に集め,丁寧に吟味して,見極めていくこと以外にないであろう.

　膠原病診療のみならず,外来で患者を最初に診たときに一番重要なことは,今すぐ治療しなければならない生命に関わったり,臓器不全に陥る可能性があったりする症状はないかどうかを判断することである.もし,そういった疑いがあるようであればその領域にまずは集中して評価を

行い，入院が必要かそれとも外来で検査を進めていける状況かを見極める．そして，すぐに治療を開始すべきか，それとも検査結果を待って治療を開始してもよいのかなどを判断する必要がある．

2．膠原病の診断におけるアプローチの仕方

膠原病に限っていうと，いくつかの重要なポイントがある．まずは，想定される鑑別疾患における重篤な臓器障害を起こしうる病態を見逃さないように診療をすることである．想定される疾患の重篤な病態を常に頭の片隅にとどめておき，積極的にそれを示唆するような症状を探すことで，そういった事態は避けられるであろう．また，そういった臓器が侵されている場合には，速やかに高用量のステロイドと免疫抑制薬が必要になることが多い．しかし，症状なしに障害が起きることのある臓器領域もあるので，症状がなくても血液検査や尿検査などでカバーすべきところは押さえておくことが大切である．

3．侵襲性のある検査や治療を行う判断の仕方

さて，膠原病の免疫抑制治療であるが，基本的にはそれぞれの疾患の一番重篤と思われる病態に準じて免疫抑制薬の選択が行われる．多くの疾患ではステロイドが治療の要となり，疾患によってさまざまな免疫抑制薬などが追加で投与されることがある．現時点で膠原病の治療に用いられている薬剤は，重篤な副作用が出る可能性のあるものである．このことは診断を下す際に常に重要な要素の一つでもある．つまり，比較的重篤な副作用が出る可能性のある薬剤を治療に使用することが想定される場合，治療による効果と副作用を踏まえた上で，診断の確からしさや，その時点でみられている臓器障害の可逆性が，治療に踏み切れるぐらいあるかが大切なポイントとなってくる．この視点は，侵襲的な検査を考慮する際にも重要となってくる．侵襲的な検査は，非侵襲的な検査のみでは診断の確からしさが治療の閾値に達しない場合に必要となってくる．また，治療の閾値は，その治療によって得られる利益や副作用にも影響される．とくに，想定される治療の副作用が重篤である際には，生検などの侵襲的検査によって診断がより確実となる所見が得られる可能性が充分にあり，生検のリスクが低いと判断されるような場合には，診断をより確実にするために生検を行うことが勧められる．

4．感染症を積極的に除外することを忘れない

病態によっては，その症状や検査の異常をきたしうるほかの病態を除外することによって，疾患自体がその臓器を侵していると証明する場合もある．とくに膠原病を診療する医師が気にかけているのは，感染症がないかということである．膠原病の治療は免疫を抑える治療が中心となる．そのような場合に感染症が潜んでいた場合は，より病状を悪化させてしまいかねない．膠原病の診断がすでについており，免疫を抑えるような薬が始まっているなか，新たな症状が出てきた場合はなおさらである．さらに，通常の免疫の患者ではみられないような日和見感染症も考慮する必要があり，通常の感染症に加えて，非典型的な感染症も考慮しなければならない．そうい

う意味で，感染症の可能性を下げる検査は，通常の診療よりも念入りに評価を行う必要がある．

　膠原病診療にはさまざまなスタイルが存在するが，必ずこれが絶対正しいというアプローチ方法はないともいえる．もしかしたら，10人の膠原病科医がいたら，10人違ったアプローチがあるかもしれない．重要なのは，自分の試みようとするアプローチからもたらされる利益（ベネフィット）とリスクのバランスを常に考慮すること，また自分の行ったアプローチに対して，しっかりとフォローアップし，予測された経過を辿らない場合は，もう一度その症状を見直して，再考する必要があるということである．

> さまざまなリスクとベネフィットを考慮し，診断後の治療なども踏まえて膠原病診断に必要な検査を選択する

基本7　病歴から「らしさ」と「らしくなさ」を探っていこう

　基本6で膠原病の診療の大きな流れ，診断をする際に気をつけるべき点，そして診断をつけるということの裏側にある考えを大きな視点から述べた．ここからは，実際の診療において，各パートで注意すべき点をもう少し具体的な視点から述べていく．

　基本6でも述べたように，すべては病歴からはじまる．病歴でどのように特定の膠原病らしさを探っていくかが，ここで身につけたい基本である．そして，「らしさ」のみならず「らしくなさ」も重要な点である．「らしさ」と「らしくなさ」を集めることで，特定の鑑別疾患に対する検査前確率を大まかに推定することができる．

I：患者背景からある程度「らしさ」がわかる

　まず，初診の患者を診るときに気にする情報は何であろうか．最初にカルテを開くとわかる情報は，年齢と性別である．これに主訴を加えると，それのみで大枠の鑑別疾患を考えることができる．今日も研修医 皆来の外来ブースを覗いてみることにしよう．

研修医
皆来

竜町先生，診療の合間に失礼します．入院コンサルテーションがあったので，報告します．

どうぞ．ちょうどよかった．午前中の最後の患者さんを診終わったところだよ．皆来先生もだいぶここでのローテーションに慣れてきたみたいだね．

指導医
竜町

おかげさまで，だいぶ慣れてきました．竜町先生がいつお手すきになるかも曜日ごとにだいたいわかってきましたし，何よりも，先生が毎朝行ってくださるミニレクチャーが大変役に立っています．

 皆来先生ならこの科のローテーションの基本サバイバルマニュアルを出版できるかもしれないね．ミニレクチャーが役立っているっていってもらえるのはありがたいね．毎朝早起きをして病院にやってきている甲斐があるというもんだ．

 ところで，患者さんなのですが，51歳の男性の左足首の急性単関節炎の症例です．

 今日は少し趣向を変えて，ここで質問をしてみようか．このプロフィールだけで一番に考える疾患は何だい？

 痛風ですね．一番，男性に多い疾患ですし，入院中の急性単関節炎ですし．

 では一番除外したい疾患は？

 化膿性関節炎です．見逃したら，危険な疾患だからです．

 では，もしこれが入院中の74歳の女性であったら？ 鑑別は変わるかな？

 結晶性の急性関節炎であることは変わりませんが，痛風よりも偽痛風による関節炎を考えます．そして，化膿性関節炎は今回も必ず除外したい疾患です．

 では，26歳の女性では？

 うーん．若い女性なので淋菌性の化膿性関節炎をまず挙げておきたいですね．

 では26歳の男性では？

 反応性関節炎などの末梢型脊椎関節炎を考慮に入れたくなりますね．

 なかなか，優秀だね．いつも疾患のレクチャーを受けるとき，臨床的な症状のみならず，好発年齢や，どの性別に多いかを習うと思うんだけど，こういったところに活かさないとね．決して，年齢と性別だけで診断が決まることはないけれども，年齢と性別からある程度の考慮すべき鑑別診断の順位が変わってく

ることはわかってもらえたかな．先生はもう直観的にそれがわかっているようだね．

自分でも不思議です．なぜかこういう答えになりました．

研修を続けて経験を積んだから，自然と疫学的な観点が身についてきたのではないかな？

1．患者背景と主訴からおおよその鑑別疾患がわかる

　患者を診察する際に，その背景はとても重要である．膠原病の診療のみならず，すべての診療科で患者を初めて診る際に，患者背景と主訴である程度どのような鑑別診断が上位にくるか挙げることができる．どのような疾患でも，どの年齢に好発するのか，どの性別に好発するのか，どの人種に好発するのか，どれぐらいの頻度で疾患は起こるのかという情報を学ぶ．これらの情報はとても有益である．やはり，頻度の高い疾患は常に鑑別の上位に挙がってくるであろうし，頻度の低い疾患は頭の片隅に入れておくだけになるということが多い．この本の後半部分で実践編として各疾患を各論的に学ぶ際には，こういった情報も臨床現場で役立つのでぜひ注目していただきたい．

　研修医 皆来はこれが直観的にわかるようになってきているようだが，初学者にはこれは難しいかもしれない．事前に一定の主訴に対するある程度の鑑別診断のリストを作成し，それぞれの好発年齢や，好発する性別をリストアップする．そのうえで，さまざまな状況のなかでこのリストを参考に診察時の主訴，年齢，性別で鑑別診断の順位をつけて挙げることを習慣にすれば，そのうち直観的にリストが頭に浮かんでくるようになるだろう．基本6でも述べたように，直観にとらわれすぎると診断を誤ることがあるが，自分のリストで挙げた鑑別診断を基に，その後に得られた情報を加えて吟味することで，正しい診断へと導くことができる．

　患者の年齢，性別，主訴からある程度の鑑別のリストを考えることができる

2．上手な問診が診断につなげる

　さて，この技術はどう重要なのであろうか．先ほどの研修医 皆来と指導医 竜町の会話の続きをみてみよう．

では，皆来先生はどんな問診をしたのかな？

指導医
竜町

研修医
皆来

患者さんの主訴は足首の単関節痛であり，まずはその痛みのいわゆるOPQRST*から聞きました．

そうだね．痛みを訴える場合の問診の基本だね．これによって痛みをある程度分類することができるね．

見た目からも腫れているのがわかり，関節炎だと思いましたので，関節炎に関わるような問診をしました．

具体的にはどういったことを質問したのかな？

えーっと，痛風の既往はあるのかとか，熱はあったのかとか，悪寒戦慄はあったのかを聞きました．

なるほど．さっきは，いろいろと鑑別診断を挙げてくれたよね．そこを考えればいいのだよ．

さっき挙がった鑑別診断は化膿性関節炎，淋菌性関節炎，結晶性関節炎，反応性関節炎のような末梢型関節炎．あと追加するとしたらサルコイドーシスとかベーチェット病です．先生に話をする前に以前の先生のレクチャースライドを見てきました．

いい鑑別診断だね．これが問診をしているときに念頭にあればどういった質問をすればいいかわかるね．

そうですね．

痛風を考えるならどういったことを聞けばいいかな？

えーっと，痛風の既往歴と，家族歴と，食生活ですかね．

反応性関節炎であればどうかな？

---

* OPQRST: onset; 発症形式（急性発症なのか緩徐に発症なのか），provocation or palliation; 増悪因子と改善因子，quality; 痛みの性状，radiation; 放散痛，severity; 痛みの度合，timing; 痛みの期間がいつからどれぐらい

最近，腸炎症状がなかったか，尿道炎の症状がないかとか，性交渉歴とかですかね．

どのような質問をしたらいいのか，もうわかってきたみたいだね．

　最初に診察前に手に入る簡単な情報，つまり年齢，性別，主訴を基に，ある程度の鑑別診断のリストを考えることが可能である．主訴に対する問診をさらに追加することで，よりその症状に特異的な名前（急性単関節炎や慢性多関節炎など）をつけることができ，それに基づいて鑑別診断の順位をある程度つけられる．その鑑別診断のリストが念頭にあれば，それぞれの鑑別診断に挙がっている疾患の「らしい」症状や「らしくない」症状を尋ねることができ，それぞれの疾患の「らしさ」や「らしくなさ」を考えることもできる．また，鑑別診断が頭のなかにあることで，ポイントを押さえた問診をすることが可能になり，効率的に情報を集めることができる．限られた時間しかない外来では重要なテクニックである．逆に鑑別診断が想定できていないと，行き当たりばったりなまとまらない問診となってしまい，余計に時間がかかってしまう．

　しかしこういった問診を行うためには，やはり鑑別疾患を挙げる能力を高め，挙げた鑑別疾患に対して何を質問したらよいのかを知っておく必要がある．初学者の場合，これを効率的に行うことはなかなか難しいかもしれない．膠原病の各疾患に対して，どのような問診をするかをリストアップした想定質問集を事前に準備しておくことをお勧めする．

 患者の背景から考えられる鑑別疾患のリストを念頭に置き，各疾患に合致する症状や関連情報を聞き出していく

Ⅱ：患者は全部話してはくれない．自分から探りにいこう

　前項Ⅰでは具体的な問診に入る前の段階の思考過程を明らかにした．本項Ⅱでは，実際に問診に入ってからの大切なポインについて紹介していく．前項Ⅰの後半部分ともつながってくる部分である．

　さて，今回は研修医 皆来と指導医 竜町との会話ではなく，問診の技術を上げてきた研修医 皆来と患者の会話を覗いてみることにしよう．患者は30代の女性のようだ．

こんにちは，初めまして．医師の皆来といいます．　　研修医 皆来

皆来先生．初めまして．　　30代女性

今日はどうされましたか？

手のこわばりがあって，腫れぼったい感じがするのでリウマチかなと思ってきました．

たしかにそれは心配ですね．

そうなんですよ．自分の症状をインターネットで調べたら，関節リウマチの人と一致していて．リウマチの患者さんの写真を調べてみたら，指が曲がったりしていて……．こうなってしまうのかと思うと，とても怖くなってしまって，こちらの外来にすっ飛んできました．

たしかに，インターネットにはたくさん怖くなってしまうような写真が載っていますからね．でも，関節リウマチだったとしても最近はいろいろと治療の選択肢も増えていて，インターネットでご覧になったようなところまで進行しないように治療することができますよ．まずは，どのような疾患で今の症状が出ているのか診断をつけましょう．まず，症状について詳しくお聞かせください．

たしか，3ヵ月ほど前ぐらいからだったと思います．朝起きると，両手がこわばった感じが出てきたんです．最初のうちはグーパーグーパーと手を握って開いてとしていたら自然に治る程度だったので，疲れがたまってきたのかなーと思っていました．仕事柄コンピューターをよく使いますので．

なるほど．

でもそのうちに手のこわばりだけではなく，指の付け根の関節とか指の真ん中の関節がよく腫れてくるようになりました．最近はずーっと腫れていて痛みます．

ちょっと手を見せていただいていいですか．なるほど，この関節とかここの関節とか，たしかに腫れていますね．

グーをしようとしてもなかなか上手に手が握れないんですよ．

それは困りますね．ほかに何か心配な症状はありますか？

いえ，とくにありません．手の関節のこわばりと腫れと痛みだけです．

皮疹などは出ますか？

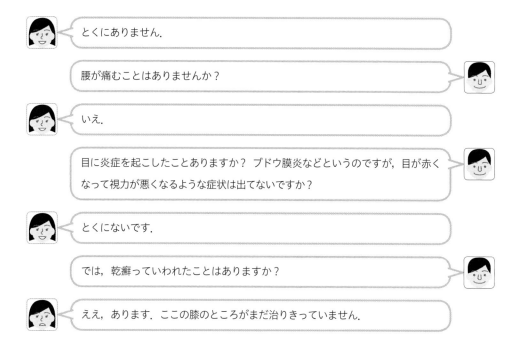

　問診の最初にいわゆるオープンエンドな質問をすることはとても有効である．患者がどう症状をとらえているかを知ることができる．ただ，情報を聞き出すときには，患者が自発的に話してくれる情報も大切であるが，鑑別診断を考慮したうえで，特定の症状に対してピンポイントに質問をすることも大切である．受診するきっかけとなった症状と，そのほかの症状との間に患者自身は必ずしも関連性を見出しておらず，聞かれない限りは自発的にそれを訴えることはないのが通常である．そういったときは，医師の側から情報を聞き出すようにしないと，大切な情報を見逃してしまうこととなる．

　また，上記の例では，皮疹という形で聞いても，当初はないと答えていた．また，「ほかに症状はありませんか」と聞いても，患者自身が乾癬という疾患が関節炎と関係があるとは思わずに，乾癬の皮膚症状に関して自発的に情報を提供することはなかった．そのため，乾癬という言葉で直接的に問いかけることで情報を最終的に引き出すことができた．乾癬で活動性の病変があるような場合は，身体所見で最終的に見逃すことなくとらえることができていたであろうが，身体所見で必ずしもとらえきれないものもある．キーとなりうる重要な症状であれば，いろいろな角度から言葉を変えて聞いてみるというのも一手であろう．この患者は乾癬という診断名がキーワードとなって思い出したようである．効果的にクローズドエンドの質問を投げかけることで重要な情報が得られることがある．

　慢性の多関節炎など，患者の主症状以外に診断に迫るヒントを探りにいくことで診断へのヒントが得られることは往々にある．このヒントはその疾患に対して特異的なものであればあるほど，「らしさ」を増していく．この蓄積で病歴から診断に迫っていくことが可能になり，検査前確率を上げることができ，適切な検査へとつなげることができるのである．この，探らなければわからないような症状をどのように聞き取り，どれだけうまく引き出せるかで，診断への道のり

はだいぶ変わってくる．慣れないうちはこういった問診をすることに苦労するかもしれない．

初学者の場合は，想定されうる症状ごとに鑑別診断のリストをつくり，自分なりの鑑別診断や想定質問集を作ってみると役に立つ．また，この問診から得られた文脈のなかでの血液検査や画像検査の解釈は，ただ検査結果だけをみている場合とだいぶ異なる．血液検査や画像検査の解釈は，もっている臨床的な情報で大いに変わりうるのだ．

> **Point**
> 患者が自発的に症状をいってくれるわけではない．見逃したくない症状はクローズドエンドな質問で自ら探りにいこう

Ⅲ：「らしくなさ」を探るのも大事

前項Ⅱでは「らしさ」を，探っていくという方法を示したが，反対に「らしくなさ」を探っていくことも重要である．具体的にはどういうことであろうか．1つには，感度の高い症状，つまりはその疾患に現れる頻度が高い症状を問診することである．その疾患に99％みられるような症状があったとする．そのような症状がないような場合は1％しかない．つまり，その疾患の「らしさ」は弱くなり，「らしくなさ」が強くなる．次の例をみてみよう．指導医 竜町のクチコミが広まり，研修医 皆来も忙しくなってきたようである．

研修医 皆来
今日はセカンドオピニオンで来られた患者さんです．

指導医 竜町
最近，増えてきたなぁ．

先生の評判がいいんじゃないですか？

そうなのかな？

インターネットでそんな情報を見かけたことがあります．ところで，今日の患者さんは46歳の女性です．とくに既往はない方ですが，数ヵ月前から両側前腕の腫れがあり，その後皮膚硬化がみられてきたようです．他院で全身性強皮症（SSc）と診断されて，経過観察されていたそうです．とくにそのほかの臓器合併症はないようです．患者さん自身が経過観察のみでいいのか心配になり，セカンドオピニオンで，先生の評判を聞きつけて受診したみたいです．最初に部屋に入ってきたのが私で，がっかりした顔をされていましたが，先生が後からくると説明したら，喜んでいらっしゃいました．

そんなに期待をされても，何か特別なことができるわけではないのだけれど……．そんなことはさておき，どうだろう，全身性強皮症っぽいかな？ ほかにどんな情報が得られたの？

皮膚硬化は前腕に強く，そのほかの部位にはないようです．手を診てみたのですが，手指には私が診察した限りでは明らかな皮膚強皮はなさそうなのですよ．そういえば，レイノー現象もないといっていました．

それは注意が必要だね．全身性強皮症は通常は手指のむくみからはじまり，手指の皮膚硬化が多くの場合でみられるんだ．レイノー現象も90％以上でみられる．

そういえば他院でされた検査結果をお持ちになっていました．ANAは陰性で，抗トポイソメラーゼⅠ抗体も，抗セントロメア抗体も両方陰性でした．

そうなんだ．ANAが陰性の全身性強皮症もあるけど，ANAはどれぐらいのケースで陽性になるんだっけ？

えーっと，だいたい90％程度でしたっけ．

そうだね．今回は，いろいろと全身性強皮症らしくなさというのがあるね．ここは慎重に診察する必要がありそうだ．

　前の項目では，「らしい」症状を集めてよりその疾患らしさを確かにしていくという過程を紹介した．「らしさ」を高めてくれる症状というのは，特異度の高い症状である．こういった症状は，ときには感度は高くなく，その症状がなかったからといってその疾患らしさが大幅に下がるわけではない．また，特異度がそれほど高くなくても，その特異度のそれほど高くない「らしい」症状がいくつか集まることで，組み合わせによってその疾患自体への特異度が上昇する．つまり，そういった症状の組み合わせを集めることで，その疾患の「らしさ」が高まることがある．こういった診断上の「らしい」症状というのは，必ずしも患者が自ら訴えてくれるわけではない．積極的に問診をすることでこうした症状を探っていき，つながりを自ら探っていくようにするのも，診療上の重要なテクニックの一つである．

　同様のことが，「らしくなさ」を考慮する場合にも当てはまる．「らしくなさ」を考慮する場合は，上記で述べた通り，感度の高い症状がないことを見つけ出すことである．患者は，自分にない症状は決して訴えてはくれない．ましてや鑑別診断を考慮して，その鑑別診断で感度の高い症状がないことを，自発的に話してくれることは決してない．医療者側から積極的に探りにいかな

ければ，そのような情報は手に入ってこない．そして，くり返しになるが，どのような情報を効率的に探れるかは，鑑別診断が挙がっているかにかかっている．

上記の症例を考えてみよう．皮膚の硬化という症状から，全身性強皮症を鑑別に挙げた症例である．全身性強皮症では頻度の高い症状，レイノー現象は非特異的な症状である．全身性エリテマトーデスでもみられるし，シェーグレン症候群，多発性筋炎／皮膚筋炎，混合性結合組織病でもみられる．また，膠原病以外の疾患でもみられる．レイノー現象を患者が訴えているからといって，それは全身性強皮症には特異的ではなく，「らしさ」を大きく上げてくれるわけではない．では，レイノー現象は全身性強皮症の診断過程にとっては，有益ではない情報なのだろうか？決してそうではない．頻度が高い症状，つまり感度が高い症状なのである．つまりは，レイノー現象がないということは全身性強皮症の可能性を下げてくれる，「らしくなさ」なのである．

上記の例ではほかにも「らしくなさ」が存在していた．手指の症状の欠如である．多くの場合には全身性強皮症は手指から皮膚の変化が現れはじめる．しかし，この患者では指の皮膚の症状が全くなかったのである．この2つの「らしくなさ」が組み合わさることで，皮膚の硬化という全身性強皮症の特徴的な症状から直接的に全身強皮症の診断となるわけではなく，これは違う疾患ではないかと考えさせてくれるヒントとなる．次の項にも関わってくるが，さらにこの症例の場合は検査結果もその確率を下げるのに，つまりは「らしくなさ」を増すのに一役買っている．

膠原病の診断過程は，このようにその疾患「らしさ」や「らしくなさ」を充分に吟味し検討することで，より診断の確からしさや，確からしくなさを詰めていくということである．「らしさ」や「らしくなさ」が合致しないような症状があった場合は，そこを突き詰めていくことで，ひょっとしたら違う重篤な疾患が隠れていることに気づくかもしれない．また，診断し，治療を開始したのちでも，その治療への反応の仕方，新たに出てきた症状がその疾患らしくない場合は，そういったものが「らしくなさ」を教えてくれるヒントになるかもしれない．一歩引き下がって，診断自体をもう一度考え直す謙虚さが重要である．

鑑別診断の「らしくなさ」を増やしてくれる症状や，特定の症状がないことでその診断の「らしくなさ」が高まることもあるので，積極的に探しにいこう

基本 8 普段みない身体所見からヒントを探そう

膠原病では，身体所見が診断のヒントになることがよくある．通常の内科診察でカバーされるような身体所見が重要なことはもちろんであるが，ここでは，普段の内科診療ではカバーしないような点を中心に述べていく．体系的な内科の身体所見の取り方は，成書を参考にされることをお勧めする．関節の診察は基本3である程度カバーしているため，ここでは別段触れることはない．

通常のルーチンとなっている診察を行う際，われわれは往々にして惰性で診察をしていることがある．目の前の患者に対して，このような鑑別診断を考慮しているので，こういった所見を探しにいけばその診断がらしくなるといったことや，この所見があればこの特定の診断はらしくなくなるといったことを，特段気をつけることなく診察していることがよくあるのではないだろうか．この基本8では，そういったところからの脱却を図れるように，膠原病の鑑別を考えたときに，普段あまりみないような身体所見を気に留めることで，あるいは積極的に探すことで，診断の過程が変わってくることがある点について議論していきたい．

かくいう筆者も，いまだについつい漫然と身体診察を行っていることが多い．あとで別の医師と議論をした際に，こういった所見はあったのかと聞かれて，ハッとさせられることがよくある．その鑑別を考えて身体所見を取りにいってなかったなとか，その鑑別を考えていたけれども漫然と身体所見を取っており，その所見に注目していなかったなということがある．自分からしっかりと特定の鑑別診断を考えて，その特定の所見をみつけにいっていないと，なかなか所見は見つからないものである．

ここでは，便宜的に，関節炎をみたときに注意してみたい身体所見，ANAが陽性になるような膠原病をみたときに注意してみる身体所見，そして，血管炎を疑うときに注意する所見と3つに分けて述べていきたい．

 身体所見を漫然と取っていると，大切な所見を見逃してしまうことがある

I：関節炎をみるときに注意する身体所見

関節炎をみるときの鑑別診断の挙げ方自体は，随所で述べているのでそれを参考にしていただきたい．急性なのか，慢性なのか，多関節炎なのか，単関節炎なのか，小関節中心なのか大関節中心なのか，腱付着部炎があるのかどうか，こういったところでいろいろと鑑別疾患の想定が変わってくる．問診が終わったあと，上記のような情報を基に鑑別診断を考え，その鑑別診断の「らしさ」を増してくれるような身体所見は何であろうか．そこが頭に入っていて，しっかり意識した状態で診察できると，普段の診察プラスアルファでどのような所見を積極的に探していけばよいのかが明らかになる．早速今日の外来の様子をみてみよう．

 指導医 竜町：皆来先生，今日の私の診た症例をシェアしようか．非常に教育的な症例だったので．

 研修医 皆来：ありがとうございます．

 症例は53歳の男性で，既往歴は高血圧と脂質異常症．今回受診してきたのは，6ヵ月間にわたる間欠的な膝ならびに足首の関節痛のため．5ヵ月ほど前に地元の病

院の整形外科の先生にかかったときは，膝の関節液を抜いたようだけど，原因は わからず．それで良くなったので経過観察になっていたようなんだけど，その後， 大学病院の膠原病科を紹介されたそう．外来で血液検査をたくさんした2日後， また膝の腫れがみられて，その大学病院の救急外来に行ったところ，入院になっ たよう．外来で行った検査ではP-ANCAが陽性で，そのほかの血液検査（リウ マチ因子（RF），抗CCP抗体，ANA，MPO-ANCA，PR3-ANCA）は陰性だっ たとのこと．血管炎による関節炎だという診断で，プレドニゾロンを60 mgか らスタートし，徐々に漸減して今は20 mgになっている．20 mgに減らしたこ ろから，少しずつ膝の痛みが戻ってきたようで，担当医にリツキシマブを勧めら れたらしく，セカンドオピニオンを求めて来院してきた症例なんだ．

何だか，複雑そうな症例ですね．

症状は関節炎だけで，ほかの症状の訴えはなし．

なるほど．

さて次は身体所見をみていこうか．どんな身体所見に注意してみたらいいかな？

関節炎だから，リウマチ結節がないか，乾癬がないか，とくに本人が気づいてい ないようなところにないかに注意して診察します．爪も乾癬らしい所見がないか みてみます．

なかなかいいリストだね．どうしてこういったものを挙げたのかな？

いつも先生がこういったことを聞いてくるから……ではなく，鑑別診断を考えて， それに基づいて必要な身体所見を集めるのですよね．

そうだね．よく内科診療でみられるのは，聴診器を当てているけど，ただルー チンで漫然と当てているだけで，何を目的に心音を聞いているかわからないと いう状況だね．たとえば，関節炎の症例で心音を聴く場合は，どういった情報 を集めようとしてのことかな？

うーん，何でしょう．

たとえば全身性エリテマトーデスを疑っている場合ならば，心膜摩擦音だよね．

そうですね.

 感染性心内膜炎の血行性播種による感染性関節炎を考えるなら,心内膜炎にともなう弁膜症を考慮するよね.強皮症の人がいれば肺高血圧がないか考えて聴診する.

 あまり意識していませんでした.私は聴診をやっぱり漫然としていたような気がします.

 ではこの患者さんでは何があったと思う?

 あっ,先生が以前におっしゃっていた血管炎のときに出る肘の結節ですか?

 よく覚えていたね.実は患者さんが血液検査から帰ってきているので,どんな所見があったか,みに行ってみようか.

〜診察室で〜

 こちらが先ほどお話しした研修医の皆来先生です.少しみせていただいてよろしいですか? この耳のところ,これは痛風結節みたいですね.

 この耳のところにできているものに気づいていましたか?

 気づいていませんでした.竜町先生にいわれて初めて気づきました.

50代男性

 たしかにこれは小さいですもんね.

 こちらの足の指にもありますね.血液検査の前にもいった通り,ここを穿刺吸引してみますね.皆来先生手伝ってください.

〜検査室で〜

 以前もここで一緒に結晶をみたね.もうやり方はわかるかな?

 関節液は教わりましたので大丈夫ですが,痛風結節は初めてなので自信がありません.

内容物を勢いよくスライドグラスに押し出して，カバーグラスをかける．

　こうでしょうか．

　できたものを顕微鏡でみてみよう．もう顕微鏡の使い方はわかるね．

　はい．鋭敏色検板を入れずにまずみてみますね．キラキラと明るい結晶がたくさんあります．

　そうだね．結晶の塊だったみたいだね．鋭敏色検板を入れてみよう．

　軸に平行のときは黄色，軸に直角のときは青，つまり痛風ですね（図3-2）．

　どうやらこの症例では痛風結晶が結節からみられたようだ．患者の関節炎は痛風であったのであろう．注意深い診察をしても，何も診断のヒントとなるようなことが得られないことはよくある．しかし，注意深く診察することで，決定的な診断に至る鍵となる所見を得られることもある．上記の症例では，患者も気づいていなかった痛風結節が耳介にあった．足の所見がなかったとしても，痛風である可能性は高かったであろう．

　1人1人に費やすことのできる診療時間は限られている．限られた時間のなかで，こういった所見を逃すことなく診察するにはどうしたらよいであろうか．あらかじめ何を目的に，どこに何を探しているのか頭のなかでしっかりと理解していることが重要である．何を探しているのかがわかっていないと，その所見が目の前にあったとしても，簡単に見逃してしまう．かくいう筆者も，こうした失敗をくり返して学んできた．

 病歴で得た鑑別診断を基に，何を意識的に身体所見で探しにいったらよいか考えながら診察する

　ここでは，通常のルーチンでなされている内科的な診察では見逃してしまうことがある所見をいくつか紹介する．

1. 乾癬性関節炎

　乾癬を考慮する場合には，皮膚の疾患だけに徹底的に皮疹に関して診察する必要がある．髪の毛のなかに皮疹が隠れている場合や，耳の周りや裏，耳介のなかに皮疹が隠れていることもある．また，爪も乾癬を考慮するうえで貴重な情報を与えてくれることもある．ご存知の方も多いかと思うが，爪甲剥離 onycholysis（図3-3）や nail pitting（図3-4）である．何気なく診察をして

いると，こういったものを見逃してしまう可能性は充分にある．しかし，関節炎の症状で診察に来た患者に上記のような所見がみられる場合は，乾癬性関節炎である可能性がかなり高くなる．

2. 痛 風

　痛風を考慮する場合はどうであろうか．上記の症例のように痛風結節を探すことが重要である．痛風結節は関節の近くなどにみられることが多いが，耳に小さな痛風結節があり，患者本人も気づいていないことがある（**図 3-5**）．痛風結節自体は，体のなかの尿酸の蓄積具合をある程度教えてくれるサインでもある．痛風結節があるということは，尿酸がかなり体の組織に蓄積しているということでもある．なかったからといって，痛風自体を除外できるものではないが，あれば関節炎が痛風によるものだという確率をかなり上げてくれる所見である．

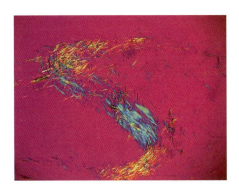

図 3-2　尿酸結晶　結節からの吸引

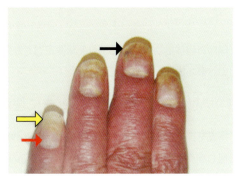

図 3-3　乾癬でみられる爪の病変
onycholysis（⇨），oil-drip nail（→），爪点状凹窩（陥凹）：nail pitting（→）
（岸本暢将：すぐに使えるリウマチ・膠原病診療マニュアル改訂版．p.21，図5，羊土社，2015より転載）

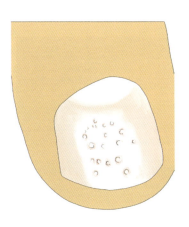

図 3-4　nail pitting

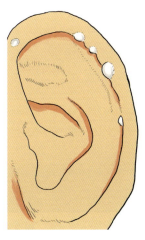

図 3-5　耳に小さな痛風結節

3. 関節リウマチ

　それでは，関節リウマチではどうか．関節リウマチでもリウマチ結節と呼ばれる結節がみられる（**図3-6**）．リウマチ結節も関節リウマチに特異的な所見である．あれば，関節リウマチの可能性がだいぶ高くなるが，リウマチ結節がなくても関節リウマチを除外できるわけではない．また，リウマチ結節がないことで関節リウマチらしさが減ることもない．なお，リウマチ結節は初期の関節リウマチではあまりみられることのない所見である．全身のさまざまな部位にできてくる可能性があるが，とくに関節炎を起こしている関節の近く，たとえば手の関節の近傍や肘などにできやすい．踵やアキレス腱にもできるので注意が必要だ．

> **Point** 関節炎を考えたときに，その鑑別疾患の診断に有用な身体所見をルーチンでみる癖をつけておけば見逃しが少なくなる

　関節炎自体は次の項目のANA関連疾患でも起きてくる．炎症性の関節炎をみた際は，次の項目の診察も重要となってくる．

Ⅱ：ANA関連疾患をみるときに注意する身体所見

　痛風結節について学んだ研修医 皆来．今日は耳をしっかりチェックしたものの，耳にはとくに何もなくてがっかりしているようだ．今日の症例は前回の症例とはだいぶ異なった趣の様子．さてさて，どんな隠れた身体所見が出てくるだろうか．

> 皆来先生，次の症例はどんな症例かな？
>
> 指導医 竜町

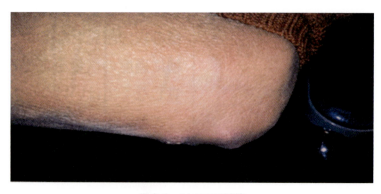

図3-6 リウマチ結節
（星 哲哉：皮膚病変. Hospitalist, 2(2), p.327, 2014 より転載）

研修医
皆来

(今日はしっかり所見を取ったから大丈夫と思いながら) 今日はレイノー現象で来た患者さんです．32歳の女性で，今年の冬から指にレイノー現象が出はじめたらしいんです．問診によると典型的な3相性の色の変化が，冷たいものに暴露することで起こるようです．とくに，指先に潰瘍ができたりしたことはないとのことです．この症状で開業医の先生にかかったところ，ANAを測定され，1:160であったので，大きな病院に行った方がいいとのことでこの病院を紹介されたようです．そのほかの症状としては関節痛があり，最近，おもに指の関節に感じているようです．本人がみる感じでは，明らかな関節の腫れはないようです．しかし，関節痛は対称性であり，朝にこわばりを30-40分程度感じ，昼前までには関節の痛みは改善するようで，炎症性の可能性が高そうに思いました．そのほかには，ANA関連疾患に特徴的な症状の訴えはありませんでした．

なるほど．膠原病の基本の一つのレイノー現象だね．診察所見はどうだった？

 肉眼でみた感じではよくわからなかったのですが，出血点がありそうな感じだったので，爪郭部毛細血管顕微鏡 nailfold capillaroscopy (図3-7) を使用したらいいのではないかと思い，患者さんに検査室で待機してもらっています．実をいうと，まだしたことがなくて．先生のレクチャーなどで写真が出てくるのはみたことがあるのですが．

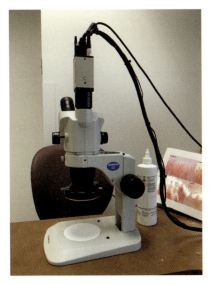

図3-7 爪郭部毛細血管顕微鏡

良い案だね．早速，みにいこうか．実をいうとあの爪郭部毛細血管顕微鏡は最近購入したばっかりなんだ．以前のものがだいぶ古くなっていたからね．結構高かったんだよ．早速活躍の場ができたね．

そうなんですね．私もバンバン使えるようになりたいです．

そうだね．バンバン使用して，元を取らないと．ほかに何か診断を示唆する身体所見はあったかい？

とくにありませんでした．耳もみましたが，何もありませんでした．強皮症のような皮膚所見もありませんでしたし．

まぁ，今回は痛風とか乾癬とかではなさそうだからね．でも，再発性多発軟骨炎の所見が耳にみられることもあるからね．痛風以外でも耳をみておくことで診断的な所見が得られることがあるんだよ．

〜検査室〜

ANAが陽性のときに考えられる疾患はいろいろあるね．実をいうと，膠原病の疾患はそのごく一部にしか過ぎないんだよ．

そうなんですね．でも，今回はレイノー現象がありますから．

レイノー現象は1次性と2次性の場合があるからね．爪郭部毛細血管顕微鏡をみてみよう（図3-8）．なるほど．皆来先生のいっていた通り，爪周囲の血管に変化があるね．拡張してる血管もあるし，血管の並びが不整だね．あと，ここに出血点もあるし，膠原病らしい所見があるね．でも，爪周囲の血管の変化からだけでは，必ずしも診断を絞ることはできないよね．

そうなんですか．全身性強皮症の所見と思っていました．

強皮症はもちろんのこと，多発性筋炎/皮膚筋炎，シェーグレン症候群，全身性エリテマトーデスでもみられるんだよ．

そうでしたか．

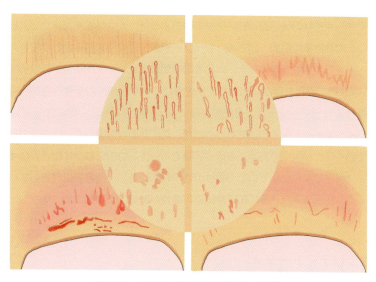

図 3-8　爪郭部毛細血管顕微鏡の特徴
レイノー現象，一次性，二次性，爪周囲の血管の変化．

～患者さんの前で～

　私にももう少し詳しく診察させていただけませんか？　お口のなかを拝見させていただいていいですか？　口内炎の症状はありますか？

 30代女性　いえ，とくにありません．

　皆来先生，みてごらん．ここの硬口蓋のところに，口内炎があるよね．

　あっ，ありますね．

　唾液腺の腫れはなさそうですね．目のまわりに皮疹もなさそうですし，指先もとくに潰瘍の跡などはないし，手の皮膚もやわらかいですね．メカニックハンドはどうかな？　機械工の手ともいわれるんですけれども．とくになさそうですね．

～その後も診察は続けられた～

この症例では，無症状の硬口蓋の口内炎があったようだ．炎症性を考えさせる対称性の指の関節を中心とした対称性多関節痛，口内炎，レイノー現象，これらを組み合わせて考えると全身性エリテマトーデスの可能性が高くなる．対称性の多関節炎とレイノー現象だけならばさまざまなANA陽性の膠原病にみられるが，患者が症状を感じていない部位の身体所見から得られた情報を基に，全身性エリテマトーデスの可能性が高くなった症例である．研修医 皆来はどうやら見過ごしていたようである．以前の項でも述べたが，鑑別診断を意識して，可能性のある所見をなるべく拾いにいくことが大切である．普段の診察でルーチンに口のなかを診る人は多いかもしれない．しかし，何を診ようとしているのかはっきりしていないと，容易に見逃してしまう良い例である．とくに，症状をきたさずに所見が出る可能性があるようなものは，気をつけて観察する必要がある．

1. 全身性エリテマトーデス

全身性エリテマトーデスを考慮する場合にはこのほかに，皮疹がどこかに隠れていないか，念入りに探すことも重要だ．ときには蝶形紅斑が出ているが，淡く出ているために気づかないこともある．全身性エリテマトーデスは全身に多彩な症状の出てくる疾患であり，いろいろな身体所見の宝庫でもある．心膜炎や胸膜炎が考えられる場合は，胸部の聴診が重要となる．心膜摩擦音を身体所見で拾うことができれば，心電図や心エコーを行う前から，心膜炎を強く疑うことができる．

 全身性エリテマトーデスを疑っている場合は，無症状の口内炎がないか，皮疹が隠れていないか注意深く診察する

2. シェーグレン症候群

シェーグレン症候群を考慮する場合には，唾液腺の触診，リンパ節の触診は欠かせない．とくに，シェーグレン症候群ではリンパ腫のリスクが高くなるので，注意が必要な所見である．

 シェーグレン症候群をフォローアップするときは，リンパ節の触診を欠かさずに

3. 皮膚筋炎，多発性筋炎

皮膚筋炎の場合，数あるさまざまな皮疹のなかでも，ヘリオトロープ疹（図3-9）は意識して気をつけてみないと見逃してしまうことがある．また，メカニックハンド（機械工の手）図3-10は，角化性の皮疹が手指，とくに橈骨側の指の側面に出てくる．この所見も，鑑別診断にこの疾患を考慮しないと，単なる手荒れとして容易に見逃してしまうことがある．

通常，徒手筋力テストを行うことで近位筋の筋力低下が見つかるが，案外，丁寧に遠位筋の診

察をするのは忘れがちである．遠位筋の筋力低下がみられるような場合は，皮膚筋炎や多発性筋炎以外の疾患を考える必要がある．筋炎のなかでは封入体筋炎 inclusion body myositis は遠位筋にも筋力低下を起こしてくる．そのほかにもさまざまな遠位筋を侵す神経筋疾患がある．また，筋力低下が対称か非対称かを丁寧に診察する必要がある．そして非対称性である場合は，皮膚筋炎や多発性筋炎以外の疾患をより注意深く考慮する理由の一つとなる．また，疾患が長期にわたっているような場合は，筋肉の萎縮がみられることもあり，実際に筋肉に触れてみて確認する必要がある．さらに，間質性肺炎の有無は予後に関わるので，胸部の聴診も重要である．

> **Point** 皮膚筋炎や多発性筋炎を疑うときは丁寧な皮疹の診察を心がけ，筋力テストでは非典型的な所見がないかを確認する

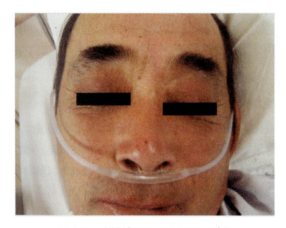

図3-9　上眼瞼のヘリオトロープ疹
（岸本暢将：すぐに使えるリウマチ・膠原病診療マニュアル改訂版．
p.59, 図1, 羊土社, 2015より転載）

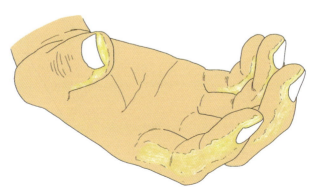

図3-10　メカニックハンドの特徴

4. 全身性強皮症

　全身性強皮症は皮膚の硬化が特徴の疾患であり，通常は手指からそのような所見がみえはじめる．手指以外のところから皮膚硬化が出はじめている場合には，全身性強皮症以外の疾患を考慮する必要がある．丁寧に手指の診察をすると，指先に以前，皮膚潰瘍があった兆候をみることもできる．初期には手指の腫れという形で症状が出てくることもある．上記のように，爪周囲の毛細血管の所見は注意して観察する必要があるが，シェーグレン症候群，多発性筋炎／皮膚筋炎，全身性エリテマトーデスでもみられるため，決して特異的な所見ではない．また，毛細血管拡張 telangectasia（図3-11）や口にも注目する必要がある．

　肺高血圧症は，全身性強皮症の合併症のなかでも治療薬の進歩が著しい分野である．全身性強皮症で胸部の聴診をする際には，間質性肺炎を示唆するような肺音のみならず，肺高血圧症を示唆するような心音，つまりは肺性のⅡ音の亢進，三尖弁の逆流音などを気にかけて診察する．

> 全身性強皮症を疑うときは，間質性肺炎に気をつけ胸部聴診をするとともに，右心負荷の所見がないか気をつけて診察する

Ⅲ：血管炎をみるときに注意する身体所見

　血管炎は現在，侵される血管の径で分類されている．侵される血管径により，大型血管炎，中型血管炎，小型血管炎に分けられる．大型血管炎の代表疾患は巨細胞性動脈炎や高安動脈炎，中型血管炎の代表疾患は結節性多発動脈炎，小型血管炎の代表は顕微鏡的多発血管炎，クリオグロブリン血症性血管炎，紫斑病性腎炎（IgA血管炎）などである．

　血管炎は全身性の炎症性の症状（発熱，体重減少，倦怠感）が出ることがある以外に，血管が閉塞する，血管が瘤をつくる，血管が破裂するということによって症状が出る．血管のサイズに

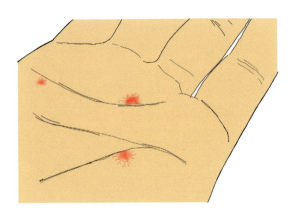

図3-11　全身性強皮症の毛細血管拡張の特徴

よって壁の厚さや内径が異なるため，症状の現れ方が大きく異なる．大型血管炎では，小型血管炎に比べると血管が閉塞するまでに時間がかかる．そのため，大型血管炎では非特異的な炎症性の症状しかなかったり，あるいは症状をきたすまで，つまり血管径が狭くなってからしか症状を感じない場合もあったりする．小型血管炎であれば，血管径が狭いため比較的症状が出やすい．そのため，比較的劇的な急性の症状の出方をすることがある．

さて，基本6で出てきた巨細胞性動脈炎を疑っている症例の続きの会話を聞いてみよう．

指導医
竜町

大型血管炎を診るときに注意すべき所見は取ったかな？

研修医
皆来

(この間レクチャーがあったなぁ，でも，内容をあまり覚えていない……)

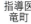

まずは，四肢の血圧だね．決して感度の高い所見ではないけれども，腕や足の血圧に左右差がある場合には，血圧の低い側の血管に狭窄があることを疑い，画像検査を行う根拠となるよね．

そうでした（この間のレクチャーの内容を思い出してきた）．ほかには，脈を触診すること，そして血管雑音を聴くんでしたね．

そうだね．四肢の脈拍を触診して，頸動脈，鎖骨下動脈，大動脈弁逆流症，腹部の血管性の雑音，鼠径部の血管性雑音を聴取するんだね．血管性の雑音が聞こえるときも，さらに画像を撮る根拠になる．

頸動脈に沿って圧痛を訴える人もいます．

そう，巨細胞性動脈炎の別の名前である側頭動脈炎から，側頭動脈のみの診察しか考慮しない人が多いけど，先生がいったような所見を丁寧にみることも重要だね．

1．大型血管炎

大型血管炎では大動脈，またその第一分枝に狭窄や動脈瘤をきたす．診察のターゲットとなるのはそのような血管である．聴ける限りの毛管雑音はなるべく拾うように，表面を走っている血管がある場合はそこの脈に触れ，または実際に血圧を測定し，左右差がないか調べてみる．われわれは，急性大動脈解離を疑う際に，血圧の左右差を注意してみるようにという訓練を受けるが，なぜそのような所見を気にするのかという原理を考えてみれば，これを大型血管炎で測定することの意義はおのずとわかるであろう．大型血管炎では往々にして，比較的大きな血管が徐々

に血管径が狭くなるために，側副流が形成されることがよくあり，間欠痛もあまり全面的に出てこないことがある．

 大型血管炎では身体所見に乏しいこともある．血圧の左右差は定期的に測定しよう

2. 中型血管炎

　中型血管炎の代表疾患は結節性多発動脈炎であるが，これは大型血管炎よりは径の細い血管であり，小型血管炎がみられる毛細血管のように，細い血管までは侵さないという疾患である．指の壊死などが起きたときに考慮するのは，中型血管炎である．

　livedo 皮疹や皮下結節は中型血管炎の所見である．livedo 皮疹自体は決して中型血管炎に特異的ではない．むしろ血管の障害が何らかの理由で起きていることを示唆している所見であり，炎症か非炎症性かは問わない．livedo 皮疹には大きく分けて 2 種類ある．網状皮斑 livedo reticularis（図 3-12）と分枝状皮斑 lived racemosa（図 3-13）である．網状皮斑と分枝状皮斑の違いとしては，網状皮斑では網目状の皮疹の輪が対称性でつながっているのに対して，分枝状皮斑では網目状の皮疹の輪が完全にはつながらず，一部が欠けた形をしている．網状皮斑は生理的に起こりうる皮疹であり，寒冷刺激によって誘発され，温めることによって症状が消失する．分枝状皮斑は二次性であることが多く，結節性多発動脈炎のみならず，抗リン脂質抗体症候群や閉塞性血栓血管炎などとの関連も認められる．

　皮膚の生検を行う場合は，輪の中心と網状皮疹の淵の最低 2 ヵ所は生検するようにしたほうが，生検による診断の確率が上昇することを覚えておきたい．中型血管炎を疑うときには，皮下結節は診断を確定するための生検の標的となりうるので注意して皮膚を診察することが重要である．目で見て診察するのみならず，手でくまなく触ることで結節を見つけることができる．中型

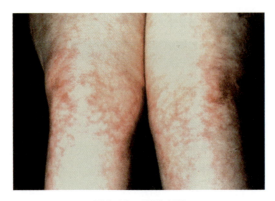

図 3-12　網状皮斑
（岸本暢将：すぐに使えるリウマチ・膠原病診療マニュアル改訂版．
p.63，図 1，羊土社，2015 より転載）

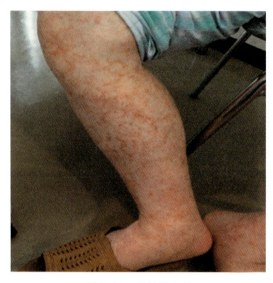

図3-13 分枝状皮斑
(星 哲哉：皮膚病変. Hospitalist, 2(2), p.326, 2014 より転載)

血管炎では末梢神経障害がよく出るので，注意深く神経所見を取ることも忘れてはならない．

 中型血管炎を疑う際に，生検の対象となる部位は些細な皮膚所見を見逃さないことで見つけられることがある

3. 小型血管炎

　小型血管炎では多彩な症状が出てくる．多発血管炎性肉芽腫症では，副鼻腔や鼻腔に肉芽腫性の炎症をきたす．鼻腔の診察の際，出血をともなう粘膜病変や潰瘍性病変がみられるのが特徴的である．鞍鼻 saddle mose は軽度である場合，よく観察しないと気づかないこともある．あるいは患者の昔の写真と比べてみることによって，小さな変化も見つかるかもしれない．紫斑は目立つ所見であるが，皮膚に肉芽腫性の壊死性の結節性病変をきたすことがある．チャーグ・ストラウス結節として知られているこの病変は，好酸球性多発血管炎性肉芽腫症のみならず，多発血管炎性肉芽腫症にもよくみられる所見で，この両者に対して特異的である．また，小型血管炎でも神経所見は注意して取る必要がある．

 小型血管炎の所見は多様な所見がさまざまな部位でみられるので，丁寧に診察をして診断のヒントとなるような所見を見逃さないように気をつける

Ⅳ：そのほかの膠原病

上記のカテゴリーには入らないが，膠原病科で主にみられている疾患で気をつける点をいくつか挙げておく．

再発性多発軟骨炎では，診察で耳介の炎症に気づくことがある．多くの場合は患者が痛みや腫れを訴えるので気づくことが多いが，患者自身も気づいていないこともある．また，上記の多発血管炎性肉芽腫症と同様に鞍鼻を起こすことがあるので，軽微な変化を見極めたい場合は，以前の写真と比べることで気づけることがある．

ベーチェット病は，口腔内潰瘍ならびに性器の潰瘍を特徴とする疾患で，全身性にさまざまな症状をきたす．針反応はベーチェット病で特徴的な所見である．18ゲージの針で前腕を何ヵ所か穿刺し，24～48時間後に穿刺した部位をチェックするパテルギー pathergy 反応が陽性になることがある．陽性の場合は丘疹がそこにみられる．

最後に，膠原病ではさまざまな皮膚の疾患や体表にみえてくるような症状が多彩にみられる．それらには，一過性で診察に来た場合には消失しているようなものもある．そういった所見が実際にみられているときに診察に来てもらうことが一番ではあるが，なかなかそういうわけにもいかないことがある．そういったときには，携帯電話のカメラなどでしっかりと所見を記録してもらい，次回診察時に持ってきてもらうことも有用である．実際の診察よりは情報量は劣るが，百聞は一見に如かずであり，写真からだけでも会話よりも情報を得られることが多い．

 所見が実際にみられないときは，カメラで記録してもらうのも1つの手である

基本9　検査をうまく活用しよう

Ⅰ：ルーチン検査からヒントが見つかることもある

病歴と身体診察について，膠原病医的な視点を上記で述べた．次は，検査である．膠原病の診断過程において，その診断を決定的にする特異度が100％の検査というのはなかなか存在しない．おそらく一部の生検のみであろう．すべての検査は，病歴，身体診察から得られた臨床的な文脈のなかで判断されるべきである．つまりは，検者によって導き出された病歴ならびに身体診察から得た検査前率が重要なのである．もう1つ検査に関して重要な点は，病歴からは気づくことのできない，つまりは症状が早期には出てこないような変化を，検査をすることによって得られるということである．診察時に過去になされた検査結果が手に入る場合は，なるべくさの

ぼってみてみることが重要である．

> **Point**　症状，身体所見より先に検査結果による変化があることもあるので，過去のデータをみることも大事

さぁ，今日も研修医 皆来は外来で忙しいようだ．今日はどんな成長をみせてくれるだろうか．

研修医
皆来

今日も新患が来ました．34歳の女性で，とくに既往はないようです．今日は，手指がこわばり，むくむということで来院されました．ここ4〜5ヵ月ほど手のこわばり，むくみがとくに朝に強く出ていたようです．皮疹，レイノー現象，口内炎，胸膜炎などはなかったようです．診察ではとくに関節の腫れはありませんでした．皮疹も気をつけてみたのですが，とくに見当たらず，口内炎もありませんでした．

なるほど．前回の注意点を活かしているみたいだね．どんな疾患を考えているのかな？
指導医
竜町

前回の診察では，口内炎で痛い目をみたので今回は気をつけました．でも，ああいった症例を経験すると，次から気をつけなければっていう気になります．今回の症例は，若い女性の関節の痛みということなので，全身性エリテマトーデスをまずは考えました．関節リウマチのような関節の腫れは診察上ではなく，乾癬性関節炎を示唆する所見はありませんでした．

ほかに何か見つかった？

実をいうと，この患者さん，ときどき当院にかかられているのですが，過去の血液検査をみてみると，白血球がいつも若干低めで，リンパ球数も少し低めなのです．また，血小板もいつも14万程度と少し低めなのです．一番古い血液検査は3〜4年前ほど前のもので，上記のような所見がみられました．

なるほど．全身性エリテマトーデスっぽさを感じられるね．

そうなんですよ．ですので全身性エリテマトーデスの抗体検査をしたいと思っています．

過去の検査でほかに何かあったかな？

クレアチニンや，肝酵素は正常でした．CRPが1回計測されていまして，上昇していましたが，何らかの感染症で救急外来にかかったときだったと思います．

尿の定性や沈渣は最近，検査したかな？

えーっと．注目して見ていませんでした．

とくに腎臓を侵しうることが多いような疾患が鑑別の上位に挙がっているときは，必ず尿検査をすることが重要だよ．腎炎は症状なくはじまって，クレアチニンがかなり上がってこないと症状が出てこないんだ．クレアチニンが正常でも，尿検査から腎炎を疑うことができる．

そうでした．今日チェックする項目に尿も入れないとですね．

もしこの症例で，タンパク尿と血尿がみられたらどうする？

腎生検でしょうか？

その前に，まずは患者さんが生理中でないか確認が必要だよ．そうであれば，血尿がみられても不思議でないからね．

たしかにそうですね．

では次はどうしようか？

尿のタンパク・クレアチニン比を計算します．

外来でフォローアップするのにいい指標になるね．実際の尿の沈渣を調べることも重要だね．尿自体は放置しておくと，尿沈渣自体の所見の信頼性が下がるので，新鮮なうちにさっさと調べるようにしないとね．

自分で尿沈渣をみたことがありません．

そっか．ならやってみようか．

〜患者の尿を採取して，検査室へ〜

尿の定性試験は血尿の感度がいいので，これが陰性であれば赤血球円柱が尿でみられることはほぼないでしょう．この患者さんは3＋なので，沈渣をみる必要がありそうだね．

先生はそれにしても顕微鏡好きですね．

われわれのように古い世代の医師は，これが基本だったからね．尿をこのように遠心にかけてしばらく待ちましょう．

どんな所見を探すのですか？

探すのは赤血球円柱や，変形赤血球だよ．これらがみえると，血尿は糸球体由来である可能性が高いという所見であり，炎症性疾患が疑われている状況では，腎炎の可能性が高いということになるんだよ．どんなものが実際にみえるか，インターネットで調べてみようか．

あっ，遠心が終わりましたね．

この底の部分にたまっているものを顕微鏡でみるんだよ．このようにして，いらない尿を捨てて，私はそれほど尿沈渣の鏡検が得意でないから，この染色を使うんだよ．これを使うと細胞は核が染まるけど，赤血球には核がないから染まらないので見分けやすくなる．

何もかも初めてです．

これで，顕微鏡でみてみる．たくさん赤血球がみえるでしょ．ここに赤血球円柱があるね．どうやらこの患者さんは腎炎がありそうだね．

　本書では何度も強調しているが，膠原病は多臓器を侵す疾患としてさまざまな症状をさまざまな臓器系統にきたすことがある．それぞれの疾患に特徴的な早期障害のパターンがあり，その疾患を想定したとき，必ず押さえておきたい臓器症系統というものがある．たとえば，全身性強皮症の場合であれば，間質性肺炎，肺高血圧，消化管の蠕動異常，腎クリーゼなどである．

それぞれの膠原病では，侵されやすい臓器のパターンと見逃したくない重篤な障害を起こしうる臓器がある！

　特定の疾患を疑っている際に，症状がなくても検査でその臓器系統が侵されているかどうかをみておいたほうがよい臓器系統がある．たとえば，上記のように全身性エリテマトーデスを疑う場合，胸膜炎や心膜炎は通常何らかの症状をともなうものであるので，診断を疑ったからといって特異的症状がないのに胸膜炎，心膜炎の評価目的にルーチンで胸部X線を撮影したり，心電図を取る必要は必ずしもないであろう．一方，上記のように腎炎がある場合は，通常腎不全をきたさないように強力に免疫抑制をかけることが多い．ほかの重篤な臓器障害がなければ，治療方針も変わる可能性が大いにありうる．また，腎炎自体は腎不全が進行するまで無症状のことがある．数ヵ月前の血液検査では腎機能が正常であったのに，何らかの症状を訴えて病院にやって来たときには，すでに末期腎不全であったなんてことはまれではない．また，このように治療されずにしばらく経過した腎不全では，活動性の病変よりも疾患の活動性によって障害されてしまって，元に戻らない腎臓の病変のほうが多くなっており，腎機能の回復があまり見込めないということもよくある．

　尿の定性検査自体は安価で手軽にでき，また，検査にともなうリスクもない．尿検査によって腎機能に変化がみられる前から腎炎の徴候が出てくる．そのため，腎炎を想定するような疾患ではほぼルーチンで尿をチェックしておくメリットは，コストやリスクの面からも充分にあると考えられる．

全身性エリテマトーデスの症例では，臨床所見がなくても腎障害が進行する前にしっかりと腎炎を評価しておいたほうが良い

血清クレアチニン値が悪くなる前に尿沈渣や尿検査で腎炎をとらえよう

　そのほかにも，たとえば，全身性エリテマトーデスを疑う場合，症状に出てこないような臓器系統で過去に検査データがあるものとしては，血球数が挙げられる．少なくとも過去に測定されているもので，みることが可能なものは一通り目を通しておく必要があるであろう．案外，軽度の血小板減少や，リンパ球減少といった所見が過去にみられているかもしれない．これらの変化は必ずしも自覚症状が出るとは限らず，検査することのみによってわかる結果である．ただ，過去の血液検査を検査結果だけから評価することは，なかなか難しいということを頭にとどめてお

く必要がある．たとえば，血小板減少が軽度にみられていたのは，そのときに一時的に服用していた薬剤のせいかもしれないし，ウイルス感染症を起こしていたのかもしれない．その場における臨床の文脈を欠いている情報は少し気をつけて解釈する必要がある．

膠原病の経過と関係ない血液データの一時的変化には惑わされないようにしよう

これらの検査は，病歴や身体所見の延長上といっても過言ではない．病歴や身体所見でわれわれが集めている情報は，どの臓器がどのように侵されている可能性があるかということを大まかに把握するためのツールであると同時に，その臓器の障害の起こり方をある程度推測するツールでもある．病歴や身体所見によってのみ，その臓器障害の起こり方の質が推測される場合もあるし，血液検査や尿検査のみでしかわからないこともある．しかし，いずれにせよ病歴から得られる臨床的な文脈と検査とを同時に解釈することでしか，臨床的に妥当な判断は不可能である．そう考えれば，血算や尿検査は，血球という臓器系統や，腎臓という臓器系統が侵されているかを教えてくれる病歴や身体所見ではなかなか得られがたい情報である．しかし，これらの情報が臨床症状の情報なく存在していたとしても，解釈は難しい．最終的には両者の情報を統合して考えることが大切なのである．

過去の血液検査がヒントをくれることがある．手に入るデータは見直そう

II：抗体検査の正しい使い方を学ぼう

研修医 皆来は尿沈渣の仕方もマスターし，成長が著しいようだ．しかしここで，膠原病の鬼門ともいえる抗体検査の壁にぶち当たっているようである．さて，先ほどの外来の続きをみてみよう．どんな議論が交わされるのか興味深いところである．

研修医
皆来

全身性エリテマトーデスを考えているので，関連する抗体の検査をしてみたいと思います．

どんな項目を検査に出そうか？

指導医
竜町

やっぱり全身性エリテマトーデスといえばANAがまず初めに思いつく検査です．

ANA検査って全身性エリテマトーデスに対する感度や特異度はどうかな？

感度はとても高く,特異度は低いと覚えています.

それではもう少し詳しくいうと?

ANA が陰性であれば,全身性エリテマトーデスである確率はかなり低くなりますが,陽性であったとしても検査後の確率はそれほど変わりません.先生のこの話を聞いたとき意外だったので覚えていたんです.

そうだね.全身性エリテマトーデスは比較的まれな疾患なので 1,000 人に 1 人の罹患率だと仮定しよう.ANA の感度は 98%,特異度は 50% として,人口 10 万人の町があったとする.そうすると全身性エリテマトーデスの患者さんは 100 人,そうじゃない患者さんは 99,900 人になるよね.

感度特異度の考え方ですね.2 × 2 のテーブルはこんなふうになりますね.

	全身性エリテマトーデス	全身性エリテマトーデスに患っていない	合 計
ANA 陽性	98	49,950	50,048
ANA 陰性	2	49,950	49,952
合 計	100	99,900	100,000

素晴らしいね!

つまりは ANA の陽性的中率は 98 ÷ 50048 ≒ 0.2% ですね.そして,陰性的中率は 49950 ÷ 49952 ≒ 99.9% になりますね.

そうだね.ANA はスクリーニングのテストに向いていないということがわかるよね.この町の全員に ANA 検査をしたとしても,陽性であったときに全身性エリテマトーデスである可能性はたったの 0.2% ということになる.そして,この陽性的中率,陰性的中率は,疾患の頻度によって変わってくるんだね.では,全身性エリテマトーデスを疑っている患者さんがいて,先生が見積もった検査前確率が 50% だったとしよう.つまり,同じ症状の患者さんがたくさんいたら,半分が全身性エリテマトーデスで半分が全身性エリテマトーデスでないと仮定した場合はどうかな?

100人と仮定して計算してみます．2×2のテーブルはこんなふうになりますね．

	全身性 エリテマトーデス	全身性エリテマトーデス に患っていない	合計
ANA 陽性	49	25	74
ANA 陰性	1	25	26
合計	50	50	100

なので，ANAの陽性的中率は 49÷74 ≒ 66.2％ですね．そして，陰性的中率は 25÷26 ≒ 96.2％になりますね．

そうだね．陰性であれば全身性エリテマトーデスである確率はかなり低いといえる．陽性であっても，そこまでまだ強く全身性エリテマトーデスだとはいえない状況だね．

なるほど．ANAは陰性であったときに，比較的強く全身性エリテマトーデスっぽくないっていえるということですね．ただ陽性であった場合でも，まだ強く確信をもつことはできないということですね．

そういうことだね．では，もっと全身性エリテマトーデスを疑う可能性の高い所見が集まっていたとしよう．今回の患者さんのように腎炎もあり，全身性エリテマトーデスっぽい症状がたくさんあって，検査前にもう90％くらいはそうであろうと思える状況だね．

今回は合計で1,000人そういう患者さんがいたと仮定して計算してみます．

	全身性 エリテマトーデス	全身性エリテマトーデス に患っていない	合計
ANA 陽性	882	50	932
ANA 陰性	18	50	68
合計	900	100	1,000

この状況では陽性的中率は 882÷932 ≒ 94.6％であり，陰性的中率は 50÷68 ≒ 73.5％ですね．だいぶ変わってきましたね．臨床的にほぼ全身性エリテマトーデスだと確信した状態では，ANA陽性だけでも結構いい陽性的中率になりましたね．陰性的中率は下がりましたが，そこそこの数字はまだ維持しています．

こういうふうに数字にしてみて比べてみると，なかなか面白いでしょう．たくさん抗体があるなかで，こういった特徴を知っておくことが大切なんだね．

抗体検査で100%診断できるという項目は，残念ながら膠原病には存在しない．そして，1つの検査の結果も，検査前の臨床的な「らしさ」によって大幅に解釈が変わってくる可能性があることがわかったであろう．検査のみで診断が下せるということは決してない．検査も，臨床所見の延長上ととらえるのが良い見方かもしれない．重要なのは，臨床症状，臨床所見からその疾患らしさを考慮し，抗体検査ではそれぞれの抗体検査の特徴を活かして，検査後確率を大幅に下げたり，大幅に上げるものを意識して検査することが有用である．個々の疾患に関連した抗体は各論でそれぞれ述べることになるが，抗体検査の有効な考え方を例とともに考えてみよう．

 抗体検査が陽性だからといって膠原病とはいえない

　多発性筋炎/皮膚筋炎の関連抗体で考えてみよう．疾患としては多発性筋炎や皮膚筋炎であり，これらの疾患に関連した多数の抗体が知られている．この抗体を考えるとき，大きく2つのグループに分類される．筋炎特異抗体と筋炎関連抗体である．有名な抗Jo-1抗体などの抗ARS抗体は筋炎特異抗体である．この抗体は筋炎への特異度が高く，この抗体がみられれば筋炎の可能性はだいぶ高くなる．

　一方，筋炎関連抗体にどの抗体を含めるかは専門家の間でも議論があるが，たとえば抗U1-RNP抗体は筋炎関連抗体に含められることがある．この抗体自体は混合性結合組織病の抗体として有名であるが，全身性エリテマトーデスでもみられることがあるし，上記のような筋炎でみられることもある．決して筋炎のみに特異的ではなく，筋炎以外にもみられる．では，筋炎特異抗体の感度はどれぐらいなのであろうか．さまざまな筋炎特異抗体があるが，その1つ1つの感度は多く見積もったとしても20〜30%程度であり，ほとんどの抗体は5%以下なのである．つまり，1つの筋炎特異抗体が陰性であったからといって，筋炎自体の「らしさ」が大きく下がるということはない．

　このように，そのほかの疾患でも，特異度の高い抗体，感度の高い抗体，どちらも高い抗体などと頭のなかで整理しておくと，どういったときにどういった検査を行えばよいのか頭がすっきりするであろう．頭に入れておくべき原則は，感度が高い検査が陰性であれば診断の除外に役立ち，特異度が高い検査が陽性であれば診断の手助けになるということである．感度が低い検査が陰性であっても疾患の「らしさ」はそれほど下がらないし，特異度の低い検査が陽性であっても「らしさ」はそれほど上がらない．

 それぞれの抗体検査の感度や特異度を考慮に入れて抗体検査を解釈しよう

Ⅲ：画像検査 ―臓器特異的な診断をつけにいくツール

　前述で，膠原病の分野で重要な関節に関する画像検査についてはカバーした．そこでの議論でもわかる通り，関節炎の診断は特異性の高い病理組織学的検査によることはまれである．一方，画像検査自体には疾患の特異的な所見に迫るヒントがあり，特異的な所見が診断への強い手掛かりになる．ただし，ここでは関節の画像検査に関してくり返しては述べない．

　膠原病は全身性にさまざまな症状をきたし，さまざまな臓器障害をもきたしうる疾患である．画像検査の重要性に関しては，基本的に内科のそれと同じである．臓器特異的な診断名を得るためには非常に有効であるが，画像検査のみで特定のリウマチ性疾患の診断に直接的に結びつくということは少ない．

　たとえば，腹痛の患者がいたときに，腹部 CT を撮影して，憩室炎が見つかれば憩室炎の診断となるであろう．同様に腹痛の患者に腹部の CT の撮影をした際に，腸管壁に全身性エリテマトーデスでみられるような全周性の均質な浮腫がみられたとしよう．しかしながら，腹痛とこの所見だけで全身性エリテマトーデスとはならない．これが初発の症状であれば，ほかの病歴，身体所見，血液検査を総合的に判断して全身性エリテマトーデスかどうか判断するとともに，同様の腹部 CT 所見をきたすようなほかの疾患，感染性腸炎などの鑑別を行い，腹部の症状型の疾患からきていないかどうか検討する必要がある．

画像検査は形態を評価しているのみである．臨床の文脈のなかで解釈するようにしよう

　画像検査は，基本的には臓器の形態を評価するツールである点については気をつけておきたい．その画像所見がその膠原病に起こりうる特定の臓器障害に一致する形態的な変化を示すかどうかが，まず最初の一歩である．一致する所見を示すような場合は，同様の所見を示すような鑑別診断を考慮することである．とくに，既存の膠原病の診断がある場合は，免疫抑制薬を使用していることが多く，感染症が鑑別診断に挙がってくる．ここでも，病歴，身体所見，血液検査など臨床的な文脈から，その複雑なパズルの一部として画像検査は解釈されなければならない．

同様の画像所見をきたしうる鑑別を幅広く考えることが大切である

　しかし，画像所見が診断的に用いられる疾患も存在する．たとえば，高安動脈炎では，大型血管の炎症が起こり，動脈に瘤や狭窄ができることが診断の特徴的な所見である．大血管は容易に生検できる部位でもないので，その評価は画像的な検査に頼ることになる．

画像検査の発達により，形態の評価のみならず，さらに付加的な変化を評価することができるものもある．上記の大型血管炎ではPETとCTを組み合わせることにより，炎症の部位を画像的に評価できるようになってきている．

　重要なのは，画像検査も血液検査と同様に，臨床の文脈のなかから適切な検査を行い，臨床の文脈に沿って検査の結果を解釈するということである．

Ⅳ：侵襲的検査はどんなときに必要？

1. 侵襲的検査のリスクとベネフィット

　疾患を診断する過程，疾患の活動性を診断する過程では，まずは血液検査，尿検査などの侵襲性のとても低い検査，単純X線写真，CT検査，MRI検査や，超音波検査，核医学検査などの侵襲度の低い画像検査などを臨床的な文脈に沿って適切に使用し，診断の「らしさ」，「らしくなさ」を総合的に判断するという旨は，今までの記述でご理解いただけたと思う．

　では，膠原病の診療過程で，侵襲的な検査というのはどういったときに考慮するべきであろうか．侵襲的な検査にはリスクがともなう．そこから得られる結果によってもたらされる利益が，そのリスクを冒してもよいものと判断されるべきであり，ベネフィットとリスクの推定にはさまざまな側面が考慮されるべきである．ここでは生検を例にして考えてみよう．

　生検手技そのものに関わるリスクはもちろんのこと，生検によって期待される結果が得られないことのリスクも考慮しなければならない．また，生検を診断目的に行う場合は，診断自体が確定されたときに推定される治療内容も，生検を行うかどうかの判断のなかに含まれている．多くの要素が複雑に絡んでいることは容易に想像できるであろう．具体的に1つ1つ述べていこう．

　まず生検をすることによって，どのような結果を得ることを目的にするのか考慮しなければならない．つまりは，得られる生検の病理所見が診断に特異的かどうか，それとも疑う疾患の診断を支持するだけでなく他の鑑別疾患においてもありうる所見なのか，そしてその際は他にみられる所見が鑑別に役立つのか，ということである．たとえば，皮膚に紫斑がみられていて，小型血管炎を考えているとしよう．皮膚に小型血管炎をきたしうる疾患はさまざまある．皮膚の生検によって血管炎であったとすれば，病理で得られる結果は，白血球破砕性血管炎 leukocytoclastic vasculitis であろう．これ自体で血管炎が起きているということは証明できる．しかし，どのタイプの血管炎かを確定することは不可能である．つまり，血管炎の存在の証明には役に立つが，どの血管炎かを区別するには役立たない．生検自体で有意義な検体を取ってこられる確率も考慮しなければならない．上記のような皮膚生検では，標的を外すという確率は少ないであろう．そして，手技自体のリスクも低いであろう．逆に，有意義な検体を取ってくることのできる確率は低く，侵襲性の高いような生検であれば避けるべきであろう．

　診断確定後の治療がリスクをある程度ともなうような場合であれば，診断を確実にするために生検を行うことは正当化されるであろう．抗がん剤の治療の例を考えてみればわかる．がんの場合，薬物の選択や，予後の判定という意味でも生検の検体は役立てられる．全く診断目的のみというわけではないが，抗がん剤のような副作用の強い治療を行う場合は，やはり生検にて確実に

診断が下されていることが前提になってくる．

　生検では，何を証明することを目的にして，どのようなリスクがともなうか，手技自体のリスクのみならず，そのほかの状況も判断して生検に踏み切るかの判断を行うのだ．

生検の目的をしっかりと理解し，リスクとベネフィットを考慮したうえで侵襲的検査を行う

2. 侵襲的検査に踏み出す際の考え方

　生検以外にも，さまざまな侵襲的な手技を行うことが考えられる．たとえばそれは気管支鏡であったり，カテーテル下の血管造影であったり，さまざまである．どのような情報を集めているのか，手技自体のリスクはどうなのか，手技によって得られた情報で，重篤な副作用をきたしうるような治療を正当化する診断的な付加価値のある情報が得られるのか，患者の現在の状態はどうなのか，あらゆる臨床的な要素を基に判断を下すことが大切である．

　膠原病でもう1つ侵襲的な検査の良い例は，気管支鏡検査であろう．肺を侵すような疾患で患者が免疫抑制薬を使用していた場合，現病の悪化なのか，感染症を併発したのか鑑別に苦労することがある．なるべく感染症の可能性を高める，あるいは低めるために気管支鏡検査はこのような状況では閾値が低く行われる（個々の臨床経過，臨床の文脈によってことなるが）．なぜならば，現病の悪化として治療する場合は免疫抑制の強化となるし，感染症として治療する場合にはその感染症に対する治療薬，そして免疫抑制を緩めるということにもなりうる．診断によっては反対方向の治療をすることになってしまうのだ．このリスクを避けるためにも，気管支鏡検査自体のリスクは正当化されることが多い．

検査結果がその後の治療方針にどのように影響するかで，検査を行う閾値が変わることがある

　ここまでさまざまな検査について議論してきた．それぞれの検査の特性を知り，臨症状の文脈に沿って，どの検査を選択するかを決め，検査を施行した場合は，臨床の文脈に沿って検査結果を解釈することが大切である．また，検査を施行する前にどのような結果が出た場合にどのような対応を取るか，検査前にあらかじめプランがあることが大切である．それぞれの検査の特性を熟知していれば，適切なプランを検査前から想定することが可能である．

検査を行う場合，検査結果が出る前からどのような結果が出たらどう対処するか考えておこう

その3のまとめ

・病歴，身体所見，検査所見のみならず，治療における反応も診断過程の一つである
・膠原病の診断の際には，病歴，身体所見でも想定される鑑別診断から疾患の「らしさ」，「らしくなさ」を積極的に探しに行き，診断の「らしさ」，「らしくなさ」を見積もるのと同時に，検査結果も加えて総合的に判断する
・侵襲的な検査はどのような目的で行うのか，さまざまな想定されうる結果が出た際の対応方法も想定して施行する

その 4

膠原病治療の
ストラテジーを知る

基本 10 治療のストラテジーについて理解しよう

　近年，目覚ましく膠原病の治療は発展した．とくに，関節リウマチの分野での生物学的製剤といわれる特定のサイトカインや，免疫細胞を標的とした治療の発展には目を見張るものがある．免疫抑制薬もさまざまな種類の薬剤が，さまざまな状況において使い分けられている．こうした治療薬は，専門家の下でモニタリングしながら使用することが重要であり，一般内科の範囲ではないかもしれない．しかし，何らかの理由でそういった治療を受けている患者が読者の通常の外来に現れるかもしれないし，あるいは救急外来に現れるかもしれない．

　ここでは，こういった薬の細かい部分に関しては議論しない．少し大きな視点からどのように治療方針が組み立てられているかを述べてみる．また，膠原病は慢性の疾患である．長期にわたる免疫抑制薬の使用が必要になるので，急性期の短期的な視点のみならずに，長期的な視点も重要である．

Ⅰ：治療をするには疾患の活動性を評価するところからはじまる

　特定の膠原病の診断がついたとしよう．典型的な関節リウマチのように関節のみの症状，つまりは単一の臓器障害のみの場合がある．あるいは，全身性エリテマトーデス（SLE）のように関節，皮膚ならびに腎臓が侵されている，つまりは多臓器にわたり治療対象がある場合もある．

　今日の症例は入院患者のようである．

研修医
皆来
　膠原病で入院中の患者さんの治療方針に関して相談したいのですが……．

指導医
竜町
　なるほど．どんな疾患の患者さんかな？

　全身性強皮症の 43 歳の女性です．びまん型 diffuse type で，抗トポイソメラーゼⅠ抗体が陽性の方です．今回入院になったのは，栄養失調のためなんです．全身性強皮症の消化器病態（あるいは偽性イレウス）に伴う腸管内細菌異常増殖 bacterial overgrowth に対して，抗菌薬のローテーション治療もされており，また消化管蠕動障害に対してもいろいろな薬が使われているのですが，ここ 6 ヵ月ほどで体重が 25kg も減少し，栄養失調状態なのです．何とかならないかと思いまして．

難しいケースだね．今はどうしようと思ってる？

この方，免疫抑制薬って必要でしょうか？

ほかの全身性強皮症関連の症状はあるのかな？

皮膚はとくにここ数年悪くなってることはないようです．

ほかには？

腎臓はとくに問題ないようです．

なるほど．ほかにも全身性強皮症で気をつけるべきことがあったんじゃないかな？

そうでした．間質性肺炎はとくにありません．肺高血圧のスクリーニングも受けていますが，問題ないようです．

皮膚と消化管が主なんだね．これは大変そうなケースだね．この場合は免疫抑制薬は一般的には使われないので，支持療法を続けていくことになるでしょう．栄養面は中心静脈栄養をしなくてはならなそうだね．

そうなんですか．命にも関わる病態ですし，膠原病だから免疫抑制薬が必要ではないのかなと思ったのですが．

たしかに，以前，重篤な臓器障害の場合はより強く免疫抑制をかける場合があると話したね．ただ，膠原病だからといって何でもかんでも免疫抑制薬とステロイドというわけではないよ．とくに，全身性強皮症の場合は．

そうだったんですね．勉強になりました．

　膠原病の症状であれば何でもステロイド，あるいは免疫抑制薬と考えている方も多いかもしれない．大まかにはそれでいいのかもしれないが，それだけではない．さて，この2人の会話を振り返ってみると，治療にあたってのいくつかのポイントがみえてくる．
　まず最初に，指導医 竜町はどんな疾患の患者かを聞いた．診断によって選択される治療法に違いがあるからである．この点は，膠原病というくくりで済まさずに，診断をなるべく突き詰めようとする姿勢が重要であることを何度もくり返し述べてきた．

次に主たる疾患の症状の現れ方を聞いている．同じ疾患のなかでも，どの臓器を標的にして治療するかによって治療の選択肢が変わってくるし，どの臓器がどのような病態なのかによって，治療方法が異なってくる．全身性強皮症（SSc）の消化器官を侵す病態はさまざまである．消化管蠕動異常であれば，消化管蠕動を促すような薬を使うし，逆流性食道炎では制酸薬を用いるし，bacterial overgrowth であれば，抗菌薬を用いる．これらがオーバーラップして現れることもある．

そして，次のポイントは，そのほかの臓器障害に関しても聞くことである．膠原病では単一の臓器が侵されるのみではなく，多系統にわたる臓器障害が同時にみられることがある．これらの臓器障害で炎症が関わっている場合は，どの臓器障害が重篤なものか，その重篤なものの治療のみでほかの臓器障害もカバーできるのか，こういったことを考慮しなければならない．このように臓器特異的に治療を考慮するとともに，考慮された標的臓器以外の疾患の活動性も考慮することが重要である．

現在のアプローチは，エビデンスに基づいた治療薬の選択である．ただ，膠原病自体が比較的まれな疾患が多く，特定の疾患の特定の臓器障害に関しては確立したエビデンスがあっても，その特定の疾患のほかの臓器障害に関しては充分なエビデンスがないことがあったりする．実際の治療の多くは今までの経験や，エビデンスレベルのそれほど高くない医学文献の記載に基づくこともある．

 どの疾患で，どのような臓器障害が起こっているかによって，治療方針が変わってくる

II：実際の治療はどのように考えるか

では，もう少し踏み込んで実際の治療をみてみよう．また，研修医 皆来が指導医 竜町に相談をしているようである．

 また，相談してもよろしいですか．病棟の患者さんの件です．

研修医
皆来

もちろん！ どんな疾患の患者さんかな？

指導医
竜町

 顕微鏡的多発血管炎の患者さんです．診断は2年前で腎炎，紫斑で来られました．そのときは，シクロホスファミドで寛解導入されたようで，その後アザチオプリンで寛解維持されてきたそうです．プレドニゾロンも 5 mg ずっと飲まれていたそうで，その後現在までは，寛解状態であったようです．ベースラインの腎機能はクレアチニン 1.5 mg/dL です．今回は，2週間にわたる，労作時の呼

吸苦で来院しました．乾性咳嗽もあったようです．近医で抗菌薬を処方されたそうですが，良くならなかったようで，当院に紹介受診になりました．

なるほど．単純な感染症というわけではなかったんだね．

外来では酸素飽和度が86％で，入院になりました．胸部X線で両側のびまん性の間質性の陰影を認めて，CTスキャンではすりガラス陰影が両側にみえました．救急外来では心不全を疑って，エコー検査を行いましたが心機能などには問題がないようです．右心不全の徴候もありませんでした．

ふむふむ．なるほど．

たぶん，顕微鏡的多発血管炎の肺での再発と思うんです．プレドニゾロンを60 mgで開始しました．あと何を追加したほうがいいかなと思って相談に来たんです．

なるほど．ほかに顕微鏡的多発血管炎の再発を疑わせるような所見はあったかい？

今回は皮疹はありませんでした．尿沈渣でもとくに腎炎を疑う所見はありませんでした．クレアチニンもベースラインのままです．末梢神経障害などもありませんでした．

顕微鏡的多発血管炎の再発であれば，肺だけということかな？

そうだと思います．まだ，酸素状態は人工呼吸器が必要なほど悪くはないのですが，肺の血管炎だということを考えると，強力に治療しなければと思いまして．

肺の血管炎の再発であれば肺胞出血を考えなければならなくて，そうするとステロイドのみならず，ほかの免疫抑制も必要だね．

そうなんですよ．

では，肺胞出血と言い切れるかな？

うーん．

ほかに心配する病態は何かあるかな？

感染症です．

そうだね．とくに免疫抑制状態にあるから，通常の免疫の人に比べて感染のリスクは高くなっているし，通常の人ではみられないような感染症にかかっている可能性も考慮しないといけないよね．しかも，免疫抑制薬を今後投与することを考えると，より診断を確固たるものにして，感染症の可能性はできる限り除外しておきたいところだね．

さて，前項Iで述べた通り，どの疾患で，どの臓器が侵されているかを診断し，それに基づいて治療方針を決めるというのが大まかな流れである．上記のケースの場合は，顕微鏡的多発血管炎の患者で，肺に障害がみられ，肺胞出血かもしれないという状況である．肺胞出血であれば重篤な病態であり，ステロイドのみならず，より強力な免疫抑制薬が必要となる．そのほかには影響を受けている臓器はなさそうである．

1. 治療法の突き詰め方

それでは，ここで少しステップバックして考えてみよう．肺胞出血であれば使われる治療薬はどのようなものであろうか．シクロホスファミドやリツキシマブといった薬剤である．これらの薬剤はがんの治療でも用いられる薬剤であり，必ずしも副作用のリスクの低い薬ではない．これらを投与する際に，読者自身のなかで，現時点での診断に確固たる自信があり，これらの治療薬のメリットは，この薬によって起こりうる副作用のリスクに比べて充分あると言い切れるであろうか？

筆者自身は「No」というであろう．なぜならば，まだこれが肺胞出血という確信がもてないからである．つまり，一定のリスクのある薬を投与するベネフィットが，このレベルの情報ではまだしっかり確立できていないと感じるということである．

少し，診断のアプローチでの議論を思い出してもらいたい．たとえば，肺の陰影で肺胞出血らしい，紫斑が出ている，腎炎もあるという状況だと，血管炎によって患者の症状が出ている確率はより高い．しかし，今回の場合は単臓器である．多臓器にその疾患に合致する症状が出ている場合より，より慎重な対応が求められる．単臓器の診断，この場合は肺の症状を起こしている診断が，"肺のすりガラス陰影"以上に特異的であることが望まれる．

膠原病の患者において状態が悪化した際は膠原病関連なのか，感染症を含めた他の病態が関与しているのかを突き詰める事が大切．膠原病の治療を強化するのか，他の加療を開始するのか，そしてその治療を待てるのかについては臨床状況や治療薬のリスクベネフィットを含めて総合的に判断する

　さらに感染症の可能性への考慮である．投与するのは免疫抑制薬であり，感染症であった場合は感染症を悪化させ，患者をより悪い状態にしてしまうデメリットのある薬剤である．現時点では何の感染症のアセスメントもされていない．さらに，この患者の場合は今までに免疫抑制薬を投与されていて，より感染症にかかりやすくなっている可能性を考慮する必要があるとともに，日和見感染を起こすような微生物に関しても幅広く感染症を考慮する必要がある．

　さて，ではこの先はどう突き詰めていくのか．筆者ならば，侵襲的な検査ではあるが気管支鏡検査を勧めるであろう．肺胞出血の診断のモダリティーとして確立されており，また，肺の感染症の微生物学的検査のサンプルも採取することができる．肺胞出血が気管支鏡検査で確認されれば，その鑑別を考慮することになり，そのなかの一つに血管炎による毛細血管炎 capillaritis がある．

膠原病の治療は，多くの場合は免疫抑制薬を使用することになるため，感染症の寄与がないかを充分に検討する必要がある

2. ステロイドの見切り発車は正解か？

　もう1つ見逃してはならない点がある．この患者ではプレドニゾロンがすでに開始されている点である．診断がまだ確定されていない時点からである．この点に関しては，読者の方々はどう考えるであろうか？

　もちろん目の前で実際に診察をしていないので，細かな状況やニュアンスまではつかめないため，紙面上での判断に限界はあるかもしれない．感染症が除外されていないから研修医Aのこの判断は絶対にダメだと思うだろうか？患者の状態がそれほど悪くなく，入院してモニタリングできるので，検査ができるまで待つべきなのか．それとも，過去の診断名から（顕微鏡的多発血管炎），急激に悪化して致死的な状態に至る可能性のある肺胞出血が考えられるため，この判断は妥当だと考えるのか？

　想定される病態とステロイドのメリット・デメリットを考慮して，臨床的な判断力が現場で求められる．重篤な状態が急速に進行する可能性があり，ステロイドを高用量で投与するメリットが想定されるデメリットより大きい場合は，迷いなく投与すべきであろう．感染症の可能性も捨てがたいが，ある程度重篤な事態が想定され，検査の結果が出るまでは高用量のステロイドを投

与することのメリットが大きいと考えられるならば，高用量で見切り発車的にはじめることも多い．そして，感染症への対策として，必要な培養検査をしたのち，想定されうる微生物を考慮して，広域抗菌薬が同時に開始されることが多い．

> **Point** 個々の症例で，病態の重篤度などを含め総合的に検討し，見切り発車的にステロイドを使用することがある

さて，先ほどの話の続きをみてみよう．

研修医
皆来

気管支鏡検査では肺胞出血でした．肺毛細血管炎 pulmonary capillaritis 以外の病態も考えにくいので，ステロイドパルス療法を行いました．感染症の検査も陰性であったので，リツキサンによる寛解導入治療をはじめました．

なるほど．
指導医
竜町

シクロホスファミドは以前にも投与されたことがあったので避けました．今後の長期的ながんなどの副作用の可能性も考慮しました．

そうだね．

今後，私の外来でフォローアップしていくことになりまして，竜町先生に指導医としてこのケースに関してもご指導いただきたいんです．

わかりました．長期的にはどうしていこうと考えているのかな？

そうですね．寛解に至ったのちに，維持療法の薬を考えないといけないですね．

そうだね．多くのリウマチ膠原病性疾患は慢性疾患だけど，急性期の診療は劇的に症状が良くなることがあるからとてもやり甲斐があるし，これからが本番だよ．患者さんは長く疾患と付き合っていかないといけないしね．

この患者さんは1回めの再発でした．しかも維持療法中に起きた再発だったんですよ．そういった意味では，元の維持療法の薬とは違う維持療法の薬を考えないといけませんね．

3. 寛解導入療法と維持療法

　膠原病の治療はその性質を 2 つに分けて考えることができる．1 つは寛解導入療法と維持療法の 2 つのフェーズに分けて治療する方法である．代表的な疾患は，上記のような小型血管炎の場合や，全身性エリテマトーデスの腎炎などの重篤な病態のときである．この考え方は高用量ステロイドに加えてシクロホスファミドがこれらの病態の治療薬として用いられるようになったことで，シクロホスファミド長期使用にともなう重篤な副作用が認識されるようになり，長期にわたりシクロホスファミド，ならびに高用量のステロイドを使用するのを避けるための方策である．現在ではシクロホスファミド以外の薬剤も寛解導入療法で用いられるようになり，そういった薬剤では，維持療法も同じ薬剤で行うことができる．

　このように，重篤な臓器障害が急速にみられる場合は，白血病の治療にも似たような寛解導入療法から維持療法へと移行する方策が取られる．

> **Point** 寛解導入療法と維持療法という組み合わせで治療される膠原病の病態がある

　すべての膠原病でこのアプローチがとられるわけではない．もう 1 つ幅広く受け入れられている治療指針がある．
　では，次の例をみてみよう．研修医 皆来が関節リウマチの患者のフォローアップをしているようである．

研修医 皆来：先生，次は関節リウマチのフォローアップに来られた患者さんです．38 歳の女性で，2 ヵ月前に関節リウマチの診断になった抗シトルリン化ペプチド（CCP）抗体陽性の方です．診断後，メトトレキサートを 16 mg 週に 1 回の投与を開始し，ちょうど 2 ヵ月経ったところです．

指導医 竜町：あぁ，あの患者さんか．中手指節（MCP），近位指節（PIP），手関節，膝関節に対称性に関節炎があった患者さんだね．たしか，X 線では関節びらんはなかったね．

そうです．関節症状も強く，日常生活にも困難をきたしていたので，プレドニゾロン 10 mg も開始した方です．

そうだったね．1 ヵ月前に来られられたときには，ステロイドのおかげもあってか，だいぶ症状が良くなっていたね．あの後，少しプレドニゾロンの量を減らしたんだっけ？

そうですね．プレドニゾロンを 7.5 mg 2 週間，そして 5 mg に減らして今日来ていただきました．

今日はどうだったの？

まだ朝のこわばり，関節の痛みはあるようですが，先月に比べると良くなっているとおっしゃっていました．しかし，私の診察ではまだ腫れている関節も圧痛関節も 4 つずつあり，DAS28 を計算すると moderate disease activity でした．当初は high disease activity であったので良くはなっているのですが．

なるほど．皆来先生はどうしたい？

まだ疾患の活動性が高いので何とかせねば，という感じです．

いつ，どう何とかしようとしているのかな？

あと 1 ヵ月でメトトレキサートをはじめて 3 ヵ月になるので，次のフォローアップで良くなっていなかったら，新しい薬をはじめたいです．

なるほど．どの薬にしようか？

患者さんと，次のステップについて検討したいですね．やはり，生物学的製剤でしょうか？

それも一手だね．次回の評価の際に低疾患活動性であればどうしようか？ 治療のゴールはどこになるかな？

寛解ですよね．思い出してきました．竜町先生のレクチャー．

関節リウマチで主流となっているマネジメントは何ていうんだったっけ？

T2T です．つまりは，treat to target です．高血圧で個人個人の目標となっている血圧に達するまで薬を加えたりして調節していくのと同じように，また糖尿病で目標となるヘモグロビン A1c に達するまで糖尿病の薬の調節を続けるのと同じように，関節リウマチでも目標となる疾患の活動性が達せられるように定期的に疾患の活動性を評価して，薬の調節を行うという方法ですね．

4. もう1つのアプローチ，treat to target

　関節炎の病態で，とくに関節リウマチにおいて主流となっているアプローチは，研修医 皆来の言葉にも出てきた通り，treat to target である．これには疾患の活動性をみるための適切な評価ツールが必要である．関節リウマチの場合は，さまざまな疾患の活動性をみる指標を用いることができる．上記で出てきた DAS28 は，そのうちの一つである．そのほかにも CDAI, SDAI, RAPID3 などさまざまなツールがある．これらそれぞれに，寛解や低疾患活動性などの疾患活動性のレベルが規定されている．

　treat to target では，寛解や低疾患活動性が現実的な目標として掲げられている．そして，少なくとも3ヵ月に1回は疾患活動性を評価し，目標に達していなければ治療方針の変更をすることが勧められている．

Treat to target では指標を用いた活動性を評価し，寛解や低疾患活動性という目標（target）を目指す治療を行う（treat）

　この関節リウマチで主流となった考え方は，脊椎関節炎へとも広がりつつある．しかし，乾癬性関節炎では少し関節リウマチと様相が異なっている．関節リウマチの場合，関節炎が主体であり，治療自体は末梢の関節炎を中心として考えることでほぼ問題ない．しかしながら，乾癬性関節炎では，末梢関節炎以外に皮膚症状のコントロール，指趾炎のコントロール，腱付着部炎のコントロール，脊椎炎のコントロールとさまざまな異なった面を考慮して治療しなければならない．それぞれの治療に使用される薬物は共通のものもあるが，中には1つの側面には効果的であるが，別の側面には効果がない，という薬物もありうる．このような場合は，上記で述べた，全身性の自己免疫性疾患と同様の考え方をする．

　どの症状が前面に出ており，コントロールすべきか，そして，その薬剤を選択したときにはどの症状がコントロールされるのか，その薬剤に起こりうる副作用も勘案し，薬剤の選択を行っていくことになる．

一定期間ごとに評価を行い，その評価に基づいて一定の治療目標に到達するように薬剤を調節する方法（treat to target）が，関節リウマチなどの炎症性関節症では主流の治療方針である

基本 11 治療のオプションを知ろう

　膠原病は，免疫学的機序によって起こる疾患である．すなわち治療として使用される薬剤は，抗炎症作用や免疫抑制作用があるものとなる．近年は生物学的製剤と呼ばれる，より特異的なタンパク質を標的とした抗体製剤も多く開発され，実用化されるようになってきている．オプションは実に多様化しており，さまざまな状況でこれらの薬剤が使われることがある．基本 11 では全般的にどのような薬剤が存在しており，どのようなことに気をつけるべきかという概論を述べていく．

I：ステロイド

　一般的にステロイド薬と呼ばれている糖質コルチコイドは，多様な機序で免疫に作用すると考えられている．現時点でも多くの膠原病で治療の中心となっている．

1. ステロイドの作用機序

　糖質コルチコイドは獲得免疫ならびに自然免疫の両者に幅広く作用し，効果の発現も早い．その理由の1つは細胞内の糖質コルチコイド受容体に結合し，核内でさまざまな遺伝子発現を変化させることである．これによりインターロイキン1（IL-1）などの炎症性サイトカインの遺伝子の発現の抑制，抗炎症性サイトカイン産生の促進，NF-κB や AP-1（activator protein-1）の抑制による炎症性サイトカインの抑制が起きる．また，IL-1，IL-6，TNF などの炎症性サイトカインのメッセンジャー RNA の安定性が減ることによる，翻訳後の変化も寄与していると考えられている．そして，白血球のトラフィッキングの阻害，つまりは，白血球が血管内皮に接着し，血管内から炎症の部位へと移動することも阻害する．さらに，血管内のリンパ球は糖質コルチコイド使用下では減少する．この理由には，Tリンパ球に対してのアポトーシスの促進，血流循環からの遊出の促進，Tリンパ球の成長を促すインターロイキン2（IL-2）の抑制，リンパ組織からの放出の抑制などがある．

 糖質コルチコイドは幅広く免疫細胞に働きかけ，効果の発現も早い

2. 糖質コルチコイドによる副作用と用量

　上記のようにさまざまな機序により，多方面から免疫活動，炎症性サイトカインを抑制する糖質コルチコイドであるが，さまざまな副作用が起こりうる．短期的に起こりうる副作用，長期的に起こってくる副作用などさまざまである．副作用の一覧を以下の表（表 4-1）に示す．

表4-1 糖質コルチコイドの副作用

	副作用
筋骨格系	骨粗鬆症，骨壊死，ステロイド筋症
皮膚	挫瘡，多毛，斑状出血，線条，皮膚萎縮，創傷治癒遷延
内分泌	クッシング様顔貌，糖尿病，脂質代謝異常，食欲亢進・体重増加，電解質異常，性ホルモン抑制，視床下部下垂体副腎系の抑制
消化器	(NSAIDsとの併用で)消化管潰瘍，脂肪肝
心血管系	浮腫，高血圧，動脈硬化の促進，不整脈
眼科系	白内障，緑内障
免疫系	易感染性
精神系	不眠，多幸症，情緒不安定，ステロイドサイコーシス

表4-2 糖質コルチコイドの用量

低用量 (Low dose)	1日量プレドニゾロン換算で7.5 mg以下
中用量 (medium dose)	1日量プレドニゾロン換算で7.5〜30 mg以下
高用量 (high dose)	1日量プレドニゾロン換算で30〜100 mg以下
超高用量 (very high dose)	1日量プレドニゾロン換算で100 mgより多い量
パルス療法 (pulse therapy)	1日量プレドニゾロン換算で250 mgより多い量を1日〜数日間使用

さまざまな副作用が起こりうることを認識し，ステロイド使用中は副作用にいつでも対処できるようにしておくこと

 糖質コルチコイドは使用する用量によってステロイドパルス療法，超高用量，高用量，中用量，低用量に分けられる（**表4-2**）．多くの副作用は用量が高いほうが出やすく，用量が少ないほうが出にくいとされている．高用量を使用した際にすぐに訴えが出る頻度が多いものとしては，不眠，多幸症，情緒不安定などが挙げられる．
 ここでまた，症例に関して研修医 皆来と指導医 竜町のやり取りをみてみよう．どうやら，全身性エリテマトーデスの症例のようだ．

シナリオ1

研修医
皆来

竜町先生，全身性エリテマトーデスの患者さんですが，もしかしたら増悪しているかもしれません．どうしたら良いかなと思いまして……．

指導医
竜町

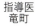関節炎と皮疹がメインの全身性エリテマトーデスだったね．たしかヒドロキシクロロキン単剤のみでうまくコントロールがついていたと記憶しているけど，そうかい？

そうです．今回は，また関節炎と皮疹なんです．関節の痛みがつらそうなので，少しプレドニゾロンを使用しようかと思いまして．

どれぐらいの量を考えているのかな？

プレドニゾロンを10 mg/日で開始して，メトトレキサートも使おうかと思っています．

ではそれでいってみよう．

シナリオ2

竜町先生．全身性エリテマトーデスの患者さんですが，どうやら増悪しているようなんです．入院していただいたほうが良さそうなんですが，どうしたら良いかなと思いまして……．

関節炎と皮疹がメインの全身性エリテマトーデスだったね．たしかヒドロキシクロロキン単剤のみでうまくコントロールがついていたと記憶しているけど，そうかい？

そうです．今回は，腎炎が出てきたようなんです．今日はタンパク尿と血尿があって，今日の血液検査でクレアチニン値も上がってきているんです．ステロイドを開始していいですか？

どれぐらいの量を使おうと思っていますか？

重篤な腎炎のようなので，ステロイドパルス療法をしつつ治療を行い，腎生検を行おうと思います．ループス腎炎の可能性が高いので最終的にはミコフェノレート酸モフェチルを追加することにしようかと思っています．

ではそれでいってみよう．

シナリオ3

 竜町先生，救急外来から電話しています．全身性エリテマトーデスの患者さんですが，増悪しているようなんです．入院していただいたほうが良いでしょうか……．

 関節炎と皮疹がメインの全身性エリテマトーデスだったね．たしかヒドロキシクロロキン単剤のみでうまくコントロールがついていたと記憶しているけど，そうかい？

 そうです．今回は意識変容が出てきているようです．発熱もあって，髄膜炎を疑って，血培採取後，抗菌薬の投与がはじまっています．ただ，全身性エリテマトーデスの悪化の可能性もあるかと思っていまして．これから腰椎穿刺が行われるところです．

 重症だね……．

 あと，うっすら蝶形紅斑らしいものもみえています．感染症と全身性エリテマトーデスどちらの可能性もあるとは思うのですが，ステロイドも投与しておいたほうが良いと思うんです．

 どれぐらいの量を考えているのかな？

 まだ感染症が除外できていないのですが，全身性エリテマトーデスであれば重篤な病態なので，感染症の治療を併行しつつメチルプレドニゾロン静注で60 mgでいこうかと思っています．感染症らしくなければ，ステロイドパルス療法をしたいと思います．

 ではそれでいってみよう．

　上記3つのシナリオからわかるように，状況によってどれくらいの量のステロイドを使うのかが変わってくる．重篤な病態，つまりは生命の危機や，重要な臓器の危機の際には高用量，さらにはステロイドパルス療法としてステロイドを使うこととなる．これに当てはまる症状としては，腎炎，肺胞出血，中枢性ループス（CNS〔central nervous system〕ループス），重篤な血球減少，ループス肺炎などが挙げられる．それほど重篤でない状況でステロイドを使わなければならない症状であれば，中から低用量を使うこととなる．たとえば，関節炎，皮疹，そして漿

膜炎などである．しかし個々で反応性も異なるため，通常中〜低用量で治療されるような病態でも，高用量が必要となることもある．

さまざまな臨床状況によって，使用するステロイドの量が変わってくる．どのようなときにどのくらいの量を使うかを把握しておこう

Ⅱ：抗リウマチ薬と免疫抑制薬

　膠原病の領域では，さまざまな抗リウマチ薬や免疫抑制薬が用いられる．そのなかでも使用する頻度が高いと思われる，メトトレキサート，ミコフェノレート酸モフェチル，タクロリムス，シクロホスファミド，アザチオプリンの5つを取り上げて，それぞれの薬の特徴をみてみよう．

1．メトトレキサート

　関節リウマチの患者が来たようだ．研修医 皆来は初めてメトトレキサートを処方するようである．

研修医
皆来

関節リウマチの患者さんがフォローアップに戻ってきました．1週間前の診察で，関節リウマチっぽいなという感じで，血液検査と単純 X 線撮影をしました．関節のびらんはなく，血液検査では抗 CCP 抗体が陽性でした．関節リウマチで間違いなさそうです．メトトレキサートをはじめようと思うのですが……．

そうかい．関節の腫れの分布もリウマチっぽかったし，抗 CCP 抗体も陽性だし，早期の関節リウマチだね．メトトレキサートは良い選択だと思うよ．

指導医
竜町

ありがとうございます．でも，まだ一度も最初から処方したことがないんです．

添付文書は読んでみたかい？　何に注意して処方したらいいか書いてあるよ．

すみません，読んでいませんでした．

では知っている範囲内では何がいえるかな？

えーっと，週に1回飲む薬ですね．肝臓の副作用があるので，服用中はお酒を避けること．そして，入院患者さんで診たことがあるのですが，肺に副作用が出ることがあります．

用量は？

わかりません．

添付文章では 6 mg から使うとなっているね．効果に合わせて徐々に増量可能で，日本では 1 週間に 16 mg までが処方できる．1 回にまとめて服用してもいいし，12 時間ごとに 2 回に分割，あるいは 3 回に分けて内服してもよいとされている．吐き気などの胃腸系の副作用，口内炎，脱毛，血球の減少などが起こりうる．こういった副作用を軽減するために葉酸を合わせて投与することもある．血液検査は初期には最低でも 2 週間に 1 回程度した方が安全だね．腎機能障害がある場合は，副作用が出やすいので気をつける必要がある．前回，結核と B 型肝炎，C 型肝炎のチェックはしたかな？

はい，先生のご指導の通りにチェックしました．

肺の副作用は重篤になりうるので，患者さんに咳が出はじめたりしたらすぐに来てもらうように指導するのを忘れないようにしないとね．どう，患者さんに指導できそうかな？

はい，頑張ります（添付文書をしっかり読んでおけばよかった．とほほ……）．

　メトトレキサートは関節リウマチの一番のキードラッグであり，ほかの膠原病でも用いられることがある薬剤である．どのような抗リウマチ薬や免疫抑制薬を使用する場合でも，どんな副作用が出る可能性があるのか，使用前にチェックしておかなければならないことは何か，どのように薬の副作用をモニターしたらよいのかしっかりと頭に入れておく必要がある．とくに，膠原病でこれらの薬剤を使用しはじめると，使用は長期にわたることが多いのでなおさらである．

　メトトレキサートについて簡単に触れておく．メトトレキサートは葉酸類似物質である．細胞内には葉酸と同じ経路で取り込まれる．そして，さまざまな機序で抗炎症作用，抗増殖作用を示す．メトトレキサートは経口投与ならびに皮下注で投与することが可能な薬剤である．リウマチ性疾患に対しては 1 週間に 1 回の投与が標準である．経口では 15 mg/ 週を超えてくると吸収の効率が悪くなり，これ以上の用量では，血中濃度の上昇の仕方が経口より皮下注のほうがよいというデータがある．そのため，海外では皮下注を好む膠原病科医もいる．

　副作用防止のため，筆者はルーチンで葉酸を開始している．葉酸は必要であればさらに増量することが可能であり，葉酸でうまく副作用が防げなかった場合にはフォリン酸 folinic acid を使用することで副作用が防げることもある．メトトレキサートの使用開始前には，日本と欧米ではメトトレキサートの使用方法が異なるため，日本の添付文書に基づいて評価するようにする．ま

た，メトトレキサートの使用にともなう副作用，とくに重篤な骨髄抑制の可能性を避けるため，腎機能の確認は重要である．腎機能低下症例では，メトトレキサートの使用を避けたほうがよい場合もある．さらに，使用開始前に結核に関する問診，ツベルクリン反応検査あるいはインターフェロンγ遊離試験を行うこと，ならびに胸部X線を行うことが勧められている．また感染症に関しては，ウイルス性肝炎のスクリーニングが使用開始前に勧められている．B型肝炎ならびにC型肝炎である．

メトトレキサートは膠原病科で使う薬のなかで，基本となる薬である．使い方をしっかり知っておこう

2. ミコフェノール酸モフェチル

次の患者が外来に来たようである．研修医 皆来はまた新しい薬に出会ったようだ．

研修医
皆来

竜町先生のところに退院後のフォローアップにいらっしゃった，患者さんを診察しました．新規の全身性エリテマトーデスで最近まで入院されていた方です．私は入院中は診察する機会はなかったのですが，腎生検ではⅢ型のループス腎炎の診断になっていました．クレアチニンのピークは 1.0 mg/dL で，ベースラインは 0.5 mg/dL だった方です．入院中はステロイドパルス療法で，その後ミコフェノール酸モフェチルを寛解導入療法のためにはじめられています．今日はとくに調子も問題なく，副作用も感じておられないようです．血液検査でもとくに血球や肝機能検査に問題はなく，このまま，ミコフェノール酸モフェチルを継続していけると思います．

フォローアップで戻ってきたんだね．皆来先生，ミコフェノール酸モフェチルについては調べたかい？　どんな副作用が出てくる可能性があるんだっけ？

指導医
竜町

（チェックしておいてよかったと内心で思いつつ）下痢などの消化器症状のために，量をなかなか増やせない方がいます．血球減少や肝障害にも気をつけなければなりません．一番大切なのは，催奇形性があるために妊娠をしないようにしっかりと避妊の方法を患者さんと議論することです．当然，免疫抑制薬なので感染症には気をつけなければなりません．メトトレキサートではツベルクリン反応検査やインターフェロンγ遊離検査についてコメントされていましたが，ミコフェノール酸モフェチルでは添付文書でコメントされていません．B型肝炎やC型肝炎に関してはしっかりと記載されています．

うーん．しっかりと勉強しているね．前回の反省を活かしているね．

　ミコフェノール酸モフェチルはループス腎炎の治療によく用いられる薬の一つである．わが国では移植後の拒絶反応の予防，ならびにループス腎炎の治療に適応がある．そのほかの膠原病としては，全身性強皮症や多発性筋炎/皮膚筋炎における間質性肺炎への応用が期待されている．
　わが国ではミコフェノール酸モフェチルは経口薬が手に入る．海外では静注薬も存在する．ループス腎炎には2,000〜3,000 mg/日を使用することになり，通常は2分割にして投与する．ミコフェノール酸モフェチルは体内で代謝されミコフェノール酸 mycophenolic acid となり，これが効果をもたらす成分である．ミコフェノール酸は *de novo* のグアノシン核酸合成を阻害する．リンパ球はグアノシン核酸合成の2つある経路のうち，*de novo* に依存している．よって，ミコフェノール酸モフェチルはTリンパ球やBリンパ球の増殖抑制を骨髄抑制のリスクを少なく行うことができる．
　副作用は上記の通り，消化器系のものが最も頻度が高い．血球減少や肝酵素の上昇には気をつけるべきである．催奇形性は最も注意すべき副作用であり，2つの異なる避妊方法を併用することが勧められている．

ミコフェノール酸モフェチルはリンパ球を抑制する，全身性エリテマトーデスに用いられるキードラッグである

3．シクロホスファミド

　どうやら，研修医 皆来は指導医 竜町の外来を見学して，さまざまな症例を経験しているようである．外来後の一コマである．

研修医
皆来

経口のシクロホスファミドを服用している患者さんをみるのは初めてでした．シクロホスファミドは怖い薬だという思い込みがありますが，実際に服用されている方をみると，普通に服用されていて，なんだかイメージと違いますね．

なるほどね．でも充分に気をつけないといけない薬には違いないよ．

指導医
竜町

シクロホスファミドを導入する際の竜町先生の会話を聞いてみたいです．

重篤な病態に使う薬だからね．副作用もさまざまある．膠原病科医としては使いこなせないといけないけど，一般内科の範疇は超える薬かもしれないね．

そうなんですね．

静注はもうすでに入院患者さんで経験があるんだよね？

そうですね．経口はまだですが……．

この患者さんは重篤な多発血管炎性肉芽腫症があって，寛解導入療法に経口のシクロホスファミドを使用することにしたんだ．いつも注意して患者さんに伝えているのは，必ず朝早めに服用すること，日中は充分に水分摂取し，頻回に排尿すること，そして，寝る直前には必ずトイレに行き排尿してから寝ること．ほかには，人混みを避け，マスクの着用，手洗いなど感染症に気をつける，血液検査を頻回行い，骨髄抑制が出ないか確認すること，など指導しているよ．あとはなるべく，寛解導入療法の期間は短くすること．長くても6ヵ月を超えないようにすることを気をつけているね．

なるほど，勉強になります．

経口のシクロホスファミドを1年間使ったランダム化比較試験もあるよ．全身性強皮症にだけどね．

そうなんですね．

それから，必ずニューモシスチス肺炎予防薬を使うよ．禁忌がない限りはST合剤を選んでいる．

高用量のステロイドも同時に行っている状況が多いので，より神経質になりますね．

そうだね．

　シクロホスファミドはアルキル化薬であり，ナイトロジェンマスタードの仲間である．抗がん剤としても使用されている．DNAの架橋などにともない，DNAの合成を阻害する．

　シクロホスファミドは静注薬として，また経口薬として使用することができる．わが国では幅広いリウマチ性疾患に対して適応がある．全身性エリテマトーデス，血管炎症候群，多発性筋炎／皮膚筋炎，全身性強皮症，混合性結合組織病，そして血管炎をともなう難治リウマチ性疾患である．リウマチ性疾患に使用されてきた歴史も比較的長い．

　経口のシクロホスファミドは50〜100 mg/日の投与，静脈投与では500〜1,000 mg/m^2（体表面積）を原則として4週間ごとに投与することが添付文書に記載されている．通常は一番

最初の投与では 500 〜 750 mg/m^2 の少ない量から開始し，白血球の減少具合をみながら次回の量を調節する．また，高齢者では常に少なめの量から開始すること，腎機能によって用量を減らす必要があるので注意する．副作用としては，用量依存性に骨髄抑制が起こる．静注パルス療法で使用する場合は，投与後 1 〜 2 週間で白血球数が最も低くなり，3 週間程度で回復してくる．白血球数が 3,500/μL を切るようであれば，次回の静注の量を減らすこと，4,000/μL 以上であれば，次回の静注の量を増やすことを検討する．この際にはそのほかの副作用のことも考慮しなければならない．経口投与でも筆者は白血球数を最低週に 1 回は計測し，量の調整を行うようにしている．そのほかの副作用としては，出血性膀胱炎や膀胱癌が挙げられる．おもに，シクロホスファミドの代謝物であるアクロレインが原因とされている．出血性膀胱炎予防のため，メスナの使用をルーチンに行う施設が多い．ただし，わが国ではメスナは静注薬しか手に入らないため，経口投与は行われない．添付文書記載の投与方法は，静注シクロホスファミド 1 日量の 40%を投与時，そのあと 4 時間後，8 時間後に投与である．また，若年女性の全身性エリテマトーデスでは，卵巣障害も大きな問題である．卵巣障害のリスクは年齢が上がれば高くなり，累積投与量が多いほどリスクは高くなる．リュープロレリンの投与を妊孕性温存のために行うこともある．当然，感染症も重要な副作用である．静脈投与よりも経口投与のほうが感染症のリスクが高いとされている．

　最後に長期的に悪性腫瘍のリスクが問題になってくる．経口の長期使用でこれらはみられており，シクロホスファミドの使用はなるべく短期間にすることが重要である．ちなみに，ループス腎炎では 500mg/ 回の静注を 2 週間ごとに 3 ヵ月行うというプロトコールもある．また，抗好中球細胞質抗体（ANCA）関連血管炎で，経口と静注の効果を比べた臨床試験で使われた静注のシクロホスファミドの量は，上記のプロトコールともまた異なることも覚えておきたい．

> **Point**　シクロホスファミドは膠原病の重篤な病態に用いられてきた薬だが，さまざまな重篤な副作用の可能性もあり，使用する場合は極力短期におさえる

4．タクロリムス

　今度は少し状況の違う患者が，外来に来られたようだ．

研修医
皆来
　また，ループス腎炎の患者さんですね．

指導医
竜町
　この患者さんはなかなか治療に難渋してね．あと，以前に結構な量のシクロホスファミドの使用歴もある方なんだよ．ミコフェノール酸モフェチルではうまくいかなくて，タクロリムスを使用してうまくコントロールができたんだ．

　タクロリムスも臓器移植で使われている薬ですね．日本で発見されたんですよね？

そうだね．シクロスポリンと同じカルシニューリン阻害薬で，IL-2などのサイトカインを抑制し，Tリンパ球の活性化を阻害するんだよね．日本では，関節リウマチ，ループス腎炎，そして多発性筋炎／皮膚筋炎の間質性肺炎に適応があるね．

いろいろな薬との相互作用があって難しい薬だというイメージがあります．

たしかに，ミコフェノール酸モフェチルなんかと比べると，気をつけないとね．移植の分野では，若い人に使用していて，妊娠中に使用しても奇形などを増やさないのではないかというデータが集まってきているから，そういう意味ではこれから妊娠したい人に使うということもありうるね．

勉強になります．

　タクロリムスは上記の会話のように，関節リウマチ，ループス腎炎，多発性筋炎／皮膚筋炎の間質性肺炎に対して適応がある．まだまだ，膠原病の領域ではデータが限られている印象はあるが，ループス腎炎に対しては中国からのデータが集まってきている薬でもある．ループス腎炎に対しては単剤での使用のみならず，ミコフェノール酸モフェチルとの併用のデータもある．副作用も多岐にわたり，腎障害，高血圧，高尿酸血症，高血糖，振戦などのほかにも，さまざまなものが挙げられる．

　用量は疾患によって異なる．関節リウマチでは3 mg/日，高齢者では1.5 mg/日で開始することと添付文書に書かれている．ループス腎炎でも3 mg/日を夕食後に投与する．多発性筋炎や皮膚筋炎の間質性肺炎では，添付文書では，0.0375 mg/kgを1日に2回投与し，トラフ値は5〜10 ng/dLを目標にするよう記載されている．このように，タクロリムスの血中濃度を測ることが可能であり，通常は服用後12時間後のトラフ血中濃度を測定する．

　タクロリムスは薬剤相互作用をよく起こすことでも知られている．タクロリムスを開始する際やタクロリムスを内服している患者に他の薬剤を併せる際には，相互作用を必ずチェックしよう．

　また，タクロリムスの添付文書が2018年7月に改訂され，以前は妊娠中には禁忌と記載されていたが解除され，治療上の有益性が危険性を上回る際は投与が認められることになった．

タクロリムスは幅広い疾患に使用できるが，他の薬剤との相互関係がないかどうか確認すること

5. アザチオプリン

今日最後の外来患者の診察が終わったようだ．研修医 皆来はまた別の薬に出会ったようである．

研修医
皆来

竜町先生，今日は外来見学をさせていただいてありがとうございます．いろいろ勉強となることがありました．

皆来先生の勉強になってよかった．最後の患者さんで何か質問はあるかい？
指導医
竜町

 アザチオプリンも使ったことがないので，どう使ったらよいか知りたいです．

なるほど．

 この薬も移植に用いられている薬ですよね．

そうだね．移植の拒絶反応に用いられている薬だね．日本ではシクロホスファミドと同様に，幅広いリウマチ性疾患に対して適応があるね．全身性エリテマトーデス，全身性血管炎症候群，多発性筋炎/皮膚筋炎，全身性強皮症，混合性結合組織病，そして血管炎をともなう難治リウマチ性疾患．ほかに何か覚えていることはあるかい？

 1つだけ覚えていることがあります．アロプリノールとは併用しないほうがいいってことです．

アロプリノールだけでなく，フェブキソスタットとの併用も避けたほうがいいね．どうしてだっけ？

 たしか，重篤な血球減少が起きるのではなかったでしょうか？

アザチオプリンは6-メルカプトプリンへと代謝されるんだよね．6-メルカプトプリンの代謝酵素の一つがキサンチンオキシダーゼなんだ．アロプリノールやフェブキソスタットはこのキサンチンオキシダーゼ阻害薬なんだよね．なので併用すると6-メルカプトプリンの血中濃度が上がるんだ．

 そうでした！竜町先生のレクチャーで習ったのを思い出しました．

これでもう忘れないね．

はい！ありがとうございます！

アザチオプリンは上記の通り，わが国では幅広いリウマチ性疾患に適応がある．リウマチ性疾患に対する用量としては，1〜2mg/kgの投与が添付文書に記載されている．通常は少量から開始して，副作用を確認しながら徐々に増量する．欧米では，チオプリンメチルトランスフェラーゼ（TPMT：thiopurine methyltransferase）というアザチオプリンの代謝酵素の遺伝子多型と酵素の活動性発現の相関が確立しており，アザチオプリン開始前には TPMT を検査することが標準となってきている．ただし，わが国では TPMT は保険診療で測定できない．しかし，日本人では Nudix hydrolase 15（NUDT 15）の遺伝子多型がチオプリン製剤使用時の重篤な副作用予測に役立つことから，NUDT 15 遺伝子多型の検査が 2019 年 2 月に保険収載された．

気をつけておきたい副作用としては，過敏症がある．多くは開始後 2 週間以内に発熱，ショック，皮疹，肝障害などの症状をきたし，敗血症や膠原病の増悪にも似たような症状が出る．そのほかの副作用としては，骨髄抑制や肝機能障害に気をつける必要がある．開始当初は 1〜2 週間ごとに血液検査をチェックすることが添付文書にも記載されている．感染症も当然，副作用として記載されている．ほかにも上記に出てきた免疫抑制薬と同様に，B 型肝炎や C 型肝炎のスクリーニングが勧められている．さらに，悪性腫瘍に関してもその可能性が高まることがある．

アザチオプリンの添付文書が 2018 年 7 月に改訂され，以前は妊娠中には禁忌と記載されていたが解除され，治療上の有益性が危険性を上回る際は投与が認められることになった．

 アザチオプリンは幅広い膠原病に使用することのできる薬剤であるが，副作用のモニタリングをしっかり行いながら使用することが重要である

Ⅲ：生物学的製剤

生物学的製剤とは従来の科学的に合成された薬剤とは異なり，バイオテクノロジーを用いてつくられた，生体がつくる物質を薬物として使用する薬剤のことである．リウマチ膠原病分野では，サイトカインへの抗体である抗 TNFα 阻害薬が関節リウマチに使われるようになり，さまざまなサイトカインや分子を標的とした，より特異的な薬剤である生物学的製剤が次々と治療に使われるようになった．さらに，今後もさまざまな薬剤が手に入るようになっていくであろう．

関節リウマチ以外の疾患では，乾癬性関節炎や強直性脊椎炎に対する使用が挙げられる．そのほかのリウマチ膠原病への生物学的製剤の適応はまだ少ないが，今後増えていくことが予想されている．本書を手に取って読んでいる読者が処方をはじめるということは，あまりないかもしれない．どのような薬が手に入り，どのような分子を標的にしており，そしてどのような副作用に気をつけなければならないかについて，ここでは簡単に述べておく．ひょっとしたらこのような薬剤を使用している人が，あなたの病棟に入院してくるかもしれない．

まずは抗TNFα阻害薬をここでは取り上げる．外来の様子をみてみよう．

研修医
皆来

竜町先生．関節リウマチの患者さんを診察しました．

どんな様子かな？

指導医
竜町

関節リウマチのコントロールがやはりうまくいっておらず，生物学的製剤を導入しないといけないようです．

そうか．まずは，診察して関節の状態をチェックしてみよう．

〜診察室で〜

皆来先生が丁寧に診察してくれたと思うんですが，私も診察させてください．

50代
女性

どうぞどうぞ．でも皆来先生はしっかりみてくれてますよ．

もちろん，皆来先生を信頼しています．ところで，腫れている関節がたくさんありますね．

メトトレキサートをはじめてから良くはなったのですが，まだまだですね．

この間お話しした，生物学的製剤っていうのをはじめようと思うのですが，いいですか？ そのなかでも前回話をした抗TNFα阻害薬をはじめようと思っています．ちょっと，説明用の資料を取りに行きますので，お待ちください．

〜診察室の外で〜

たしかに，生物学的製剤をはじめないといけなさそうだね．

どの薬をはじめたらいいのかわかりません．

どの薬をはじめるかは，個人個人で変わってくるよ．そして，はじめると決めたとしても，抗TNFα阻害薬だけでも5つ種類があるからね．皆来先生，違いはわかる？

いまひとつ……．

抗TNFα阻害薬の効果という意味では，関節リウマチに対しては差はなさそうだから，そのほかの要因で考えないといけないよ．大きな違いは，投与方法だね．

インフリキシマブは静注だというのは覚えています．そのほかは皮下注でしたっけ？

そうだね．よく知っているじゃないか．

　生物学的製剤で一番最初に関節リウマチに使われはじめ，そして，最も種類が多いのが抗TNFα阻害薬である．現時点で5つの製剤が存在する．インフリキシマブ，エタネルセプト，アダリムマブ，ゴリムマブ，そしてセトリズマブである．このなかでインフリキマブは点滴静注で使用するが，そのほかの製剤は皮下注射で使用する．全製剤がTNFαをターゲットとするが，少しずつ薬剤自体の性質は異なる．以下に，抗TNFα製剤をまとめた表を掲載する（**表4-3**）．

　それでは抗TNFα阻害薬の共通する注意点をいくつか挙げてみよう．まず，抗TNFα阻害薬の使用にともなう結核の再活性化が報告されている．そのため，使用開始前に活動性結核や潜在性結核について評価する必要がある．充分な結核に関する問診，診察ならびにツベルクリンやインターフェロンγ遊離試験，胸部X線写真はルーチンで行うことが添付文書に記載されている．必要時には胸部CT検査も考慮する必要がある．また，多発性硬化症などの神経脱髄性疾患の悪化が現れることがある．脱髄性疾患の既往がある患者では，抗TNFα阻害薬は避けなければならない．また，うっ血性心不全（NYHA〔New York Heart Association〕心機能分類Ⅲ/Ⅳ）

表4-3　抗TNFα阻害薬のまとめ

薬剤名	抗体の種類	適応疾患*	投与方法
インフリキシマブ	マウスとヒトのキメラ抗体	関節リウマチ，強直性脊椎炎，乾癬性関節炎，ベーチェット病による難治性網膜ブドウ膜炎，腸管型ベーチェット，神経型ベーチェット，血管型ベーチェット，川崎病の急性期	点滴静注
エタネルセプト	p75TNF受容体とヒト免疫グロブリンのFc部位の融合タンパク	関節リウマチ，多関節に活動性を有する若年性特発性関節炎	皮下注射
アダリムマブ	ヒト型ヒトTNFαモノクローナル抗体	関節リウマチ，乾癬性関節炎，強直性脊椎炎，腸管型ベーチェット，多関節に活動性を有する若年性特発性関節炎	皮下注射
ゴリムマブ	ヒトTNFα特異的ヒト型IgG1κモノクローナル抗体	関節リウマチ	皮下注射
セルトリズマブ	ポリエチレングリコールを付加したヒト抗TNFα抗体のFab部位	関節リウマチ	皮下注射

＊適応疾患は膠原病のみを示している．

表 4-4 そのほかの薬剤

薬剤名	抗体の種類	作用機序	適応疾患*	投与方法
トシリズマブ	抗 IL-6 受容体抗体	IL-6 の阻害	関節リウマチ，高安動脈炎，巨細胞性動脈炎，多関節に活動性を有する若年性特発性関節炎	皮下注射あるいは静脈注射
アバタセプト	CTLA-4 とヒト IgG1 の Fc 部位の融合タンパク	T リンパ球の co-stimulation を阻害	関節リウマチ，多関節に活動を有する若年性特発性関節炎	皮下注射あるいは静脈注射
ウステキヌマブ	p40 タンパクに対するヒト IgG1κ モノクローナル抗体	IL-12 ならびに IL-23 の阻害	乾癬性関節炎	皮下注射
セクキヌマブ	IL-17A 受容体に対するヒトモノクローナル抗体	IL-17 阻害	乾癬性関節炎，強直性脊椎炎	皮下注射
リツキシマブ	抗 CD20 キメラ IgG1 モノクローナル抗体	CD20 陽性の B リンパ球の補体による細胞障害，アポトーシスに誘導	多発血管炎性肉芽腫症，顕微鏡的多発血管炎	静脈注射
トファシチニブ	おもに JAK1 と JAK3 の阻害薬	IL-2, 4, 7, 9, 15, 21 などの細胞内シグナル伝達の阻害，さまざまな炎症性サイトカインの細胞内シグナル伝達を阻害	関節リウマチ	経口
ベリムマブ	完全ヒト型抗 BLyS モノクローナル抗体	B 細胞の成熟や生存に必要な因子である BlyS を中和する	全身性エリテマトーデス	静脈注射あるいは皮下注射
メポリズマブ	IL-5 に対するヒト化モノクローナル抗体	好酸球の分化や生存に必要な IL-5 を中和する	好酸球性多発血管炎性肉芽腫	皮下注射
バリシチニブ	JAK1 と JAK2 の阻害	さまざまな炎症性サイトカインの細胞内シグナル伝達を阻害	関節リウマチ	経口
ペフィシチニブ	主に JAK1 と JAK3 の阻害薬	さまざまな炎症性サイトカインの細胞内シグナル伝達を阻害	関節リウマチ	経口
イクセキズマブ	IL-17A に対するヒト化モノクローナル抗体	IL-17A 阻害	乾癬性関節炎	皮下注射
ブロダリムマブ	IL17 受容体 A に対するヒト型モノクローナル抗体	IL17A,F 阻害	乾癬性関節炎	皮下注射
グセルクマブ	IL23p19ヒト型モノクローナル抗体	IL-23 阻害	乾癬性関節炎	皮下注射
リサンキズマブ	ヒト化抗 IL-23p19 モノクローナル抗体	IL-23 阻害	乾癬性関節炎	皮下注射
サリルマブ	抗 IL-6 受容体抗体	IL-6 阻害	関節リウマチ	皮下注射
アプレミラスト	ホスホジエステラーゼ 4 (PDE4) 阻害	PDE4 阻害により細胞内の cAMP の濃度が上昇し，さまざまな炎症性サイトカインを抑制する	乾癬性関節炎	経口
カナキヌマブ	ヒト型抗 IL-1β モノクローナル抗体	IL-1 阻害	クリオピリン関連周期性症候群（家族性寒冷自己炎症症候群，マックル・ウェルズ症候群，新生児期発症多臓器系炎症性疾患），高 IgD 症候群（メバロン酸キナーゼ欠損症），TNF 受容体関連周期性症候群，家族性地中海熱，全身型若年性特発性関節炎	皮下注射

＊適応疾患に関してはリウマチ膠原病に関連したもののみ記載した．

に対して抗TNFα阻害薬が使用された際に，心不全悪化，死亡例が認められたため，心不全例では禁忌とされている．インフリキシマブは，関節リウマチに対してメトトレキサートを併用している際にのみ使用が認められている点にも注意が必要である．また，重篤な敗血症などがある症例には投与が禁忌とされている．

そして抗TNFα阻害薬ではない生物学的製剤も多数存在する．TNFα以外のサイトカインとしてはIL-1を標的とするアナキンラ，カナキヌマブ，リロナセプトや，IL-6を標的とするトシリズマブ，IL-12/23をターゲットとするウステキヌマブ，IL-17をターゲットとするセクキヌマブが挙げられる．これ以外にも多くの薬物が開発中であり，実臨床での使用まであと少しのところまできているものもある．本書が出版される頃には，欧米で使われはじめている新たな生物学的製剤があるかもしれない．また，免疫細胞を直接に病的とするものもある．Bリンパ球をターゲットとするリツキシマブやベリムマブ，そしてTリンパ球をターゲットとするアバタセプトである．そして，忘れてならないのは，生物学的製剤ではないがキナーゼを阻害する薬も，臨床ですでに使用されていることである．現時点ではトファシチニブというヤーヌスキナーゼ（JAK-1/3）を阻害する薬が関節リウマチに使用可能である．この薬は上記のような生物学的製剤ではないが，ヤーヌスキナーゼは細胞質チロシンキナーゼで，サイトカインの細胞膜受容体から核へのシグナル伝達に重要な役割を果たしている．ここをブロックすることにより抗炎症作用を発揮する．おそらく今後似たような種類の薬剤が増えてくるであろう．そのほかの薬物のまとめを**表4-4**に記載する．

Point さまざまな分子を標的とした特異的な治療薬が開発されてきている．このような薬は今後も増えていくであろう

その4のまとめ

- 膠原病の治療を考える際には，膠原病による臓器障害がどの程度どの臓器に出ているかを把握することが重要である
- 初期にステロイドを用いる際には，治療対象となっている臓器障害の重篤度を考慮して用量を決める
- 膠原病の治療を考慮するときは，感染症の除外を慎重に行う
- 病態の緊急度によっては，感染症の除外が完全に行われていない状況でも見切り発車的にステロイドの投与を行うことがある．その際には考えられる感染症に対する検査を行い，想定される感染症を治療しつつ行う
- ステロイドや各種免疫抑制薬，生物学的製剤などは，起こりうる副作用や使用法を充分に知ったうえで使用する

その5

診断のあとに起こることを知る

基本12 合併症に備えておこう

　残念ながら，現時点で使用されている膠原病の治療薬に副作用が全くなく，治療効果が100%という薬剤はない．さまざまな副作用が出る可能性があり，使用開始後，注意深いモニタリングが必要なものが多い．近年では生物学的製剤とよばれる分子標的薬が導入され，より特異的に免疫細胞やサイトカインを標的とする治療法も可能になり，今までとは異なった副作用も経験するようになった．膠原病を専門としていなくても，こういった薬剤を服用している患者が別の理由で読者の方の外来を訪れることや，こういった患者の入院の担当医師になる可能性がある．膠原病の治療で用いられている薬剤で起こりうる基本的な副作用は，知っておいても損はないであろう．

1．ステロイドの使用と副作用

　ステロイドは現時点でも多くの疾患の治療の中心的役割を果たしている．その抗炎症作用や，効果発現までの早さは現在でもほかの薬剤に替えがたい特徴である．一方でステロイドはそのたしかな効果と，多彩な副作用から，諸刃の剣と評されることもある．患者自身からよく聞く話としても，最初はこの薬剤が魔法のように効くので好きになったが，時間が経つにつれてさまざまな副作用を経験し，この薬が嫌になった，ということもある．現時点の膠原病の診療ではなくてはならない薬剤であり，起こりうる副作用を認識しつつ，うまく使用していきたい薬剤である．

　p.126の**表4-1** ステロイドの副作用リストを示したが，これだけみると何でもありだなという感じである．

　さて，次の外来のフォローアップをみてみよう．

研修医
皆来

（次の患者さんは入院時にステロイドを開始して，今回は退院後のフォローアップか）中へどうぞ．

70代
女性

皆来先生，入院の際にはお世話になりました．

いえいえ，調子が良くなってよかったです．退院後，調子はいかがですか？

入院中よく眠れなかったのは病院にいたせいだと思っていたのですが,家に帰ったあともどうも夜眠れないんです.そのせいか疲れが取れなくて.

 そうなんですね.きっとお飲みになっていらっしゃるステロイドの影響ですね.高用量ではよくあるんですよ.今後,量を減らしていきますので,徐々に良くなってくると思うのですが.

 食欲は戻ってきて,どれだけ食べてもお腹がすくんですよ.ついついたくさん食べてしまって,体重が結構増えてきました.健康になったせいかなと思っていたのですが,もしかしてこれもステロイドの影響ですか.

 そうだと思います.

 あと,胸のあたりと背中に皮疹が出てきたんですよ.ニキビみたいな.

 それも,きっとステロイドの影響ですね.

 あと,足もむくみやすくて.夕方になると結構むくんでくるんですよ.これもですか?

 そうかもしれませんね.

 入院していたときは,ステロイドがはじまってすごく良くなったなと思っていたのですよ.とってもいい薬だなぁって.でも,皆来先生が入院中におっしゃっていたように,なかなか厄介な薬ですね.

 そうなんですよ.これから徐々に減らしていきますが,道のりは長いです.うまく付き合っていく方法を一緒に探していきましょう.

　上記の会話のように,患者は膠原病に対するステロイドの効果を実感しつつも,ステロイドの服用期間が長くなってくるとさまざまな副作用が原因で生活の質が下がり,ステロイドの使用に難色を示すようになる人もいる.重要なのは,必要なときには充分な量を充分な期間使用し,そして必要以上にダラダラと続けることがないように,可能な限り素早く漸減していくことである.
　ステロイドは用量依存性の副作用が多く,低用量のステロイドの使用による副作用は,高用量や中用量のステロイドよりも軽減されると考えられている.治療に高用量のステロイドが必要な膠原病において,免疫抑制薬を併用しながらステロイドを漸減している状況下で,低用量のステ

ロイドを長期間続けることが長期的な疾患の再発防止になるのかどうかは，意見の分かれるところである．現時点では，個々の患者の背景疾患，ステロイドを使用している原疾患などさまざまな要素を加味し，総合的に判断するしかない．

> **Point** ステロイドは副作用が起こりやすい薬であるため，必要時にはしっかりと使用し，必要がなければなるべく素早く漸減する

2. ステロイド性骨粗鬆症

多くの患者は数ヵ月から数年など，長期間のステロイドの投与が必要になってくることがある．ステロイドを使用する際の副作用と注意点をいくつかここに述べておく．

ステロイド関連の副作用対策という点で，公式のガイドラインが存在しているのは骨粗鬆症のみである．骨粗鬆症におけるステロイド関連の副作用は症状もなく進行していく可能性があり，注意が必要である．2017年に米国リウマチ学会のステロイド関連の骨粗鬆症のガイドラインが更新された．これを4つのパート（臨床的評価，リスク分類，治療の実際，フォローアップ）に分けて説明していく．ステロイドの量とFRAX®（fracture risk assessment tool）とよばれる脆弱性骨折のリスクの予測モデルを加味した上で，骨粗鬆症の薬剤の投与を行うかの判断をすることとなる．

❶ 臨床的評価

病歴ではステロイド使用歴（用量，期間，使い方），転倒リスク，骨折，frailtyの評価，そのほかの骨折のリスク（栄養失調，体重減少あるいは低体重，性腺機能低下症，2次性副甲状腺機能亢進症，甲状腺疾患，大腿骨頸部骨折の家族歴，アルコール使用歴，喫煙歴），そのほかの合併疾患などの詳細を聴取する．

身体診察では身長，体重，筋力測定，未診断の骨折の評価（脊椎の圧痛，変形，下部肋骨と腸骨の距離）に気をつけて診察する．

ステロイドの開始とともに，なるべく早く骨折のリスクの評価を行うことが勧められている．少なくとも開始後6ヵ月以内には評価を完了しておきたい．40歳以上の成人では骨密度検査を行い，前出のFRAX®でステロイドの用量と骨密度にて調整された絶対骨折リスクを計算する．40歳未満の成人では，脆弱性による骨折の既往がありリスクが高い場合や，そのほかの脆弱性骨折のリスクがある場合は，骨密度測定を行うことが勧められている．

❷ リスク分類

ステロイド使用中の骨折のリスクを高，中，低と3つに分ける（**表5-1**）．ステロイドの量で調節されたFRAX®や骨密度測定，病歴を基に判断する．FRAX®はWHO主導によってつくられた脆弱性骨折のリスク予測モデルである．予測モデルは世界中のさまざまな国のコホートから得られたデータを基に作成されており，日本用のリスク予測モデルも存在する．入力すべき情報は**表5-2**に示してある．大腿骨頸部の骨密度以外は，「Yes or No」の2択の質問である．これ

表 5-1　ステロイド使用中の骨折のリスク分類

	40 歳以上の成人	40 歳未満の成人
高リスク	●骨粗鬆症による骨折の既往 ●50 歳以上の男性または閉経後の女性の骨密度測定で T スコアが－2.5 以下 ●ステロイド投与量で調整された FRAX®の骨粗鬆症による主要な骨折の 10 年のリスクが 20％以上 ●ステロイド投与量で調整された FRAX®の骨粗鬆症による大腿骨頸部骨折の 10 年のリスクが 3％以上	●以前に骨粗鬆症による骨折の既往がある場合
中リスク	●ステロイド投与量で調整された FRAX®の骨粗鬆症による主要な骨折の 10 年のリスクが 10％から 19％ ●ステロイド投与量で調整された FRAX®の骨粗鬆症による大腿骨頸部骨折の 10 年のリスクが 1％以上より大きく 3％未満	●7.5 mg/日以上のステロイド治療を 6 ヵ月以上受けている かつ → 腰椎または大腿骨の密度の Z スコアが－3 以下 あるいは → 骨密度が 1 年間に 10％以上低下
低リスク	●ステロイド投与量で調整された FRAX®の骨粗鬆症による主要な骨折の 10 年のリスクが 10％未満 ●ステロイド投与量で調整された FRAX®の骨粗鬆症による大腿骨頸部骨折の 10 年のリスクが 1％以下	●ステロイドの治療以外の上記のリスクファクターがない場合

表 5-2　FRAX®に入力する項目

年　齢	40 歳～90 歳まで
性　別	男女の入力
身　長	cm で入力
体　重	kg で入力
骨折歴	成人になってからの骨折歴．無症状の椎体圧迫骨折も含む
両親の大腿骨近位部骨折の病歴	母親と父親の大腿骨近位部骨折の既往
喫煙歴	現在喫煙しているかどうか
ステロイド使用歴	現在または過去にプレドニン換算で 5 mg/日以上を 3 ヵ月間服用していたかどうか
関節リウマチ	診断されているかどうか
アルコール歴	1 日 3 単位以上，毎日飲んでいるか．1 単位はアルコールにして 8～12 g で，ビールならコップ 1 杯（285 mL），ワインなら 120 mL 程度
続発性骨粗鬆症	以下の疾患がある場合は「はい」となる．1 型糖尿病，骨形成不全症，長期にわたり未治療の甲状腺機能亢進症，性腺機能低下症，早発閉経（45 歳未満），慢性の栄養失調や吸収不良症候群，そして慢性の肝疾患
大腿骨頸部の骨密度	骨密度の機械のメーカーの入力ならびに大腿骨頸部の実際の測定値の入力

らの情報を入力すると，今後10年間の大腿骨近位部骨折のリスク，ならびにそのほかの骨粗鬆症性の骨折のリスクを計算してくれる．オンラインで気軽にアクセスでき，簡単に計算が可能である．（FRAX®ホームページ〔https：//www.shef.ac.uk/FRAX/tool.jsp〕）．

2017年米国リウマチ学会のステロイド関連の骨粗鬆症性ガイドラインでのリスク分類をする際には，プレドニゾロン換算で7.5mg/日以上使用している場合，おもな骨粗鬆症性の骨折のリスクは1.15倍，大腿骨の骨折のリスクは1.2倍して調節する．

❸ 治療の実際

まず，全員にカルシウムとビタミンDの摂取が勧められている．低リスクに分類される場合はそれ以上の治療は必要ない．中から高リスクの場合は異なってくる．子どもを妊娠する可能性のない女性ならびに男性では，第一選択薬として経口のビスホスホネートが勧められている．もし，経口のビスホスホネートが適切でない場合は，静注ビスホスホネート，テリパラチド，デノスマブの順で勧められている．閉経後の女性でこれらの選択肢が不適切である場合は，ラロキシフェンも使用可能である．

一方，子どもを妊娠する可能性があるが，骨粗鬆症薬使用中は妊娠する計画がなく，適切な避妊を行う女性には，経口ビスホスホネートが第一選択として勧められている．第二選択としては，テリパラチドがこの状況では勧められている．なお，デノスマブと静注のテリパラチドに関しては，安全性のデータがなく，また動物実験で害がある可能性が認められている．さらに，予期せぬ妊娠の際に胎児に害を与える可能性に関しては質の低いエビデンスしかないため，これらのことを充分に患者と議論してから使用するべきである．

❹ フォローアップ

ステロイドを継続して使用している場合，骨折のリスクの評価は12ヵ月ごとに行うべきである．骨密度検査に関しては，状況によってどのような頻度で行うかが変わってくる．以下のフローチャート（図5-1）に，どのような頻度で骨密度検査が勧められるか提示する．

治療の甲斐なく骨折が起こってしまった場合はどうであろうか．この点にもガイドラインは触れている．40歳以上の成人で，ステロイドの治療継続中に18ヵ月以上の経口のビスホスホネート製剤の治療を受けたあとに，骨粗鬆症性の骨折が起きてしまった場合や，1年間で10%以上骨密度が低下した場合は，違うクラスの骨粗鬆症薬（テリパラチドかデノスマブ），あるいは静注のビスホスホネート製剤（治療の失敗の理由が，アドヒアランスの悪さや薬剤の吸収が悪いと判断された場合）に変更することが勧められている．

また，40歳以上の成人で，5年間の経口ビスホスホネートを完了したがステロイド治療を継続しており，骨折が中から高リスクと評価された場合，骨粗鬆症の治療を継続（カルシウムとビタミンDに加えて）をすることが勧められている．勧められる治療の選択肢としては，経口のビスホスホネートを7～10年継続すること，静注のビスホスホネートに変更する（薬のアドヒアランスや吸収が問題の場合），あるいはほかのクラスの骨粗鬆症薬（テリパラチドやデノスマブ）に変更することである．これらは，ビスホスホネートに対する反応性（骨密度の変化や新規の骨折），そのほかの使用年数が増えることによって増えるまれな副作用（顎骨壊死，非典型的

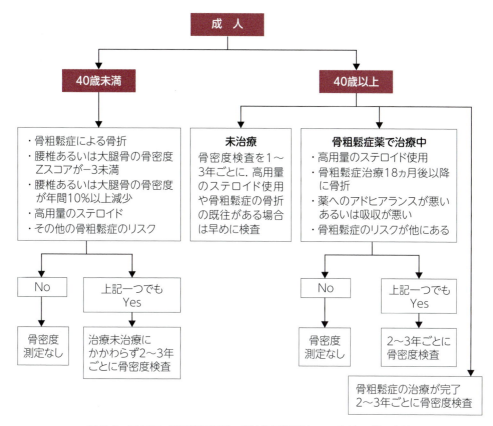

図 5-1 ステロイド使用患者における骨粗鬆症モニタリングの方法

大腿骨骨折）を考慮して決める．

　では，ステロイドの治療が中止となった場合はどうであろうか．今回のガイドラインではここに関しても踏み込んで書かれている．40 歳以上の成人でカルシウムとビタミン D に加えて骨粗鬆症の薬で治療されており，ステロイドの治療が中止された場合には，その中止時点での骨折のリスクが低いと判断できれば骨粗鬆症薬を中止することが勧められる．中から高リスクの場合は，骨粗鬆症の治療を完了する，あるいは骨折のリスクが低いと思われるようになるまで治療は継続すべきである．高リスクの場合は骨粗鬆症の治療の継続が強く勧められる．

　わが国の骨粗鬆症の予防と治療のガイドライン 2015 年版では，少し異なったアプローチが勧められている．既存骨折，年齢，ステロイドの量，腰椎骨密度に基づくスコアリングシステムを採用しており，スコアが 3 以上であれば薬物による治療を，3 未満であれば経過観察を推奨している．

 骨粗鬆症は症状なく進行するので，しっかりと医療者が目を光らす必要がある．気づけば骨折を起こしているなんてことも……

3. リウマチ膠原病治療薬と心血管イベント

ステロイドの使用によって，心血管系のイベントのリスクが上がることも知られている．また，膠原病のさまざまな疾患の疫学的調査により，これらの疾患のある患者で心血管イベントが多いことが示されつつある．どのようにして心血管リスクを軽減するかということが，近年のトピックでもある．

関節リウマチでは，関節炎のコントロールを行う TNFα阻害薬やメトトレキサートの使用によって，心血管イベントが減るというデータが出てきている．原疾患のコントロールは重要であろう．NSAIDs（non-steroidal anti-inflammatory drug）は，膠原病の分野では非常に頻用される薬剤である．しかしながら，NSAIDs 使用の心血管イベントのリスクもさまざまな疫学調査で示されてきている．膠原病患者では慎重に使用したいところである．心血管イベントのリスクファクターである高血圧，高脂血症，糖尿病などのコントロールも重要である．何をターゲットにしたらよいかのガイドラインは存在しない．ただ，上記で述べた通り，心血管イベントのリスクが上昇することが膠原病疾患で観察されつつあるので，糖尿病と同等のレベルのリスクファクターとしてとらえるべきだという意見もある．気をつけておきたいところは，疾患によってはその疾患のコントロールのために使用するステロイド自体が，高血圧，脂質異常症，糖尿病のリスクになりうるということである．治療薬の適正使用を心がけたいところである．

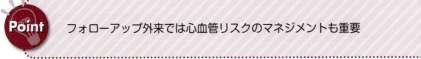

Point　フォローアップ外来では心血管リスクのマネジメントも重要

4. 免疫抑制薬使用と感染症
❶ 日和見感染症，感染症再活性化予防のための評価およびマネジメント

感染症は，長期的なステロイド使用では注意すべき合併症の一つである．とくに高用量のステロイドに加えてもう1剤免疫抑制薬を使用する場合には，ニューモシスチス肺炎の予防のための薬剤の投与を考慮すべきである．どの程度のステロイドの量をどれくらいの期間使用する際に用いるかははっきりとした基準はないが，プレドニゾロンにて 20 mg 以上を 4 週間以上使用する際には勧められる．また，いったん開始した場合に，いつ中止すればよいのかというコンセンサスも得られてはいない．この目的で一番よく用いられる薬剤は，スルファメトキサゾール・トリメトプリムの合剤（ST 合剤）である．

また，こういった免疫を抑制するような薬剤を使用する際に，慢性的な感染症が存在していないかをスクリーニングすることも大切である．日本では比較的結核の罹患率が高いので，潜在性結核のスクリーニングをツベルクリン反応あるいはインターフェロンγリリースアッセイで行うことは重要である．また，免疫抑制薬にともなう肝炎の活性化という問題もあるので，とくにB型肝炎のスクリーニングは重要である．そして，通常 C 型肝炎のスクリーニングも行われる．

> **Point** 免疫抑制薬使用にともない起こりうるニューモシスチス肺炎，結核，肝炎に対する最大限の評価および予防を行っておく

多彩な免疫抑制薬が膠原病の治療に用いられる．おもな副作用は前項の基本11で述べた通りである．多くの薬剤は血液検査にて血球減少が起きないか，腎機能の変化がないか，あるいは腎機能に変化があった場合は用量の調節が必要ないか，肝機能検査に異常が出てこないかなどを定期的にモニターする必要がある．詳しくは上記の基本11を参考にしていただきたい．

❷ ワクチンの勧め

感染症の予防を考慮するにあたって，ワクチン接種は重要な手段の一つである．免疫抑制薬などを使用している患者の場合も例外ではない．適切なワクチンが投与されたか，ルーチンに一定の期間ごとに見直す必要がある．

さて，研修医 皆来が指導医 竜町の指導を受けているようである．

研修医
皆来

入院後のフォローアップで来られた患者さんがいるのですが，相談にのっていただいてもいいでしょうか？

大丈夫だよ．どんな患者さんかな？

指導医
竜町

21歳の女性です．今回の入院が初発であった全身性エリテマトーデスの患者さんです．関節炎，皮疹，胸膜炎，クラスVのループス腎炎です．プレドニゾロン40 mg，ヒドロキシクロロキン，そしてミコフェノール酸モフェチルを服用で退院となりました．今日は退院後の初の診察で来られました．

なるほど．

胸膜炎，関節炎の症状は完全になくなったようです．皮疹も改善傾向です．腎機能にとくに変化はなく，タンパク尿の量は横ばいです．あと2週間は同量のプレドニゾロンを続けてもらい，2週間後に再診していただこうかと思っています．

なるほど．ほかに気をつけることは？

高用量のプレドニゾロンとミコフェノール酸モフェチルを使用しているので，手洗いうがいを励行し，人混みや風邪をひいている人など感染症のある人との接触をなるべく避けてもらうようにして，感染症のリスクを下げるようにすることでしょうか．

大切なトピックだね．これから治療が長くなるなかで，感染症に気をつけるということは大切だからね．感染症に関連してほかに何かあるかな？

ワクチンでしょうか？

ワクチンも大切だね．どのようなワクチンを接種したらいいかな？

免疫抑制薬を使用しているのに，ワクチンって打っていいんでしょうか？

いい質問だね．生ワクチンは免疫抑制薬を使用している場合は避けるべきでしょう．しかし不活化ワクチンなら使用することができるんだ．

それならばインフルエンザのワクチンは毎年打っていただきたいですね．

そうだね．このように免疫抑制薬服用をしている際のワクチンのガイドラインは日本ではなかったと思うけど，米国感染症学会（IDSA：Infectious Diseases Society of America）からは肺炎球菌のワクチンも推奨されているしね．

そうなんですね．そのガイドラインを調べてみます．

❸ 免疫抑制薬使用とワクチン

膠原病の治療は免疫抑制薬を長期にわたって使用するため，感染症との戦いという側面があることは忘れてはならない．上記で述べたニューモシスチス肺炎の予防薬を使用することも大切であるが，ワクチンの使用によって防げるような感染症は，適切なワクチンの使用によって防ぐことも大切である．

ただ，一方で免疫抑制薬を開始してしまったあとに使用できるワクチンには限りが出てきてしまう．通常，生ワクチンは避けるべきであるとされている（**表5-4**）．

❹ 米国感染症学会の免疫不全者に対するワクチンのガイドライン

米国感染症学会の免疫不全者に対するワクチンのガイドラインを紹介しておこう．膠原病などの慢性の炎症性疾患患者が，免疫抑制薬を使用している際のワクチンに関しての項目が設けられている．

タイミングとしては，もし可能であれば，免疫抑制薬の開始前にワクチンを使用すること，生ワクチンは免疫抑制薬使用の4週間以上前に投与すること，不活化ワクチンは免疫抑制薬使用の2週間以上前に使用することが原則として言及されている．個別のワクチンで特筆すべき点としては，肺炎球菌ワクチン（PCV13とPSSV23），水痘ワクチンならびに帯状疱疹ワクチンである．肺炎球菌に対するワクチンであるが，PCV13は子どもと大人の両者，PSSV23は2歳以上に勧められている．もしまだ肺炎球菌ワクチンを受けたことがない場合は，PCV13を最初に摂取し，少なくとも8週間あけてPSSV23を接種し，5年後にもう一度PSSV23を接種することが勧められている．PSSV23をすでに摂取している場合は，PSSV23投与から1年以上あけてのPCV13の摂取が勧められている．水痘の免疫がない患者に関しては，低レベルの免疫抑制（プレドニゾロン＜2 mg/kg かつ20 mg以下，メトトレキサート0.4 mg/kg/週以下，アザチオプリン3 mg/kg/日以下の場合）は水痘ワクチンを考慮すること，そして，帯状疱疹ワクチンも上記と同様の低レベルの免疫抑制であれば，50歳以上で考慮することが勧められている．

免疫抑制薬の使用中は，免疫抑制のレベルが低レベルであろうがなかろうが，わが国では基本的に生ワクチンの接種は添付文書上禁忌となっている．そのため，現実的には生ワクチンの使用はわが国では難しいであろう．肺炎球菌ワクチンに関しては，厚生労働省の見解として，PSSV23は健康な65歳以上の成人の定期接種に入っているものの，PCV13は定期接種にはまだ指定されていない．日本感染症学会は2018年時点ではPSSV23接種後，1年以上たてばPCV13の接種は安全に可能であり，PCV13を先に接種した場合は，6ヵ月たてばPSSV23を安全に接種できるという立場を示している．現状，免疫抑制薬使用者に関しては，とくにわが国ではガイドラインがないため，厚生労働省の見解，ガイドラインの見解などに基づいて，患者との話し合いのうえでワクチン接種を決めていくのがよいと思われる．

❺ 免疫抑制中のワクチンは効果があるのか？

免疫抑制薬使用中のワクチン使用では，充分な免疫反応が得られないのではという懸念はある．免疫抑制薬使用中や生物学的製剤使用中のワクチンの研究では，ほぼ抗体価をアウトカムとしており，実際に感染が防げたかどうかという研究はない．また，さまざまな疾患を背景に，さまざまな薬剤が使用されているなか，あらゆるコントロールグループを対象に研究がなされており，解釈もなかなか難しい．全般的にいえるのは，免疫抑制薬使用時には抗体価の上昇が阻害されうるということである．しかしながら，抗体価が効果のあるとされる領域に上がる事例も充分

表5-4 わが国で接種できるワクチン

弱毒性ワクチン	弱毒性ワクチン以外のワクチン
麻疹，風疹，水痘，おたふくかぜ，BCG，帯状疱疹，経口ポリオ	季節性インフルエンザ，ジフテリア，破傷風，百日咳，肺炎球菌，日本脳炎，インフルエンザ桿菌b型，A型肝炎，B型肝炎，ヒトパピローマウイルス，不活化ポリオ，髄膜炎菌，狂犬病，コレラ

にあるので，免疫抑制薬使用下でもワクチンを使用することは正当化されると考えられる．今後，さらなる知見が集積されて，より適切なワクチンの使用が行われ，感染症の予防が進むことが期待される．

❻ 生物学的製剤使用患者におけるワクチン

生物学的製剤を使用している患者では，上記のように，年に1度のインフルエンザワクチンの使用，適切な肺炎球菌ワクチンの使用が勧められている．低レベルの免疫抑制薬使用者とは異なり，生ワクチンの使用は禁忌とされている．しかしながら，生物学的製剤の使用によって帯状疱疹が増えるかどうかは議論が分かれているところである．

米国で行われた関節リウマチを対象とした大規模観察研究では，TNFα阻害薬使用者において，生物学的製剤を使用している群は非生物学的製剤を使用している群に比べて優位な帯状疱疹のリスク増加はみられなかった．しかし，ヨーロッパでの研究ではTNFα阻害薬により帯状疱疹のリスク上昇がみられた．アバタセプト，トシリズマブ，リツキシマブなどのそのほかの生物学的製剤とTNFα阻害薬では帯状疱疹の発症率が同様であったという報告もあるが，トファシチニブでは帯状疱疹の率が優位に高いという報告もある．このようなことを鑑みて，生物学的製剤を使用する可能性のある患者には，状況が許せばその使用前に帯状疱疹のワクチンを考慮することが大切である．

今後，生ワクチンではない帯状疱疹ワクチンの使用も可能になると思われ，免疫抑制者でも使用できることが期待される．

ワクチンを使用して防げる可能性が上がるものはしっかりと防ごう！

基本13 治療中の増悪に対処できるようになろう

膠原病は現時点では慢性疾患である．われわれはまだ完治する手段を知らない．いったん診断名がつくと，患者は一生その診断名とともに生きていくことになる．そして，治療も長期間にわたることが多い．なかには免疫抑制薬を減量，最終的には中止することができる症例もあるが，何十年にもわたって免疫抑制薬を服用することによって，疾患をコントロールしている患者もいる．また，既知の膠原病の治療中に原疾患の増悪を診断するのと，診断が確立していないなかで，膠原病の診断をつけるのは少し様相が変わってくる．最後の基本13では，このポイントについて述べていく．

Ⅰ：原疾患の増悪かそれともそれ以外？ 既往があるからといって増悪と決めつけない

研修医 皆来がフォローアップしていた患者が外来に帰ってきたようだ．ちょっと様子をみてみよう．

こんにちは，調子はどうですか？

研修医 皆来

皆来先生，お元気ですか？ 私は最近，安定しています．1年半前に入院していたときに比べると格段に元気ですが，寄る年波には勝てないなと思っています．とはいえ，よくここまで回復したなと思います．

50代男性

そうですね．あのときは肺のなかで出血していて，腎臓も悪くなって，大変でしたからね．でも，まだまだお若いじゃないですか．寄る年波だなんて．

いやいや．見た目通りに，いろいろなところにガタがきているのですよ．今日の朝，一番に血液検査をしたのですが，結果は返ってきましたか？

返ってきているか，みてみましょう．

こんなふうに年をとっても血液検査が悪くなっていかないっていうのは，なんだか不思議ですね．ここ最近ずっと安定しているので，うれしいのですよ．

（クレアチニン値が上昇している．ここ最近のベースラインは 0.8 mg/dL だったのが，今日は 1.8 mg/dL だ．顕微鏡的多発血管炎の増悪か．どうしたらいいのだろう）うーん．今日のはちょっと良くないですね．

ちょっと良くないってどういうことですか？ とくに調子は悪くないのですがね．

（しまった．外来ブースによぶ前に検査をチェックして，竜町先生に相談しておくべきだった）ちょっと竜町先生と相談してきますね．

わかりました．

〜外来の竜町医師のブースにて〜

おや，皆来先生．慌ててどうしたんだい？

指導医 竜町

竜町先生，顕微鏡的多発血管炎で1年半前に肺胞出血と急性腎不全でICUに入院していた患者さんを覚えていますか？

あー，覚えているよ．最近は落ち着いていて，皆来先生に任せっきりだったね．

そうです．ステロイドも無事にきれて，今はアザチオプリンを服用していらっしゃるのですが，今日の血液検査でクレアチニン値が1.8 mg/dLだったんです．ご本人はとくに調子は悪くないとおっしゃっているんですが，1ヵ月前の血液検査ではクレアチニンは0.8 mg/dLでした．ベースラインはここ最近このレベルです．増悪でしょうか？

だから慌ててきたんだね．それは心配だ．増悪だと嫌だね．どうしましょう．

どうしましょうって．腎生検目的で入院してもらいましょう．

ほうほう．基本的なことは確認したかな？

基本的なこと？

普段診察している，膠原病のない患者さんに起こることは，膠原病の患者さんにも普通に起こるよね．脱水がないかとか，NSAIDsを最近たくさん服用していないかとか．腎後性腎不全を考えるとか．ほら，急性腎不全の患者さんが来たら，普通に考えることでしょ．

あっ，クレアチニン値をみたら，増悪だと思い込んで慌ててこっちに来てしまいました．

あとは尿の所見はどうだった？ 顕微鏡的多発血管炎の再発であれば，腎炎を疑うような所見が尿にみられるはずだよね．

そうでした．早速確認してきます．

　前にも述べているが，膠原病は慢性疾患である．治癒という言葉を膠原病科医はあまり使わない．病期がコントロールされている状態を寛解とよぶ．なぜならいつ疾患の症状が再発してもおかしくないからである．そして，その再発の症状は多岐にわたる．それぞれの疾患によって，侵されることの多い臓器があり，単一の臓器で増悪がみられることもあれば，多臓器にわたって増

悪がみられることもある．侵されることが多い臓器が，複数にわたって典型的な症状をきたしているような場合は，増悪の可能性が高い．診断をつける際にも述べたが，それぞれの症状が典型的なものかどうかをしっかりと吟味する必要があることには変わりはない．単一の臓器のみが侵されているような場合は，典型的な多臓器が侵されている場合よりも注意深く，ほかの可能性に関して考慮しなければならない．

上記の症例は急性腎不全であった．当然のことながら，背景の顕微鏡的多発血管炎という疾患を考えると，これにともなう腎炎が鑑別に挙がってくることはもちろんである．しかしながら，これのみしか考慮せずにいると痛い目にあうことがある．日常診療で遭遇する急性腎不全をきたすような病態もしっかりと考慮する必要がある．ありふれた病態はまれな疾患をもっている患者にも起こってくるものである．ステロイドや免疫抑制薬で治らないような病態に対して，無駄にこれらを投与することはぜひ避けたいところである．

さて，研修医 皆来は患者のところに戻ったようだ．

> **Pitfall** 膠原病をもっているからといって，その疾患の増悪だとすぐには決めつけない

研修医 皆来：お待たせしました．少し時間がかかってしまいました．

50代男性：何だか，深刻なようですね．竜町先生と話されている時間が長かったので，心配になってきました．

研修医 皆来：すみません．いろいろな可能性を幅広く，議論していましたので，いくつか追加で質問があるのですが，いいですか？

どうぞ．

先ほど，寄る年波がとおっしゃってましたが，痛み止めとか飲んでいますか？

飲んでます．かかりつけの整形の先生に診ていただいていて，前回先生にお会いしたあとに，診察してもらったんです．何ていう薬だったっけな．抗炎症作用もある痛み止めをいただきました．毎日3回飲んでます．おかげで，痛みは和らぎました．

その薬の名前はわかりますか？

えーっと．お薬手帳がどこかにあったと思うのですが．えーっと．

（お薬手帳を探している間に，電子カルテで血液検査の結果を探しながら）えーっと，今日の尿検査の結果はと．あった，あった．タンパク尿，血尿もなしか（となると腎炎っぽくはないなぁ）．

手帳ありました．この薬です．ほらここ．

これはNSAIDsですね．これが原因かもしれませんね．とくに下痢嘔吐とかはされてませんよね．

してませんね．

食事や水分補給も普段通りされてますよね．

そうですね．先生，入院しなきゃダメですか？　この通り，体はぴんぴんしていますが．

たぶんしなくてもいいと思いますが，もう一度だけ竜町先生に確認させてもらっていいですか．この痛み止めの薬が原因ではないかと思うんです．この薬を飲まれて腎臓に障害を起こす方がいるんですよ．この薬をやめていただいて，数日後にもう一度血液検査をするという感じでいけるのではないかと思います．少しお待ちください．

　どうやら，NSAIDsの服用が原因だった可能性が出てきたようだ．尿検査ではタンパク尿，血尿がみられていないので，腎炎の再発ではなさそうである．

　このように，背景の膠原病によくある臓器障害がみられた場合には，その疾患にともなう増悪を考慮するとともに，その臓器障害を起こしうるよく遭遇する病態も考慮して鑑別を挙げていかなければならない．では，背景の膠原病ではよくみられないような場所に臓器障害が出てきた場合はどうだろうか．もちろん，まれな疾患のまれな症状の出方を考慮するよりも，その臓器障害を起こしうるより頻度の高い病態を考慮して診察を進めていくことが重要である．ただ，頻度が低いからといって，その背景にある膠原病が問題を起こしているはずはないと決めつけるのもよくない．常に，その疾患が起こしている可能性は頭の片隅に残しておくことによって，足元をすくわれる可能性が低くなる．

膠原病をもっている患者であっても，その疾患の増悪だけではなく，通常よく起きる病態を鑑別に入れる

Ⅱ：気をつけるべきは感染症？ 免疫抑制状態にあれば普段と鑑別する感染症は異なる

　研修医 皆来は，上の症例では，患者に不必要な免疫抑制を行うことにともなうリスクを避けられた様子．しかし，研修医 皆来の修業は続くようだ．

　どうやら，入院のコンサルテーションが舞い込んだようである．

研修医
皆来

竜町先生．入院コンサルテーションが来ました．相談させていただいてもいいですか？

また興味深いケースかな？

指導医
竜町

そう思います．

ほうほう．それは，先生も成長してきたという証拠かもしれないね．どんな背景の人か簡単に説明してもらってもいいかな？

31歳の女性ですが，全身性エリテマトーデスを15歳で発症．腎生検にてⅣ型のループス腎炎と診断されています．残念ながら20歳のころに末期腎不全となり，それ以来，透析を受けておられます．そのほかの全身性エリテマトーデスの症状としては，関節炎，皮疹や胸膜炎があります．末期腎不全になって以来，全身性エリテマトーデスのほうは落ち着いていたようです．しかし，1週間前ほどから発熱や関節痛が出てきたそうです．近医を受診されましたが，ウイルス性の疾患であろうと経過観察になっていました．その後，関節の痛みもひどくなってきて，関節も腫れてきたために，昨晩，救急外来を受診され，総合内科に精査目的で入院となったようです．

なるほど．

患者さん曰く，以前にも全身性エリテマトーデスで同様の症状をきたしたことがあるらしいです．

では，これは全身性エリテマトーデスと考えていいかな？

患者さんは，プレドニン5 mg，ミコフェノール酸モフェチル1,000mg/日を服用しています．免疫抑制状態にあるので，感染症をまずは心配します．

なるほど．どういった感染症を？

昨日採られた血液培養は今のところ陰性です．ウイルス感染症は可能性があると思います．しかし，私の取った病歴では，関節痛は当初移動性だったみたいなのです．そういう意味では，リウマチ熱とかライム病が鑑別にも挙がりますが，それっぽい病歴はありませんでした．全身性エリテマトーデスでも移動性関節炎をきたすので，全身性エリテマトーデスかなとも思います．

たくさん鑑別が挙がってきたね．ほかには？

免疫抑制状態にあるので，まれな感染症も考えないといけないかなと思います．

ほう．たとえばどんな？

えーっと……，少し感染症科に相談させてください．

では，診察所見はどうだったのかな？

右手首と左膝が腫れていました．手の関節の痛みを訴えていたのですが，中手指節（MCP）や近位指節（PIP）関節には腫れはありませんでした．

なるほど．血液培養以外にはどんな検査が出されているのかな？

パルボウイルスB19抗体です．

ほかに付け加えたいことはないかな？

とくにないです．

汎血球減少とかはなかったのかな？

そうでした．血液検査でしかわからないような項目も気にしないといけないんでした．慢性腎不全にともなう貧血がずっとあり，入院時のヘモグロビンには大きな変わりはありませんでした．白血球や血小板はとくに問題なく，正常範囲内でした．末期腎不全のため排尿はないようです．

そうだね．腎臓はもう免疫抑制薬の治療対象外になっているね．ほかは何か血液検査で調べられたかな？

 抗dsDNA抗体は提出されていました．補体も検査に出ていますがまだ結果が返ってきません．血沈は70 mm/時でCRPは8.5 mg/dLでした．

 なるほど．ほかに身体所見で付け加えたいこと，血液検査などで付け加えたいことはないかい？

 とくにありません．関節穿刺をして関節液を感染症の検査などに出したいなと思います．結晶も調べることができますしね．

　全身性エリテマトーデスの患者の増悪であろうか？ 関節炎や発熱は全身性エリテマトーデスの患者でもみられる症状であるし，感染症でもありうる症状である．そのほかには，結晶性の関節炎でも発熱することがある．この患者はすでにループス腎炎の診断をもっており，全身性エリテマトーデス自体の診断に関しては疑いはなさそうである．しかも，現時点である程度の免疫抑制はされている状態である．この状態で重要なことはどういったポイントであろうか？ 最も重要なことは，免疫抑制状態にもあるため，しっかりと感染症を除外あるいは診断することである．免疫抑制状態にあるため，通常の患者ではあまり鑑別に入ってこない感染症も，頭の片隅に置いておくことが重要である．また，通常の患者よりも積極的に診断的な検査を考える必要もある．時と場合によっては，除外をもって原疾患の増悪と診断することもあるからであり，さらに，増悪と判断したときには免疫抑制が治療になるため，万が一感染症を見逃していた場合には，のちに感染症の悪化をもたらす可能性があるからである．

　もう一つは，全身性エリテマトーデスの増悪の手掛かりとなるような些細な所見がないかどうか，しっかりと病歴や身体所見を取ることである．全身性エリテマトーデスっぽい症状が多ければ多いほど，増悪の可能性は高くなる．

　最後に，免疫抑制状態であるからといって，日和見感染ばかり気にするのも問題である．よく日常でみる感染症も，同じように起こってくる．

　さて，指導医 竜町はベッドサイドで何かを見つけたようだ．

 Point すぐに増悪と決めつけずに，幅広く可能性を考慮することが必要

～ベッドサイドで～

 こんにちは．お久しぶりですね．前回の入院のときもお会いしましたね．

指導医
竜町

30代女性

お久しぶりです，竜町先生．皆来先生はしっかりとされてますよ．いじめないであげてください．

皆来先生は立派に成長していますよ．少し，診察させてくださいね．

どうぞどうぞ．

口のなかを見せていただいでいいですか？

どうぞ．

口内炎はなさそうですね．髪の毛が抜けやすくなってるとかはありますか？

とくにないですね．

関節を見ますね．手首と膝は腫れていますね．以前にもこんなに腫れたことがありますか？

以前関節炎があったのは，おもに指の関節と手首でしたね．膝がこんなに腫れたことはありません．

そうですか．指も痛いんですよね？

そうですね．でも，皆来先生は腫れはなさそうだと．

そうですね．関節は腫れてはいなさそうですね．これ痛みますか？

痛いです．

どうやら，腱鞘滑膜炎があるようですね．

そうですか．

以前にあった，胸膜炎っぽい痛みはないですよね？

ないですね．

とくに皮疹はないんですよね？

 とくに私が気づいたのはないですね．

ちょっとよく見せてもらいますね．皆来先生ここ．皮疹がありますね．

そうですね．気づきませんでした．小膿疱性の皮疹ですね．

ちょっと，検査結果などを確認してからまた戻ってきますね．

　指導医 竜町の診察で皮疹と腱滑膜炎が見つかったようである．常に丁寧な問診と，身体診察を心がけることが重要である．何度も基本のなかでくり返し述べているが，強調してもしすぎることはない．もともとの膠原病の原疾患の増悪らしさを増してくれるような症状や所見はないか，こちらから丁寧に問いかけ，そして患者の気づいていないところを見つけるつもりで，丁寧に診察していく姿勢を常に忘れないでおきたい．どうしても，診療に追われてしまいおざなりにしてしまいがちであるが，「急がば回れ」ということわざもあるように，ここを丁寧にすることでのちのちの診断や治療のプロセスが早く進むものである．それには，その原疾患でどういったことが生じる可能性があるのかを充分に知っておかなければならない．また，原疾患の増悪ということのみにとらわれることなく，もし患者の原疾患がなかったとしたら，どんな鑑別診断が挙がってくるかということも考えて，鑑別診断を挙げておくことも忘れてはならない．

　たとえば，ここでは若い女性が発熱と関節炎で来た際の鑑別診断が問われていることになる．何か鑑別診断に付け加えることはあるであろうか？ 指導医 竜町が見つけた所見によって，らしさが増えてくるような全身性エリテマトーデス以外の疾患はあるであろうか？ どうやら，皮疹は全身性エリテマトーデスに典型的な皮疹ではなさそうある．

　さて，病室の外での会話を聞いてみよう．

〜病室の外に出て〜

もう少しヒントが増えたね．

 腱滑膜炎がありましたね．診察をするのを忘れていました．そして，皮疹も新たに見つかってしまいました．

あの皮疹はどうだろう．全身性エリテマトーデスっぽいかな．

 先生にどんな皮疹でも全身性エリテマトーデスを鑑別に挙げておけば問題ないと教わりましたが，まずは全身性エリテマトーデス以外を考えたい皮疹ですね．

そうだね．まずはここは全身性エリテマトーデスという診断を忘れて考えてみよう．

 若い女性，移動性関節痛，膝と手首の関節炎，小膿疱，そして腱滑膜炎．これらが，キーワードですね．

 いいとこついてきているね．

 基本中の基本を忘れていました．淋菌性の関節炎ですね．

 そうだね．なぜ大切なのかというと，通常の培養ではなかなか菌を捕まえることができないからね．

 産婦人科の先生にお願いして検体を早速採取してもらいます．

　この症例は，子宮頚部から採取した検体で淋菌が証明され，適切な抗菌薬の投与にて速やかに解熱，症状の改善がみられた．血液培養，関節液培養からは淋菌を証明することができなかった．ポイントとしては全身性エリテマトーデスにとらわれることなく，皮疹や腱滑膜炎から，全身性エリテマトーデス以外の疾患をしっかりと鑑別疾患として挙げることができるかということにある．細部までこだわって問診，診察することで正解への早い道のりがみえてくるものである．

 その疾患に合致するような症状や所見がないか，主訴以外の症状もしっかりとチェックすることで増悪らしさがわかる

 些細な所見も見逃さないように，しっかりと病歴を取り診察することで答えがみえてくる

　さて，別の入院症例のコンサルテーションが来たようである．前の2例の症例からはずいぶん時間が経って，研修医 皆来も膠原病原疾患をもつ患者の診察に慣れてきたようだ．
　先ほどNSAIDsの服用で腎障害が疑われた患者がまたまた大変なことになっているようである．

 竜町先生．またp.153でみた50代男性の患者さんが病院に帰ってきました．呼吸不全で入院しておられるようです．
研修医 皆来

指導医
竜町

なるほど，どういった状況かな？

前回のクレアチニン値の上昇は，NSAIDs の内服を中止にしたら無事に元通りの値に戻ったのですが，ここ 2〜3 週間の経過で徐々に呼吸苦が出てきたようです．昨日，救急外来を受診され，胸部 CT 検査でびまん性のすりガラス陰影がみられています．

呼吸状態はどうなんだい？

現時点では酸素 2L 程度で落ち着いています．鑑別としては，顕微鏡的多発血管炎の再発，感染症，とくに市中で通常にみられるような非定型肺炎，ウイルス性の肺炎，そして日和見感染，とくにニューモシスチス肺炎を考慮したいですね．

なるほど．いい鑑別診断だね．で，どうしたいかな？

尿検査も調べたのですが，とくに血尿，タンパク尿もなく，腎炎の再発はなさそうです．肺腎症候群には至っていないようです．顕微鏡的多発血管炎という観点では，そのほかの小型血管炎の増悪を考えるような症状もなく，もし増悪だとすれば，肺だけということになります．

なるほど．単一臓器の増悪ってことになるね．つまり，顕微鏡的多発血管炎らしさやらしくなさを，ほかの臓器障害からは推定することができないってことだね．

そうです．増悪であるか増悪でないかは大きく治療を分けるポイントともなりますし，感染症の検体を採取後，検査結果が返ってくるまである程度，時間がかかりますので，現在は落ち着いていますが，早め早めに対応したほうがいいのではないかと思います．気管支鏡検査で，肺胞出血はないか，そして，各種日和見感染症も含めた検査をしたいと思います．

ではそういう方向でいってみようか．呼吸器内科の先生に一緒に相談しにいこう．

　最後に研修医 皆来がだいぶ成長した姿をみることができた．膠原病の原疾患の診断が確立されている場合に，新たな症状が出てきた際の対応の基本についてここでは述べた．
　膠原病の悪化は，単一臓器のみに症状が出ることもある．しかし，本当に単一臓器のみなのか，ほかに本当に症状が出ている部位はないのか，丁寧に問診，診察を重ねることが大切である．それにより，増悪の「らしさ」や「らしくなさ」を教えてくれるヒントが見つかることがあ

り，そのヒントを見逃さないことが正解への早道となることもある．本当に単一臓器のみの症状である場合には，増悪と決めつけずに，その臓器症状を起こしうる一般的な鑑別診断を幅広く考慮することが大切である．また，免疫抑制中であれば，典型的な感染症のみならず，免疫抑制状態にある患者に起こりやすい感染症も，ある程度頭の片隅に置いて鑑別を考慮することも重要である．なかには，感染症などそのほかにその症状を起こしうる疾患をできる限り除外することによってのみ，増悪だと判断されるような病態もある．膠原病の原疾患の増悪の治療法はおもに免疫抑制になるため，とくに感染症の除外には気をつけたい．積極的な検査が必要となる場合もあるので，そういったときはリスクとベネフィットを考慮し，必要であれば，ためらわずに積極的に検査を行う姿勢も重要である．

　多臓器にわたって典型的な症状が出てきているような場合は，原疾患の増悪である可能性が高くなる．しかしながら，その他臓器の症状の1つ1つが原疾患の症状として一致するのか，矛盾がないのかの慎重な検討が必要である．また，原疾患がないと仮定したうえで，それらの症状をきたしうるような疾患の鑑別を丁寧に挙げることも重要である．ついつい，原疾患があることによってその増悪だと考えがちになってしまうが，その症状をきたすよくある疾患は，同様に起こる可能性があるのでしっかりと検討することが重要である．

Point 単臓器のみに症状が出ている場合は，できる限りきっちりと感染症の除外を行うことが重要

その5のまとめ

- ステロイドを使用する際は，骨粗鬆症のための薬剤，ワクチンなど，副作用の予防として何が必要かアセスメントを行うようにしよう
- 実際の治療中に起きてくる増悪と思われる症状に対しても，増悪と決めつけず，しっかりと鑑別を考慮して対処するようにしよう
- 治療中に起きてくる増悪と思われる症状に関しての，感染症という観点からのアセスメントは重要である．実際に増悪であった場合はその後の免疫抑制薬の強化を行うので，感染症の除外を充分に行うことが大切である

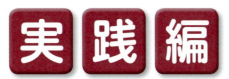

―症状別アプローチ―

実践 ①　関節が痛みます

実践 ②　踵が痛いです

実践 ③　全身が痛くて動けません

実践 ④　指が白くなってしまいました

実践 ⑤　もうろうとします

実践 ⑥　皮疹が出ました

実践 ⑦　力が入りません

実践 ⑧　歩きにくいです

実践 ⑨　抗核抗体（ANA）が陽性といわれました

実践 ⑩　高熱がおさまりません

実践 1

関節が痛みます

　基本編を読んできて膠原病の診断に対して興味がわいてきたのではないだろうか．実践編では，膠原病っぽい症状や検査異常を主訴に来られた患者に対し，どのように基本を用いて実践的に鑑別を挙げ，診断にアプローチしていくのか，研修医 皆来(みならい)と指導医 竜町(りゅうまち)を通してみていこう．

Ⅰ：Logical Thinking ― 関節の痛みを系統立てて評価する
1．関節症状に対する問診

研修医
皆来

竜町先生，外来に関節の痛みを主訴に来られた方がいるので，プレゼンテーションしていいですか？

おっ，はりきっているね．どうぞどうぞ．

指導医
竜町

症例は54歳女性です．3ヵ月前から徐々に増悪する関節の痛みを主訴に来院されました．痛みの部位は最初は両手の近位指節（PIP：proximal interphalangeal），中手指節（MCP：metacarpopharangeal）関節からはじまり，現在は両肩，肘，股関節および膝にも広がっています．朝はこわばりを認めており，日中は少しは症状は改善するそうです．痛みの程度ですが，NRS（numerical rating scale）で5〜8は常時あるとのことです．市販の鎮痛薬は軽度症状を改善する程度です．

ふむふむ．

症状が6週間以上経過していること，また関節の痛みが全身性にあることから，慢性の多関節炎 polyarthritis を疑いました．疼痛の部位および年齢，性別から，慢性の関節リウマチ（RA：rheumatoid arthritis）の可能性が高いと思います．

なるほど．それは理にかなっているね．それではほかの鑑別疾患はどうかな？

そうですね．以前，竜町先生に教えていただいたスライドを引っ張り出してみました．慢性関節炎の鑑別としてはパルボウイルスや性感染症などによる反応性関節

炎や乾癬性関節炎，またシェーグレン症候群（SjS：Sjögren syndrome）や皮膚筋炎（DM：dermatomyositis）などの，膠原病による関節炎も考えられるかと思いました．典型的ではないですが，変形性関節症も否定はできないと思います．まずはこのようなことを考えて，さらに情報を入手しようと思いました．

素晴らしいね．関節の症状を詳細に聞いているうちに慢性関節炎を強く疑ったんだね．その鑑別疾患を考えることで，さらに聞かないといけない情報があったことに気づいたんだね．だいぶ内科医の思考過程が身についたね．

ありがとうございます．先行する明らかな感染症状はないようでした．シックコンタクトや最近の性交渉歴もありませんでした．乾癬を含めた皮膚疾患の既往はなく，家族歴にも認めませんでした．ほかの膠原病を意識してシステムレビューを取りましたが，明らかな陽性所見は得られませんでした．

なるほど．

「関節が痛い」と訴える患者に詳細な病歴を聞き，それが関節痛なのか関節炎なのか，急性なのか慢性なのか，罹患部位の数および分布はどうなのかを確認する．正確な分類が鑑別疾患につながる[1]

2. 関節所見の評価方法

研修医
皆来

身体診察に移りました．バイタルは安定しており，関節以外の身体所見においては明らかな異常所見は認めませんでした．あ，皮膚所見とかもちゃんとみましたよ．明らかな皮膚硬化像や皮疹は認めていません．

それで関節にフォーカスを当てたんだね．

指導医
竜町

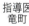

そうですね．手の関節所見としてはご本人の訴え通り，MCP，PIP関節がすべて圧痛をともなっていました．遠位指節（DIP）関節はとくに所見は認めていません．手関節では関節裂隙を認めることができず，滑膜炎を示唆する所見でした．それ以外にも肘，肩，股関節，膝，中足指節（MTP）関節においても，圧痛およびそれにともなう可動域の制限を認めました．まとめると，病歴と一致した多関節炎を示唆する所見であったと思います．

病歴および身体所見から慢性多関節炎を疑っており，それに対する鑑別疾患もしっかりと立てられている．大変素晴らしいですね．

 関節の詳細な診察により，罹患部位と関節炎・滑膜炎の有無を評価できる．そのパターンにより鑑別疾患を絞り込んでいこう

3. 検査から「確からしさ」を高める

さて，ここからどうしようか．
指導医
竜町

研修医
皆来
先生から常々いわれているように，できるだけ検査の前に情報を入手したので，あとは検査をいかにうまく使うかということですよね．

その通り！ どの検査 1 つとっても，診断に 100％ 結びつくものはないからね．

 病歴および身体所見から，現在は慢性の多関節炎を疑っています．急性とは異なり，どちらかといえば膠原病関連である可能性が高まってきますよね．その鑑別としては以下のようになると思います．

慢性関節炎の原因[2]
関節リウマチ，全身性エリテマトーデス（SLE：systemic lupus erythematosus），脊椎関節炎，乾癬性関節炎，血管炎，反応性関節炎，結晶性関節炎（痛風，偽痛風），変形性関節症

 患者さんが一番困っておられる手指関節の X 線はあってもよいかなと思いました．採血では炎症反応の評価として白血球，CRP，血沈も考えます．あとは……，ここからが難しいですよね．まだ慢性関節炎の可能性が高いということしかいえてないから，なんとか関節リウマチの診断に導きたいなぁ．

あれっ．ここで悩むのは珍しいね．医学生ならここだけ答をマシンガンのようにいうのに．

やはり国家試験の問題を解くのとは違いますからね．思いついたものを直感的にいうのはやめたんです．

 感心，感心．

 いろいろ考えたのですが，リウマチ因子（RF）と抗シトルリン化ペプチド（CCP）抗体は提出しようかと思います．

 その心は？

 たしか関節リウマチに特異的なマーカーであったと記憶しています．

 そうだね．それについてはあとで説明しよう．みんなの大好きな抗核抗体（ANA）は出さないのかい？

 そうですね．実は頭をよぎったのですけど，その結果次第で鑑別疾患が変わるのか，といわれるとそうでもないのかなと思いました．ほかの膠原病を示唆する症状や所見があれば考えようかな，というスタンスでした．

 検査1つ1つの意義を考えるようになれたことは素晴らしいね．実は僕なら提出するかもしれない．

 あ，そうですか？

 マシンガン的に出すつもりではないけど，ときとして関節炎のみを認める全身性エリテマトーデスなどのこともあるんだよね．RFや抗CCP抗体が陰性のときに，また検査を出し直してもいいけどね．よろしい．それでは患者さんにもまだ余裕がありそうだし，皆来先生のいう通りの検査を出そう．ちなみに，ある程度リウマチの診療に慣れてくると，関節リウマチの検査前確率が高い場合は，同時に免疫抑制薬を使用することを想定してB/C型肝炎および結核の評価を行ったり，メトトレキサート導入前の胸部XP評価も行うことが実臨床ではあるとも伝えておこう．治療を速やかに導入するためにね．さて，結果が数日後に出るのでそれまでは鎮痛薬だけでも処方してあげておこうか？痛いと気の毒だしね．

 そうですね．

> **Point** 膠原病の診断において，100％の感度や特異度をもつ検査はないことを忘れないようにする．疑う病態に合わせて検査を選んで「確からしさ」を高めていく

～数日後～

 先生，この前の症例なのですが，検査の結果が出ました．幸いなことに，X線では明らかな骨びらんや関節裂隙の狭小化を示唆する所見は認めませんでした．

 それは何よりですね．

 予想通りの結果ですが，白血球とCRPの数値は上昇しています．意外な結果としては，RFが陰性であったことです．

 なるほどなるほど．

 しかし，抗CCP抗体は明らかに上昇しています．RFが陰性なのが少々気になりますが，この時点で診断は関節リウマチに確定で良いかと思うのですが，いかがでしょうか？

 ほかの鑑別はどうだったかな？

 そうですね，まとめてみます．病歴と身体所見から慢性の小さな関節を中心とした関節炎であると疑い，それに応じた鑑別疾患を立てました．関節の罹患部位および所見は，関節リウマチを最も疑う所見であり，今回抗CCP抗体も陽性であったことがその確からしさをさらに高めたと思います．ほかの鑑別として変形性関節症も挙げましたが，罹患部位が特徴的ではなく，身体所見が滑膜炎を示唆するものであったので，否定的だと思いました．反応性関節炎の可能性はありうると思いましたが，明らかなトリガーを認めず，改善を全く認めていないことも非典型的かなと思います．乾癬性関節炎は罹患部位が異なること，乾癬の既往および家族歴がないことから積極的には疑いません．ほかの膠原病も関節炎をきたすことがありますが，それぞれにおいて特徴的な症状や典型的身体所見をともなわないことから，現時点では否定的であると考えます．

 ううむ，感心した．鑑別をしっかりと挙げたうえで，それらの確からしさもしっかりと評価できているね．大変よくできました．

ありがとうございます！

私も先生のいうように，診断は関節リウマチでよいと思います．それではいい機会ですので，関節リウマチについてまとめておきましょうか（図1）．

関節が痛い，という主訴に対して詳細な病歴を聴取する．罹患関節部位および症状の経過から，慢性の多発関節炎を疑う

身体所見から症状のある関節を中心に評価する．多関節炎である可能性が高いことを確認しつつ，罹患部位のパターンから関節リウマチの可能性が高いと判断する．同時にほかの慢性関節炎の鑑別の評価も行う．

関節リウマチの特異的膠原病マーカーである RF と抗 CCP 抗体を提出する

RF が陰性であっても検査の感度を理解しているため，関節リウマチが否定されたとは考えない．一方で，特異度の高い抗 CCP 抗体が陽性であるので，関節リウマチの可能性が高いことを理解する

図1　診断の過程

II：Minimal Review — 関節リウマチ

1. 概　念

　関節リウマチ（RA：rheumatoid arthritis）とは，末梢関節の，特に小関節を中心とした対称性の炎症が主座の病態である．関節および骨の破壊が進行することで患者の人生の質を著しく低下させるが，近年は早期の疾患修飾性抗リウマチ薬（DMARDs：disease modifying anti-rheumatic drugs）の導入により，進行を抑制できることが多い．

2. 臨床症状

　関節の可動により増悪する変形性関節症と異なり，関節リウマチにおける関節炎は起床時の数時間が一番症状が強く，関節の可動にともない症状が改善していくことが特徴的である．罹患部位として，両側の PIP，MCP，手関節に関節炎が起きることが典型的であり，手指関節におい

てはDIP関節に症状がほぼ起きないことも，変形性関節症などのほかの疾患の鑑別に有用である．

関節リウマチの症状のなかで関節炎が圧倒的に頻度が高いが，血管炎，手根管症候群，胸膜炎，間質性肺炎などの関節外病変を合併することもある．頸椎亜脱臼は，後頭部痛，慢性および新規の神経症状出現時，手術で挿管する予定がある（頸部の過伸展による神経障害）際は，頸椎のX線を撮像し，頸髄損傷のリスク評価を行う必要がある．

3. 検　査

関節リウマチの確定診断に，関節のX線異常所見は必須ではない．発症早期では，X線で認められるほどの所見が得られにくいことが一因である．逆にX線で所見があるということは，すでに不可逆的な関節のダメージが出現しているということになる．MRIや関節エコーは，とくに早期診断の一助になりうる．

関節リウマチの診断における採血項目としては，RFおよび抗CCP抗体が有名である．RFは従来は診断の中心的役割を担ってきていたが，実際は健常人の10％においても陽性であること，RFが陰性の関節リウマチも多くあることが報告されている．抗CCP抗体はより特異度が高い検査であり，95％以上あるとされている．ただし，結核やほかの関節炎においても陽性化することがあるため，単独の検査で診断に至ることは早計である．

4. 診　断

典型的な経過としては慢性の左右対称性の関節炎であるが，ときとして鑑別疾患の除外が困難であったり，非特異的な症状を呈することもある．一方で，診断があまりにも遅れるとその間に関節破壊が進行していくため，適切な評価をタイムリーに行うことが重要となる．より早期からの関節リウマチの分類を可能とするため，2010年にACR/EULARより関節リウマチの分類基準が提唱された．正確には疾病の「診断」ではなく，DMARDsが著効しうる病態を拾い上げる「分類」を行うことが目的の基準である（表1）．

ここで注目すべきは，関節リウマチのマーカーとして有名な自己抗体（RF，抗CCP抗体）

表1　ACR/EULAR 関節リウマチ分類基準

罹患関節（0〜5点）	1つの大関節：0点，2〜10の大関節：1点，1〜3の小関節（大関節含まない）：2点，4〜10の小関節（大関節含まない）：3点，11以上の関節（少なくとも1つの小関節が含まれている）：5点
血清学的検査（0〜3点）	RF，抗CCP抗体いずれも陰性：0点，少なくともいずれかが弱陽性：2点，少なくともいずれかが強陽性：3点
急性期反応タンパク質（0〜1点）	CRP，血沈いずれも正常：0点，いずれかが高値：1点
症状の期間（0〜1点）	6週未満：0点，6週以上：1点

大関節は肩，肘，股関節，膝，足首，小関節はPIP，MCP，第2-5のMTP，親指のIP，手関節
強陽性は正常上限の3倍以上，弱陽性は正常上限より高く3倍未満

（文献3より）

が，あくまで1つの分類基準に過ぎないということである．実際に，RFおよび抗CCP抗体が陰性の関節リウマチは少なからずみられているため，自己抗体陰性＝関節リウマチではない，という図式をつくらず，疑いがあるならさらなる評価を進めることが大事である．

5. 治　療 [4]

　関節リウマチを含む膠原病においては，常に「何を目的として治療をするのか」，「その目的を達成するために効果的な治療は何なのか」を念頭に置く必要がある（T2T：target to treat）．関節リウマチにおいて必要なことは，関節症状の緩和と関節破壊の進行を抑制するという目的のため，それぞれに対して適切な治療法を考慮することである．

　症状の緩和としては，非ステロイド性抗炎症薬（NSAIDs）やステロイドが有用である．治療初期や症状増悪（フレアアップ）時の症状に対する加療としては適切となる．

　これまでNSAIDsを使用する際には，シクロオキシゲナーゼ2阻害薬であるセレコキシブがほかの非選択性NSAIDsと比較し，心血管イベント発症率が高いとされていた．しかし，最近の臨床研究ではその非劣性が証明されている [5]．

　一方で，長期的に関節破壊を抑制するためには，メトトレキサートなどのDMARDsによる加療が必要となる．低用量ステロイドは，X線関節破壊の進行を緩やかにするというデータはあるが，ステロイドの中長期使用による副作用の観点から，現在は積極的にはステロイドの長期併用は推奨されていない [6]．

　まとめると，初期の関節症状の緩和に対する加療をNSAIDsやステロイドで行い，徐々にDMARDsの効果が現れてくるというストラテジーとなる．また，ステロイドやDMARDsの副作用，合併症対策も同時に行っていくことが重要である．

　加療を開始後，その関節炎の経過を確認しながら治療内容を変更していくこととなる．総合的活動性評価composite measureとよばれるこれらの評価方法として，disease activity score（DAS），simple disease activity index（SDAI），clinical disease activity index（CDAI）などがある [7]．

　そして，DMARDsの効果が出る頃にはステロイドを中止できるように，ステロイドを減量していくことができる．副作用の観点からもステロイドを漫然と使用せず，DMARDsの適切な使用により極力早期に中止できるようにする．関節破壊の進行を評価する目的で，手足のX線を定期的に撮像する専門医も多くいる．

参考文献

1. Pinals RS: Polyarthritis and fever. N Engl J Med, 330: 769-774, 1994.
2. Pujalte GGA, Albano-Aluquin SA: Differential Diagnosis of Polyarticular Arthritis, Am Fam Physician, 92: 35-41, 2015.
3. Aletaha D, Neogi T, Silman AJ, et al: 2010 Rheumatoid arthritis classification criteria:

an American College of Rheumatology/European League Against Rheumatism collaborative initiative. Arthritis & Rheumatism, 62: 2569-2581, 2010.
4. Singh JA, Saag KG, Bridges SL, et al: 2015 American College of Rheumatology Guideline for the Treatment of Rheumatoid Arthritis. Arthritis Care Res (Hoboken), 68: 1-25, 2016.
5. Nissen SE, Yeomans ND, Solomon DH, et al: Cardiovascular Safety of Celecoxib, Naproxen, or Ibuprofen for Arthritis. N Engl J Med, 375: 2519-2529, 2016.
6. Bakker MF, Jacobs JWG, Welsing PMJ, et al: Low-dose prednisone inclusion in a methotrexate-based, tight control strategy for early rheumatoid arthritis: a randomized trial. Ann Intern Med, 156: 329-339, 2012.
7. Prevoo ML, van 't Hof MA, Kuper HH, et al: Modified disease activity scores that include twenty-eight-joint counts. Development and validation in a prospective longitudinal study of patients with rheumatoid arthritis. Arthritis & Rheumatism, 38: 44-48, 1995.

推奨文献・ウェブサイト

i. 日本リウマチ学会：関節リウマチ診療ガイドライン2014. メディカルレビュー社, 2014.
「Mindsガイドラインライブラリ」ホームページ
(http://minds.jcqhc.or.jp/n/med/4/med0064/G0000706/0001)
ii. Huizinga TWJ, Pincus T: In the clinic. rheumatoid arthritis. Ann Intern Med, 153: ITC1-1-ITC1-15-quizl TC1-16, 2010.
iii. Rindfleish JA, Muller D: Diagnosis and managment of rheumatoid arthritis. Aw Faw Physician, 72: 1037-1047, 2005.

実践 2

踵が痛いです

患者は各診断に対して必ずしも教科書通りの症状を主訴に訪れるわけではない．全身に症状が出る膠原病ではなおさらである．ワンパターンではいかない症例に対して，真摯に問診・身体所見と向き合うことで診断を広げることができた例についてみてみよう．

Ⅰ：Logical Thinking ─踵の痛みを内科疾患も考慮しながら鑑別する

1．踵の痛みに由来する疾患

研修医
皆来

先生，また難しい症例が来ました．

そうかい？
指導医
竜町

35歳男性です．アキレス腱が痛いということで，紹介での来院です．

なるほど．興味深いね．

そうですかー．整形疾患なのかなぁ，と思ったのですが．

膠原病は常に指関節とか肩関節だけに対応しているわけじゃないよ．

そうですね．前回講義していただきましたね……．病歴，身体所見を取り直してきます！

〜15分後〜

仕切り直しでお願いします！35歳男性です．3週間にわたる左踵の痛みを主訴に来院されております．とくに運動をよくしているわけでもなく，明らかな外傷もないようです．最近靴を変えたわけでもありません．症状が限局していたので，罹患部位の身体診察も同時に行いました．明らかな結節や皮膚欠損は認めませんでした．アキレス腱の視診では，とくに問題はありませんでした．ただ，圧痛

— 175 —

を踵骨との付着部に認めています．それ以外の部位は問題ありません．明らかな可動域制限を足首に認めず，足底にも圧痛を含めた異常所見はありませんでした．

そのプレゼンテーションからは何かに気づいたみたいだね．

そうですね．症状がある部位から，踵の痛みはアキレス腱の腱付着部炎 enthesitis に由来すると思います．

なるほど．

鑑別としては付着部以外のアキレス腱，骨，滑液包，足底の病態になるかと思いますが，症状のある部位からは考えにくいです．

踵の痛みは内科でも比較的よくみる病態である．すぐに整形外科に依頼せず，踵の「どの部位」に問題があるかを評価する努力が必要である[1]．内科疾患が潜んでいる可能性がある

2．腱付着部炎の鑑別を挙げる

研修医
皆来

腱付着部炎であるとするともう少し情報が必要かと思ったので，情報をさらに入手しました．「踵が痛い」で情報が止まると思考回路も完全に止まりますけど，一歩踏み込むとかなり診断に近づく実感があります．

その通り．どんなに医学が進歩しても，病歴，身体所見は常に一番大事なステップなんだ．検査結果や画像にまず飛びついて，患者本人をみないような医師になってはいけないよ．
指導医
竜町

はい！ 肝に銘じておきます．腱付着部炎にフォーカスすると鑑別は少ないですね．やはり絞り込むことは大事ですね．最近の抗菌薬の使用歴はなく，脂質異常症の既往もないようです．

お，それはなぜ聞いたんだい？

キノロン系抗菌薬で腱付着部炎を起こすことがあるようです．それから，脂質異常症の合併症である黄色腫が同様の症状をきたします．両者とも腱付着部炎の鑑別だと思います．あと本命は脊椎関節炎（SpA：spondyloarthritis）ですよね．腱付着部炎の鑑別疾患をまとめてみました．

> **腱付着部炎のおもな鑑別疾患**
> 脊椎関節炎，ニューキノロン使用，フッ素中毒，脂質異常症（黄色腫）

そうだね．現時点では脊椎関節炎を疑わしい鑑別疾患として考えているのだね．

 そうですね．その視点でシステムレビューをさらに深く聞いてみました．脊椎関節炎といえば，やはり仙腸関節が気になりました．「腰痛はありますか？」と尋ねると，実は3ヵ月以上前から症状はあるけれど，加齢によるものだと判断して最初はいわなかったようです．

そうだね．よくあることだ．患者さんが教科書通りの典型的な症状をいってくれたり，すべての症状を模範的に伝えてくれるとは限らない．患者さんのいうことを客観的に評価したり，必要なら自分から直接尋ねることも大事だね．

 本当にそうですね．

腰痛があるということで，それは脊椎関節炎によるものだと決めつけてよいかな？ 腰痛にもいろいろな原因があると思うけど．

 そうですよね．私もぎっくり腰になったことがあります．踵と腰が痛いからといって，すべて脊椎関節炎にしてもいけないと思います．

皆来先生は炎症性腰痛という単語を聞いたことはあるかな？

 あ，初めて聞くかもしれません．

> **MEMO** **炎症性腰痛**
>
> 　椎間板ヘルニア症などの急性腰痛は，ほとんどが数週間内に自然寛解するが，脊椎関節炎にともなう腰痛は基礎疾患の加療がなされない限り，改善することはない．これらの腰痛は「通常の」腰痛とは特徴が異なることを知っておく必要がある．症状としては慢性経過の腰背部痛を主訴に認めることが多い．種々のガイドラインの基準はお互い若干異なるが，**緩徐な発症，若年発症（40歳以前の発症），30分以上の朝のこわばり，運動による症状の軽減，安静による増悪**などの症状があれば炎症性腰痛を疑い，その際は脊椎関節炎の存在も疑う．

3. 脊椎関節炎を疑う際の重要な問診事項

研修医
皆来

> 患者さんの訴えからは，慢性かつ若年発症，朝方に痛みが一番強く日中は改善するという点で，炎症性腰痛を疑う症状であるといえます．

指導医
竜町

> なるほどね．炎症性腰痛とアキレス腱付着部炎からは，脊椎関節炎の可能性は高まっているね．脊椎関節炎を疑うならほかに聞くべき病歴としては何があるかな？

> ええと，乾癬，炎症性腸疾患，先行感染症の既往ですね．これらが関連する関節炎の除外が必要ですね．あとは，ぶどう膜炎や指趾炎 dactylitis の合併も評価すべきでしょうか．家族歴の有無もあるので，こちらもチェックが必要です．

> 大変よくできました．

Point　最初に疑っていない病態が診断である可能性があるならば，その病態に対する重要な情報を中心に，病歴聴取をやり直す．いつでも立ち戻ることは大切な行動だ

4. 脊椎関節炎の診断に必要な検査

指導医
竜町

> 次はどうしようか．

研修医
皆来

そうですね．疼痛の部位から腰椎・仙腸関節と左足関節のX線は撮ろうと思っています．足の方はおそらく異常所見はないと思いますが，腰椎においては教科書的には竹様脊柱 bamboo spine 所見が認められるかもしれません．

竹様脊柱に至っているような場合は，脊椎の可動域制限を先に身体診察で見つけることができるよね．

どんなものを調べたらよかったんでしたっけ．

有名なのは modified schober test ですね（図2）．知っているかな？

先生の講義で出ていたような．

ではあとで実践してみよう．踵に集中していたから，今度は脊椎の評価を丁寧にしてみようか．ちなみに，あとでやる身体所見で脊椎関節炎を示唆する所見があっても，X線で特異的所見が得られない場合はどうするかわかるかい？

おそらく仙腸関節の MRI ですね．

そうだね．MRIの登場で脊椎関節炎の診断率が急激に増加したんだ．一方で高価な検査でもあるので，腰痛患者全員に念のため行う，ということはしてはダメだよ．急性腰椎症で神経症状をともなったり，炎症性腰痛を疑う所見でなければ，画像検査はぐっと我慢することも大事なんだ．

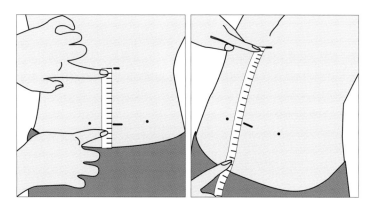

図2　modified schober test

立位で上後腸骨棘間を結ぶ線と腰椎との交差点に印をつけ，さらにそこから10 cm頭側に印をつける（左）．患者を最大限前屈位にし，2点間の距離を測定する（右）．その距離から10 cmを引いた値を測定値とする．5 cm未満の場合は，脊椎可動域低下と診断される．

そうですね．念のために，ととくに深い理由もなく検査を行うことは控えたほうがよいですね．今流行っている choosing wisely という概念ですね．

（流行物ではないけどね……．まぁ，いいや）ほかの検査は？ 採血もする？

そうですね．例によって，血球や炎症マーカーは今後の治療効果のモニタリングとしても有用かと思います．たしか抗シトルリン化ペプチド（CCP）抗体や抗 dsDNA 抗体などの特異抗体は，脊椎関節炎にはなかったように思います．ほかの病態を疑っていないなら必要ないかと思いました．あっ，でも HLA-B27 はたしか出しておいたほうが良いと記憶しています．

特異的抗体が脊椎関節炎にないのは正解．したがって，鑑別にほかの膠原病を考えていない限りは，たしかに提出しなくてよいかな．HLA-B27 は一定の特異性をもつけれど，もちろん全例で陽性にはならないことを忘れないでね．まぁ，特定疾患の申請に必要になるので，いずれは提出してよいかもしれないね．保険適応がないので出す際は慎重に！ 最初の診断自体には大きな影響を及ぼさないからね．

脊椎関節炎の画像評価において X 線が陰性であることも多くある．臨床的に疑いが強いならば MRI を考慮する．脊椎関節炎の特異的マーカーはない

5. 脊椎関節炎の治療薬

〜3日後〜

研修医
皆来
先生，症状があまりにも典型的であったことと，定義上，炎症性腰痛であったこともあり，MRI を早めに撮りました．仙腸関節周囲に骨髄浮腫を示唆する所見が得られており，読影上も脊椎関節炎として矛盾ないとのことでした．

なるほどね．画像も典型的であるならば診断として矛盾はないかな．では脊椎関節炎として治療を開始しましょう．NSAIDs からにしますか．

指導医
竜町

え？ NSAIDs ですか？ ステロイドとか DMARDs とかでなく？

ああ，そうか．違和感があるよね．脊椎関節炎という病態では NSAIDs は立派な第一選択薬なんだよ．そうだね，それも含めて脊椎関節炎のおさらいをしようか．

よろしくお願いします！

 今回は踵の痛みから脊椎関節炎の診断に至ったケースだったね．診断に難渋することがときどきあるんだ．それは腰痛というありふれた病態であり，患者のみならず医師も軽んじてしまうことがあるからなんだ．一方で，今回のケースみたいに，腰痛以外の症状が前面に出てくる際も注意が必要だ．腰痛についていわれなくても，腱付着部炎，ぶどう膜炎，大動脈弁逆流症のような病態がある際は，脊椎関節炎があるという可能性についてステップバックして考えることも大切なんだよ（**図3**）．

踵痛に対して病歴・身体初見から腱付着部炎を疑う

付着部炎の鑑別疾患から脊椎関節炎を疑い，腰痛についてのシステムレビューを聴取する

腰痛の存在のみならず，経過が炎症性腰痛として類似することから，脊椎関節炎の可能性をより疑う

炎症性腰痛を疑い，modified schober test および腰椎 XP を施行するも明らかな異常所見は得られなかった

依然として可能性は高く，早期の脊椎関節炎では modified schober test や XP では異常を呈さないことも多いため MRI を撮像

図3 診断の過程

Ⅱ：Minimal Review―脊椎関節炎

1．概 念

　脊椎関節炎とは，脊椎ならびに仙腸関節の炎症を特徴とした疾患群である．以前までは HLA-B27 陽性，脊椎 X 線における竹様脊柱で有名な強直性脊椎炎 ankylosing spondylitis のみがクローズアップされていたが，近年になり，表のように同様の臨床所見を呈する病態を包括して脊椎関節炎に分類するのが最近の流れである[2]（**表2**）．

表 2　脊椎関節炎の分類

- 強直性脊椎炎 ankylosing spondylitis
- 乾癬性関節炎 psoriatic arthritis
- 反応性関節炎 reactive arthritis
- 腸疾患性関節炎 inflammatory bowel disease related spondyloarthritis
- 若年発症脊椎関節炎 juvenile-onset spondyloarthritis
- 未分化型脊椎関節炎 undifferentiated spondyloarthritis

2. 臨床症状

　脊椎関節炎の症状としては，慢性経過の腰背部痛を主訴に認めることが多い．種々の炎症性腰痛の基準はお互い若干異なるが，緩徐な発症，若年発症（40歳以前の発症），30分以上の朝のこわばり，運動による症状の軽減，安静による増悪などの症状があれば，脊椎関節炎による炎症性腰痛を疑う．中年発症もあるため，腰痛を加齢による影響と患者が自己判断することがあり，注意深い問診が必要である．

　腰背部痛以外の症状としては，腱付着部炎による足底筋膜やアキレス腱の付着部の疼痛，末梢関節炎にともなう関節痛，ぶどう膜炎にともなう視力障害を確認しておくと良い．脊椎関節炎と心血管障害や大動脈弁逆流症の関連性も認められており，聴診では気をつけること．そして，診断された患者に対しては，心血管病のリスク管理をしっかり行うことが重要である．

　脊椎関節炎の分類評価においては，消化器症状（腸疾患性関節炎，反応性関節炎），性交渉歴・性感染歴およびそれを示唆する症状（反応性関節炎），皮膚症状（乾癬性関節炎）を聴取することが肝要である．

　身体所見においては，脊椎可動域の制限を評価する．modified schober test などの客観的な評価方法で，初期評価および治療の反応を確認する．

　特異度の高い所見として，ソーセージ指（指趾炎）が挙げられる．また，腱付着部炎の評価として，棘上筋，腸骨稜，坐骨結節，大腿骨大転子部，足底筋膜，アキレス腱のそれぞれの腱付着部の圧痛を確認する．

3. 診　断[3]

　脊椎関節炎の診断における検査の役割には注意を払う必要がある．炎症性疾患であるが，必ずしも CRP や ESR が上昇しているとは限らず，これらが正常値であっても脊椎関節炎を否定できない．また，HLA-B27 も，必ずしも陽性となるわけではない．わが国では，強直性脊椎炎症例の 64％のみ HLA-B27 が陽性であったという報告がある．ほかの脊椎関節炎を含めると，より陽性率は低下する可能性がある．

　画像検査では，依然として仙腸関節および脊椎の X 線は有用である．仙腸関節の X 線におけ

る所見としては，びらんや骨硬化像，関節裂隙の開大・狭小化・強直を認めることがある．脊椎のX線の特徴的所見として，椎体が四角い変化（squaring），靱帯骨棘形成，前縦靱帯石灰化，椎間関節の強直を経て，最終的には竹様脊柱を呈する．一方で，X線所見が全くない症例も多く，その際はより特異度の高いMRIを使用する．分類基準は種々あるが，本書ではASAS分類基準を紹介する（**表3，4**）．

表3 ASASの軸性脊椎関節炎分類基準

背部痛が3ヵ月以上遷延し，発症年齢が45歳未満の症例	
上記を満たし，かつ以下のどちらかを満たす	
1. 画像上，仙腸関節炎の所見があり，1つ以上の脊椎関節炎の特徴的所見を有する	
2. HLA-B27陽性であり，2つ以上のその他の脊椎関節炎としての特徴的所見を有する	
A：仙腸関節炎の画像所見 ・MRI上の脊椎関節炎に関連した仙腸関節炎を示唆する活動性の（急性の）炎症 ・Modified New York基準上，仙腸関節炎の画像学的な確信	B：脊椎関節炎の特徴的所見 ・炎症性腰痛 ・ぶどう膜炎 ・指趾炎 ・関節炎 ・腱付着部炎（踵） ・乾癬 ・クローン病，潰瘍性大腸炎 ・NSAIDsへの良好な反応 ・脊椎関節炎の家族歴 ・HLA-B27陽性 ・CRP（C反応性タンパク）の上昇

用語の定義
MRI上の仙腸関節炎：脊椎関節炎に伴う仙腸関節炎を示唆する明確な骨髄浮腫，骨炎を伴う仙腸関節の活動性の炎症性病死
X線上の仙腸関節炎：両側性のグレード2～4の，または片側性のグレード3～4の仙腸性関節炎（Modified New York基準による）
NSAIDsへの良好な反応：最大容量のNSAIDs使用24時間から48時間後に背部痛が消失または大幅に改善している
家族歴：1親等または2親等以内の家族に以下のうちのいずれかが該当する
　　　①硬直性脊椎炎，②乾癬，③ぶどう膜炎，④反応性関節炎，⑤炎症性腸疾患

（文献3，5より作成）

表4 ASASの末梢型脊椎関節炎分類基準

関節炎または腱付着部炎または指趾炎	
関節炎，腱付着部炎，指趾炎のいずれかを有し，AまたはBを満たす	
A：下記項目を1つ以上満たす ・乾癬 ・炎症性腸疾患 ・先行する感染 ・HLA-B27陽性 ・ぶどう膜炎 ・仙腸関節炎の画像所見（X線またはMRI）	B：下記項目を2つ以上満たす ・関節炎 ・腱付着部炎 ・指趾炎 ・炎症性腰痛の既往 ・脊椎関節炎の家族歴

（文献4より作成）

MEMO 末梢型脊椎関節炎（SpA：spondyloarthritis）[4]

脊椎関節炎は一般的には慢性の腰痛が症状の首座となる（軸性脊椎関節炎）が，亜型として末梢関節炎，腱付着部炎，指趾炎などをともなうが腰痛症状を呈さない病態があり，診断に難渋することが多い．末梢型脊椎関節炎のASAS分類基準が報告されており，近年になり脊椎関節炎の分類が整理されつつある．

4. 治療[6]

治療のゴールは，炎症の治療による関節破壊と脊椎変形の予防，および身体機能の低下予防である．疾患活動性を評価するツールとしては，BASDAI（bath ankylosing spondylitis disease activity index）やASDAS（ankylosing spondylitis disease activity score）などがあり，身体機能の評価のツールとしてはBASFI（bath ankylosing spondylitis functional index）がある．これらを治療効果の指標として利用し，治療ストラテジーを立てる．

治療薬における第一選択はNSAIDsとなる．NSAIDsによる副作用に留意しながら頓服ではなく，最大用量を毎日内服することが推奨されている．ほかの膠原病と異なり，ステロイドの役割は乏しい．軸性SpAにおいて，NSAIDs不応性もしくはNSAIDsが使用できない症例では，TNFα薬が選択肢となる．

現在，IL-17阻害薬の効果も注目されており，強直性脊椎炎や乾癬性関節炎に対して使用できるようになっている．また，IL-23阻害薬も乾癬性関節炎に使用できるようになっている．一方，末梢型脊椎関節炎では，非生物学的DMARDs（低用量ステロイド，サルファサラジン，メトトレキサートなど）を次に使用することが多い．

関節外症状として，ぶどう膜炎，大動脈弁閉鎖不全症があるため，定期的なフォローが必要となる．

参考文献

1. Alvarez-NJ, Canoso JJ: Heel pain: Diagnosis and treatment, step by step. Cleve Clin J Med, 73: 465-471, 2006.
2. van Tubergen A, Weber U: Diagnosis and classification in spondyloarthritis: identifying a chameleon. Nat Rev Rheumatol, 8: 253-261, 2012.
3. Rudwaleit M, Landewé R, van der Heijde D, et al: The development of Assessment of SpondyloArthritis international Society classification criteria for axial spondyloarthritis (part I): classification of paper patients by expert opinion including uncertainty appraisal. Ann Rheum Dis, 68: 770-776, 2009.
4. Rudwaleit M, van der Heijde D, Landewé R, et al: The Assessment of SpondyloArthritis International Society classification criteria for peripheral spondyloarthritis and for spondyloarthritis in general. Ann Rheum Dis, 70: 25-31, 2011.

5. Rudwaleit M, et al: The development of Assessment of SpondyloArthritis international Society classification criteria for axial spondyloarthritis (part II): validation and final selection. Ann Rheum Dis, 68 : 777-783, 2009.
6. van der Heijde D, Ramiro S, Landewé R, et al: 2016 update of the ASAS-EULAR management recommendations for axial spondyloarthritis. Ann Rheum Dis, 76: 978-991, 2017.

推奨文献・ウェブサイト

i. 強直性脊椎炎―診断・治療指針「難病情報センター」ホームページ
 (http://www.nanbyou.or.jp/entry/4848)
ii. 田巻弘道：脊椎関節炎. Hospitalist, 2: 505-19, 2014.
iii. Dougados M, Baeten D: Spondyloarthritis. Lancet, 377: 2127-2137, 2011.

実践 3

全身が痛くて動けません

　内科や整形外科外来は，高齢者が体のどこかが痛いと受診されることが非常に多い．軟骨の磨耗や圧迫骨折など対症療法でしか対応できない病態もある一方で，膠原病が潜んでいることも散見される．
　どうやら，全身の「筋肉痛」をともなった80歳の男性が内科を受診したようだ．

Ⅰ：Logical Thinking —高齢者の痛みを「正確」に分析する
1. 整形外科的な診断で終わらせないために

研修医
皆来

竜町先生，ご高齢の患者さんが動けなくなったという理由で来られました．

おっ，それは気の毒だね．どんな状態かな？

指導医
竜町

いや，それが1ヵ月前から徐々に増悪する全身の痛みで，ピップエレキバン®を全身につけたけど改善しないとのことでした．徐々に食欲も落ちてきているので家族が心配になり，本日の受診となっています．簡単に診察したんですけど，どこを押さえても痛いとのことで，これはどうなのかなと思いまして．

どうなのかな，というと？

いやぁ，いわゆる関節炎とかそういう膠原病的な感じがしないんですよね．本当にそんなに痛いのかなぁ．

皆来先生，医師は患者さんの訴えは疑わずに真摯に耳を傾ける必要があるよ．それに私には充分膠原病的な感じはするよ？　もう一度慎重に評価してみよう．

そうですね……，失礼しました．

高齢者の症状は非典型的かつ非特異的であることが多い.「高齢者だから……」と思考を止めずに,真摯に病歴聴取と身体診察を行うことが重要

2. 全身の痛みの原因を探っていく

〜15分後〜

研修医
皆来

先生,もう一度問診,身体診察をし直してきました.

うむ.

指導医
竜町

患者さんは1ヵ月前から徐々に増悪する痛みを認めています.朝にこわばり症状をともなう全身の痛みがあるとのことですが,とくに肩のあたりと足の付け根の痛みが強く,そのため動くことも困難です.発熱,悪寒は認めておらず,最近明らかな感冒症状や薬剤の使用歴はないようです.動けないことについてはあとで詳細に身体所見も取りますが,筋力低下や神経障害というよりは,痛みがやはり主原因のようです.

おっ,さっきよりずいぶんよい発表になったね.

 反省しています…….変なバイアスをもって患者さんをみてはいけないですよね.

 主観的訴えを問診で慎重に取ることで,客観的な問題に変換できる.患者が動けないのは何が原因なのかを探ることが,次の身体診察でフォーカスを当てるべき部位のヒントとなる

3. 高齢者の筋肉の痛みの原因を問診と身体診察から探る

研修医
皆来

問診上は,徐々に増悪する近位筋もしくは大関節の病態を考え,そのまま身体診察に移りました.身体所見では,近位筋において著明な疼痛,およびそれにともなう可動域の低下を認めています.肩,股関節の評価は疼痛が著明であるため困難ですが,関節に特異的な圧痛や受動運動での可動域低下はないように思います.

指導医
竜町

なるほど．では，このあとどのようにして鑑別疾患を挙げていこうか．

今回は臓器別の鑑別を挙げる方法でよいかと思います．現時点では近位筋優位の障害を考えます．いわゆる筋炎や筋症が鑑別に挙がるでしょうか．また鑑別にあたり，完全に大関節の問題を除外することはできないと思います．

なるほどね．

筋炎の鑑別としては，近位筋優位であることからも多発性筋炎やリウマチ性多発筋痛症（PMR：polymyalgia rheumatica）を考えないといけないと思います．筋症としてはウイルス，電解質，スタチンに代表される薬剤性，甲状腺機能低下症を考えますかね．関節が原因だとしたら，関節リウマチを含めたほかの膠原病も考えないといけないですね．でも，手指の関節は本当に問題ないんですよね．なので，さすがに関節リウマチではないんじゃないかなぁ．

気持ちはわかる．でも高齢発症の関節リウマチ（late onset RA）は，必ずしも典型的な臨床所見を呈さないこともよくあるんだよ．このようなリウマチ症例は充分にありうるから，鑑別疾患に残しておこう．

関節およびその周囲組織の丁寧な診察で，実際に問題になっている臓器を評価しよう．そうすることで適切な鑑別疾患が導かれる

4. 診断に必要な検査は？

研修医
皆来

では，続いて必要な検査を出すという手順ですよね．

その通りだね．

指導医
竜町

まずはクレアチニンキナーゼ（CK）ですね．筋炎の評価として大事かと思いました．あとは例によって炎症マーカーのC反応性タンパク（CRP）や赤沈（ESR）を，特異性は低いですが提出しても良いと思います．ウイルスについては特別な検査はないし，電解質は筋症をきたしやすいカリウムを含めて出しておきたいです．先ほどの鑑別に挙がった甲状腺機能低下症の評価をするのに，甲状腺機能も必要ですかね．あとは，最近学んだリウマチについては高齢発症でもあ

りうるので，その除外とまではいかないまでもその可能性を低くするために，RFや抗シトルリン化ペプチド（CCP）抗体が陰性であることは確認しておきたいところです．

なるほどなるほど．皆来先生が先ほど提示してくれた鑑別はこれであらかたカバーできるのかな．あっ，リウマチ性多発筋痛症は？

そうですよね．たしか特別な抗体はなかったような気がするんですよね．

その通りだね．でもそうなると，どのように診断に至るんだろうね．

正直，一番リウマチ性多発筋痛症は疑っているんですよね．何で，といわれると困りますが，一番それっぽいと僕は感じています．でもどうやって診断をつけてよいかといわれると答えに困ります．

その通りだね．抗リウマチ性多発筋痛症抗体というものがあればいいのに残念ながらそういうものはない．膠原病全体にいえることだけど，「この検査が陽性だからこの診断」と国家試験の問題みたいにならない世界なんだよね．とくにリウマチ性多発筋痛症は血液検査がない一方で，高齢者で全身が痛いときにまず頭に思いついてしまうという難しい側面があるんだ．

難しい側面ですか？

つまり，患者を一目みて診断はこれだ！（snap diagnosis）と，問診や身体診察を行わずに決めつけてしまいがちなんだよね．そしてそれをサポートしてくれる検査もない．結果的に大誤診につながることがあるんだ．

なるほど．検査のメリットが使えないんですね．たしかに関節リウマチを疑って抗体が陰性だと，「あれっ」と少なくともブレーキはかかりますもんね．

特異的な検査が少ない膠原病診断においては，症状が典型的でも飛びつきすぎず，ステップバックして鑑別をしっかりと広げることが大事である．

5. リウマチ性多発筋痛症を疑うところからみえてくる疾患

〜数時間後〜

研修医
皆来

先生，先ほど提出した検査のいずれもとくに問題はなく，やはりリウマチ性多発筋痛症が鑑別として残りました．

そうか．ここまでは皆来先生の想像通りだね．

指導医
竜町

でも竜町先生のさっきの話を聞いて怖くなりました．確診に至るにはどうしたらいいんでしょうか？

またあとで説明するけど，リウマチ性多発筋痛症にも分類基準はあります．でもそれは「リウマチ性多発筋痛症である」ということをいうものではなく，「それらしい病態である」ということを示しているに過ぎないんだよね．だから，やはり疑わしくない鑑別疾患をしっかりと除外することはとても大切なんだ．皆来先生は先ほど臓器別に広く鑑別疾患を提示してくれたよね．それらのほとんどを除外して，今はリウマチ性多発筋痛症かも，というところまで来たんだよね．ここからはリウマチ性多発筋痛症だとしたらどのような疾患を見逃してはいけないか，という思考回路に切り替えるんだ．

先ほどの鑑別疾患の提示は甘かったですか？

いや，悪くないんだ．ただリウマチ性多発筋痛症に類似している病態のなかには，身体所見だけでは挙げることができないものもあるんだよ．たとえば感染性心内膜炎という疾患があるよね？ これもリウマチ性多発筋痛症様の症状を呈することがある．腫瘍随伴症候群もそうだね．それぞれ菌血症とか体重減少というプロブレムからはじめると容易に鑑別に挙げることができるけど，筋肉痛からはじめるとなかなか出しにくいし，少し突飛な感じもするよね．

あぁ，なるほど．リウマチ性多発筋痛症の疑いというプロブレムまで昇華して，より如実に出てくるものがあるということですね．

そう，その通り．ほかにはこのような鑑別があるかな．

> **リウマチ性多発筋痛症の鑑別疾患**
>
> 高齢発症関節リウマチ（late onset RA），感染性心内膜炎，甲状腺機能低下症，腫瘍随伴症候群，多発性筋炎／皮膚筋炎（PM/DM），薬剤性，RS3PE症候群，線維筋痛症，血管炎

Point リウマチ性多発筋痛症類似疾患について理解を深めよう

6. 治療の効果をみる

研修医
皆来

先生，感染性心内膜炎は身体所見上，心雑音がなく，発熱もないことから否定的だとは思いますが，検査閾値を低くして血液培地を採取してもよいと思います．血管炎については，皮膚症状や尿所見からしても積極的には疑いません．もし，治療の過程において改善が乏しかったり新しい症状が出てきたりしたら，抗好中球細胞質抗体（ANCA）関連血管炎なども考慮する必要があるかもしれません．腫瘍随伴症候群についても完全に否定はできませんが，上下部内視鏡検査は昨年行われており，いずれも異常ありませんでした．身体所見上，積極的に悪性腫瘍を疑う所見も乏しかったので，現時点ではさらなる精査は行わず，治療の効果をみながら考慮としました．

なるほど．いよいよ診断がリウマチ性多発筋痛症らしくなってきたということだね．皆来先生がいう「治療の効果をみる」というのは，実はリウマチ性多発筋痛症ではとても大事なコンセプトなんだ．リウマチ性多発筋痛症において少量のステロイドをはじめたら，劇的に改善することがかなり特徴的なんだよね．逆に効果が乏しかったりするときは皆来先生のいうように，ほかの鑑別疾患が本当に除外できているのかを確認するという作業が必要なんだ．ところでこの患者さんは，頭痛や顎跛行 jaw claudication はあったかい？

指導医
竜町

えっ，顎跛行？

この単語でピンとこないということは，まだ巨細胞性動脈炎（GCA）については考えていないということかな．

まだ考えないといけないことがあるんですね……．国家試験では高齢者の全身筋肉痛→リウマチ性多発筋痛症→ステロイドだけでよかったので，簡単な疾患とたかをくくっていました．

実臨床はなかなかそうはいかないね．それではリウマチ性多発筋痛症と巨細胞性動脈炎について簡単にまとめようか（**図4**）．

高齢者の「動けない」，という抽象的な主訴を加齢的要素と決めつけない

詳細な病歴・身体所見から近位筋優位の筋炎・筋症を疑い，鑑別リストをつくる

検査からリウマチ性多発筋痛症が診断として疑わしいと判断する．ただし，リウマチ性多発筋痛症は確定診断に至る検査がないため，類似病態である可能性をしっかりと詰める

リウマチ性多発筋痛症の診断で問題なさそうだが，治療による反応などでその確からしさを高める

図4 診断の過程

Ⅱ：Minimal Review―リウマチ性多発筋痛症

1．概　念

　リウマチ性多発筋痛症（PMR：polymyalgia rheumatica）とは，原因が明確に解明されていない高齢者に起こりやすい，近位部の痛みを中心とした炎症性疾患である．50歳未満にみられることは非常にまれであり，類似する病態をしっかりと除外することが重要である．

　アジア人では北欧系ほど巨細胞性動脈炎の発症率は高くはない．巨細胞性動脈炎の患者のうち30~50％程度にリウマチ性多発筋痛症が発症するとされており，その反対にリウマチ性多発筋痛症の10~20％程度に巨細胞性動脈炎が発症するとされている．このように非常に密接している疾患でありリウマチ性多発筋痛症と巨細胞性動脈炎の合併は常に留意しておく必要がある．

> **MEMO** 巨細胞性動脈炎（GCA：giant cell arteritis）
>
> 　巨細胞性動脈炎はリウマチ性多発筋痛症に合併することがある大型血管炎である．リウマチ性多発筋痛症の症状に加えて，典型的な頭部の動脈の血管炎に起因する症状（頭痛，顎跛行，頭皮の疼痛，複視，視力障害），大型血管炎にともなう症状（腕や足の跛行），そして炎症にともなう全身性の症状（発熱，倦怠感，体重減少など）がある．頭痛は最も頻度の高い症状で，およそ3分の2にみられ，巨細胞性動脈炎を疑うきっかけになりやすい．顎跛行（咀嚼をくり返すことで疲労が生じる）や頭皮の疼痛は特徴的な症状であり，特異性が高い．巨細胞性動脈炎の特徴的臨床所見としては，側頭動脈の蛇行，圧痛，拍動低下が挙げられるが，これらの所見がなくても否定することはできない．常に上記の大型血管炎にともなう症状に留意し，手足の間欠跛行症状がないか聴取するとともに，四肢の血圧を測定する際に左右差がないかどうか，確認することが重要である．また大型血管炎の血管雑音がないかどうか鎖骨下動脈，頸動脈，腹部をしっかりと聴診する必要がある．
>
> 　通常は側頭動脈の生検を行うことが診断において有用である．巨細胞性動脈炎の疑いが強い場合は，失明を防ぐためすぐにステロイドによる治療を行う．眼症状がある場合は巨細胞性動脈炎の緊急事態である失明をきたす可能性があるため，専門医と協議のうえ，経験的なステロイド加療を速やかに開始し，治療と診断の検査を同時並行で行う必要がある．

2. 臨床症状

　主症状として朝のこわばり，対称性の肩，首，腰部・臀部といった近位部に痛みを呈する．症状が非特異的であり，内分泌疾患，うつ病，変形性関節症や回旋腱板腱症などの非炎症性の筋骨系疾患から感染症，悪性疾患も鑑別に幅広く考え，除外する必要がある．末梢関節にも症状を呈することがあるとされており，関節リウマチを代表とするほかの膠原病との鑑別が必要となる．また，remitting seronegative symmetrical synovitis with pitting edema（RS3PE）は手背の浮腫を特徴とする疾患であるが，リウマチ性多発筋痛症と同様のスペクトラムにあるとする考え方がある．

　リウマチ性多発筋痛症の症状は，以前は肩関節や股関節の滑膜炎からきていると考えられていたが，現在では関節周囲の滑液包や腱の炎症からきているのではないかとされている．さらに，これらにともなう炎症性サイトカインにより，倦怠感や食欲低下などの全身性の症状をきたすことがある．よって，高齢者の食欲不振やADL低下の原因として考慮することが大事であり，短絡的に上記のような症状をきたしている高齢者を，加齢による影響であると結論づけてはならない．高齢者は近位筋や肩，股関節などの大関節周囲のこわばりや痛みと，それにともなうADLの低下を主訴に来院することが多い．亜急性に症状が起きてくるが，急性発症の例があることも

表5 EULAR/ACRのリウマチ性多発筋痛症暫定分類基準

必須項目 50歳以上，両肩の疼痛，CRPまたはESR上昇	超音波所見基準 含まない	超音波所見基準 含む
45分以上持続する朝のこわばりがある	2	2
股関節の疼痛または可動域制限がある	1	1
リウマトイド因子または抗CCP抗体が陰性	2	2
他関節の疼痛がない	1	1
超音波所見：肩関節炎[*1]および股関節所見[*2]がそれぞれ最低1部位以上ある	－	1
超音波所見：両側性の肩関節炎[*1]所見	－	1
リウマチ性多発筋痛症と分類される合計点数	4点以上	5点以上

[*1] 三角筋下滑液包炎，上腕二頭筋筋滑膜炎，肩関節滑膜炎（後方あるいは腋窩）
[*2] 股関節滑膜炎，転子滑液包炎
CRP：C反応性タンパク，ESR：赤血球沈降速度，CCP：シトルリン化ペプチド

（文献2より）

知られている．

前述のように，高齢者発症の関節リウマチは非典型的な関節分布で発症することもあるので，鑑別が困難な例もある．また，さまざまな文献では，末梢性関節炎がリウマチ性多発筋痛症にともなうことも記されており，RS3PEによる手の伸筋腱の腱滑膜炎を合併することがある．

身体診察では罹患部位の同定が必要である．リウマチ性多発筋痛症では関節可動検査において受動動作時が能動動作時より症状が軽いことが多く，これはこの病態の主座が関節周囲炎であることを示唆する．手背の圧痕性浮腫はRS3PEに特徴的な所見であり，ボクシンググローブハンド boxing glove hand とよばれる．

3. 診 断 [1]

リウマチ性多発筋痛症の診断は臨床診断であり，血液検査や病理学的検査によって確定診断が決まるということはない．充分な問診と身体診察により，リウマチ性多発筋痛症に合致する臨症像があることをしっかりつかむことが診断に至るための第一歩である．大切なのは，臨床的に特徴的な所見を同定しつつ，鑑別としては，関節リウマチ，RS3PE，血管炎，薬剤性筋症／筋炎，炎症性筋疾患，線維筋痛症，感染症（特に感染性心内膜炎），甲状腺機能低下症のような類似疾患の除外を行うことである．EULAR/ACRよりリウマチ性多発筋痛症の暫定分類基準が提唱されている（表5）．

巨細胞性動脈炎の診断もリウマチ性多発筋痛症と同様である．合致するような病歴があるかどうか，身体所見があるかどうかが診断の第一歩である．巨細胞性動脈炎を示唆する所見が上記のように認められる際は，閾値を低くして評価を進めていくべきである．昨今は，側頭動脈部のMRIや血管エコーによる非侵襲的な検査の発達も目覚ましいが，これらの結果が陰性であっても完全に除外はできない．ゴールドスタンダードは側頭動脈の生検となるが，病変が飛び石である可能性もあるため，たとえ結果が陰性であっても反対側の生検も行うかどうかについての議論

は必要となる．それほど，巨細胞性動脈炎の見逃しによる合併症の発症は医学的インパクトが強い．

4. 治 療 [3]

リウマチ性多発筋痛症を強く疑った際は，ステロイドの少量投与が開始される（通常プレドニゾロン 10~15 mg）．速やかな症状の改善は典型的なリウマチ性多発筋痛症所見であるが，ときには症状が 2~3 週間寛解しないこともある．ある程度の観察は必要だが，3 週間以上経過しても改善が乏しい場合は，漫然とステロイドを継続するのではなく，初期加療時には除外された鑑別疾患を再度見直す必要性がある．

治療開始後は，リウマチ性多発筋痛症の症状および炎症マーカーの値などを参考に病勢の評価を行い，安定していればプレドニンの減量を慎重に行っていく．減量にともなう症状の再増悪に留意しながら慎重にフォローする．また，ステロイド減量により複数回再燃をきたす際は，ステロイド以外の薬剤（steroid sparing agent）を併用することで副作用が多いステロイドの中止を試みる．充分にリスク - ベネフィットを考慮した上で，メトトレキサートなどの薬剤が使用されることがある．

巨細胞性動脈炎の治療はリウマチ性多発筋痛症の治療量より多く，1 mg/kg のプレドニゾロンより開始することが多い．合併症がない限り，リウマチ性多発筋痛症と同じく病勢をモニタリングしながらステロイドの減量に努める．さらに，視力障害をきたした際は緊急性が高いので，ステロイドパルス療法を速やかに検討する必要がある．

参考文献

1. Matteson EL, EULAR/ACR Study Group for Development of Classification Criteria for Polymyalgia Rheumatica: L15. EULAR/ACR 2012 classification criteria for polymyalgia rheumatica. Presse Med, 42: 543-546, 2013.
2. Dasgupta B1, Cimmino MA, Kremers HM, et al: 2012 Provisional classification criteria for polymyalgia rheumatica: a European League Against Rheumatism/American College of Rheumatology collaborative initiative. Arthritis Rheum, 64(4): 943-954, 2012.
3. Dejaco C, Singh YP, Perel P, et al: 2015 recommendations for the management of polymyalgia rheumatica: a European League Against Rheumatism/American College of Rheumatology collaborative initiative. Arthritis Rheumatol, 67: 2569-2580, 2015.

推奨文献

i. Weyand CM, Goronzy JJ: Clinical practice. Giant-cell arteritis and polymyalgia rheumatica. N Engl J Med, 371: 50-57, 2014.
ii. Matteson EL, Dejaco C: Polymyalgia Rheumatica. Ann Intern Med, 166: ITC65-ITC80, 2017.

実践 4

指が白くなってしまいました

　実践2の「踵の痛み」という比較的なじみのない症状と比べて，教科書に載っている典型的な病態を目の当たりにすると，それだけで有頂天になり，すべて解決したかのような錯覚に陥ることがある．しかし実際は，その症候・病態はあくまで氷山の一角に過ぎないのである．

Ⅰ：Logical Thinking ─ 指が白くなる原因を探り疾患を見つける

1．レイノー現象の原因を探る

研修医
皆来

竜町先生，本当に膠原病内科の外来っていろんな方が来ますねぇ．今度は指がときどき白くなる56歳男性です．

たしかにいろいろ来るから飽きないんだよね．膠原病科医冥利につきるよ．
指導医
竜町

この症状に気づき出したのは1ヵ月前からだということで，冷たい水を使って野菜を洗っているときに，指が突然白くなってきたのをみたそうです．その後温めると急激に赤みが戻ってきたそうです．

ふむふむ．これはなんだと思う？

ずばりレイノー現象ですね！

素晴らしい！　で，その原因は？

え？

レイノー現象は基礎疾患の1症状として現れることも多いからね．隠れている疾患を見つけるのはとても大切なことなんだよ．

> **MEMO** **レイノー現象　Raynaud phenomenon**[1]
> 寒冷やストレスに対して過剰に末梢血管が反応することで起こる色調変化を指す．原発性であることもあるが，基礎疾患の1つの病態として認められることがある．

そうですね．レイノー現象を発見できてそこで思考が止まってしまいました．たしか以前，竜町先生が文献を渡してくださったような……．あっ，あったあった．うわぁ，鑑別疾患がたくさんありますね．

そうだろう．実はここからがスタートなんだよ．

レイノー現象のおもな原因

膠原病：全身性エリテマトーデス（SLE），全身性強皮症（SSc：systemic sclerosis），
　　　　混合性結合組織病（MCTD），皮膚筋炎，シェーグレン症候群
血液・腫瘍：クリオグロブリン血症，腫瘍随伴症候群，パラプロテイン血症
内分泌：甲状腺機能低下症
血管：胸郭出口症候群，血管炎，動脈硬化・塞栓，バージャー病
神経：手根管症候群
環境：バイブレーションによる影響，凍傷，心因性
薬剤：交感神経賦活薬，化学療法，インターフェロン，ニコチン，コカイン，エルゴタミン

鑑別としては外傷，ドリルのような振動物の使用，手根管症候群，凍傷，甲状腺機能低下症，薬剤性とあとは膠原病ですね．膠原病のなかでは全身性エリテマトーデス，全身性強皮症，混合性結合組織病，皮膚筋炎，シェーグレン症候群などを考慮しなくてはならないようです．

どうだい．こんな鑑別疾患をあらかじめ知っておいたほうが，患者さんへの問診や身体所見において有用だと思わないかい？

返す言葉もございません．では，問診・身体診察を詳しく取ってきます！

> **Point** 患者の主訴を客観的に評価し,そこで診断された病態を基に「その原因は何か」とさらに考えを深めていくことが大切である

2. 膠原病は全身性疾患

〜20分後〜

研修医
皆来

先生,プレゼンテーションをしていいでしょうか?

はい,大丈夫ですよ.
指導医
竜町

症例は56歳日本人男性です.今年の冬に洗い物をしていたところ,すべての指が異常に白くなっていることを確認されたということです.そのときは水を使っていたようです.すぐにタオルで拭いて見ていたら,そのあと赤くなってから徐々に通常の色調に戻ったそうです.その後もときどき同様の症状を呈しているようですが,いずれも寒いときや指が冷たいときに起こりやすいようです.とくに痛みはないようです.

さっきの病歴に比べて厚みが増しましたね.よりレイノー現象らしい.

明らかな外傷歴,手術歴はありません.振動物を頻回に使用したこともないようです.皮膚が上肢全体にわたりむくんでいるような感じがするとのことでしたが,年齢によるものかと気に留めていなかったようです.とくに手指にしびれを感じたりすることはないようですが,最近になり,少し上肢を全体的に動かしにくいような気がするとのことでした.内服歴はなく,サプリメントや市販薬,漢方を含めて使用されていないようです.特別活動度が下がっているわけではなく,寒さに弱くなったとは感じていないようです.それ以外に発疹,関節痛,筋肉痛,口渇感やドライマウス症状は認めていません.

鑑別疾患に対する病歴での"らしさ","らしくなさ"をよく聴取できているね.

ありがとうございます.でも予備知識がないと,このように聴取することはできませんでしたね.患者さんが必ずしも教科書的なキーワードをいってくれるわけでもないので,自分で疾病を疑ってそれを探しにいくという姿勢も必要だということがよくわかりました.では身体所見について報告します.

鑑別疾患に対して特異性の高いシステムレビューなどの情報を聴取することで，検査前確率を上げることができる

 バイタルサインは正常範囲内でした．ご本人も外観上，シック感はありませんでした．ただ，手指ですが……．

あれ，通常のパターンじゃないんだね？

 えっ？ あー，頭から順番に，ということですか？ そうですね，今回は病歴からも病態の主座は上肢にあるのかな，と思いまして．

なるほど．その考え方は間違ってはいないよ．身体診察の仕方は医師によってある程度手法も異なってくるので，必ずしも1つの方法に固執しなくていいんだよ．ただ間違いなくいえるのは，膠原病は全身疾患だから，全く症状がない臓器でもしっかりと診察を行う必要があるということなんだ．あとで話す予定だけど，膠原病には命取りになる病態があるんだよ．いくら詳細に病歴を取っても，本人が症状を自覚できていないところは自分で見つけにいかないとね．

 なるほど．ついつい怪しい部分に集中してしまいました．全体をみないといけないということですよね．木を見て森を見ず，でした．すぐに全身の診察をしてきます．

 膠原病は全身性疾患であり，たとえ患者の訴えがない部分であっても新しい発見があることもある．必ず全身の身体診察を行うことが大事である

3. 爪の診察

～10分後～

研修医
皆来

遅くなりました．結論からいうと，上肢以外は明らかな異常所見を認めなかったので，まずは上肢以外の所見を話して，それから上肢に移ります．頭頸部は明らかな脱毛，口腔内潰瘍を含めて異常を認めませんでした．明らかな心雑音やⅢ音はなく，頸静脈怒張も認めません．肺音も清で明らかなラ音は聴取しません．腹部も異常ありません．下肢には明らかな浮腫，チアノーゼも認めません．

指導医
竜町

大変よろしい.

両上肢ですが,上肢全体の皮膚硬化を疑う所見を得ました.全体的にゴワゴワしている印象です.関節1つ1つ丁寧に診たつもりですが,関節自体の明らかな腫脹や圧痛はなさそうです.可動域は全体的に低下していますが,関節による影響というよりは皮膚の硬化による影響でしょうか.

なるほど.爪はどうだった?

爪は明らかなばち指は認めていません.爪も綺麗に切れていました.

膠原病を診るときに,爪は重要な所見を提供してくれるんだよ.とくに爪郭毛細血管異常所見は,今回みたいにレイノー現象がある症例では必ず観察しておいたほうが良いね.皆来先生はダーマトスコープを持っていないかな? それでは患者さんをお待たせしているので,一度診察させていただこう.そのときに爪もみさせていただこうか.

爪所見は,膠原病科医および優れた内科医は必ずチェックする.膠原病領域の爪自体の所見として,爪甲脱落症,爪甲の点状陥凹 nail pitting は乾癬でよくみられる.爪郭毛細血管異常 nail fold capillary abnormality は膠原病において特異的な所見であり,できればダーマトスコープを常に携帯し,所見が取れるようにしたい

4.レイノー現象から膠原病へのアプローチ

指導医
竜町

上肢の所見は皆来先生の診察に同意します.あとは先ほどの話に出ていた爪をみてみようか.爪自体の所見はとくに何もなさそうだね.では,ダーマスコープを使って爪の付け根の部分をみてみよう.爪郭部毛細血管顕微鏡(nailfold capillaroscopy)があればより鮮明にみることができるので,あればぜひ使用してください.どれどれ.ほら,やっぱり異常所見がみられるね.

研修医
皆来

えっ,本当ですか.

何が正常かどうかを知っておかないといけないので、最初のうちは診察が難しいだろうけどね。ほら、毛細血管が蛇行しているのがわかるかい？ 本来はもっとまっすぐ並んでいるんだよね。あと、この部分に小さな出血があるね。それから毛細血管が拡張している部分もある。これは爪郭毛細血管異常とよぶのに十二分な所見といえるね。

うわぁ、これはすごい。よく「頭からつま先まで診察」というけど、爪をここまで詳しくみるのは初めてです。

せっかく患者さんが出してくれているサインだから、できるだけ見逃さないようにしないとね。ではここまでの経過を一度まとめてみようか。患者さんは寒冷刺激にともない指の色調変化が起こることを主訴に来院されて、病歴からはレイノー現象を疑うものであったね。レイノー現象の鑑別疾患を念頭に挙げながらより詳しい問診と診察をしたところ、上肢の皮膚硬化にともなうと思われる可動域の低下、爪郭毛細血管の異常所見が得られている、というところかな。

そうですね。レイノー現象の膠原病以外の鑑別も挙げましたが、現時点ではいずれも否定的です。あと原発性のレイノー現象もあるとは思いますが、爪郭毛細血管の異常もあるし、どちらかといえば膠原病にともなう二次性の変化を考えます。皮膚硬化などもあるし、ある膠原病を現在考えています。

そうだね。論理的な思考過程だね。ちなみにレイノー現象において爪郭毛細血管異常がないことが、原発性レイノー現象の1つの分類基準に入っているんだ。逆にいうと、レイノー現象があるときに爪郭毛細血管異常があると、膠原病らしさがより高まるんだね。

なるほど。レイノー現象だからといって膠原病に飛びつきすぎないようにしつつ、そちらへのアプローチを考えないといけないですね。

そうだね。先ほど挙げてくれた膠原病の鑑別疾患からはどれを疑う？

症状からは断然全身性強皮症を疑いますね。現時点では関節炎症状などの全身性エリテマトーデスを疑うほかの所見はありません。男性であることも可能性を低めていると思います。皮膚筋炎としては筋炎を示唆する筋力低下もないようです。シェーグレン症候群も、先ほどの問診上は口腔内や眼の乾燥などは認めていません。

たしかにその通りだね．どのような検査を出そうか．

もし全身性強皮症を疑うならば，この前の竜町先生の講義で出てきた抗セントロメア抗体，抗トポイソメラーゼⅠ抗体，抗RNAポリメラーゼⅢ抗体となるでしょうか．

おっ，ちゃんと覚えているじゃないか．感心感心．それでは今回はどれが陽性になると思う？

えっ？　そんなこと予想できるのですか？

それは今回の病態が，限局皮膚硬化型なのか，びまん皮膚硬化型のいずれを疑うかによって推測できるかな．

あーっ，たしかにそう習いました．でも今回は……，難しいですね．一見上肢だけの罹患ですが，かなり近位まで症状が認められることと比較的症状の進行が早いことが気になります．

まさにその通りだ．実はかなり慎重にフォローしていかないといけないのかな，と思う経過および症状の分布だよね．腎臓が急激に悪くなったりするからね．

えっ，そうなんですか．

このあたりはまだ完全に網羅できていないようだね．では，全身性強皮症のおさらいをしようか（図5）．

お願いします！

```
┌─────────────────────────────────────┐
│ 特徴的で有名なレイノー現象を同定する │
└─────────────────────────────────────┘
                  ↓
┌─────────────────────────────────────┐
│ レイノー現象は二次性の病態であることも多いことを念 │
│ 頭に置いて鑑別疾患を抽出する       │
└─────────────────────────────────────┘
                  ↓
┌─────────────────────────────────────┐
│ 鑑別に挙がる膠原病において，それぞれの特徴的な症 │
│ 状・身体所見を再度確認する．とくに爪の所見は，レイ │
│ ノー現象を有する症例においては重要である │
└─────────────────────────────────────┘
                  ↓
┌─────────────────────────────────────┐
│ 皮膚所見，爪所見から全身性強皮症を疑い，抗体を含 │
│ めた検査を提出する                 │
└─────────────────────────────────────┘
```

図5　診断の過程

Ⅱ：Minimal Review—全身性強皮症

1. 概　念

　全身性強皮症（SSc：systemic sclerosis）は，現時点では原因がわかっていない血管病変 vasculopathy ならびに線維化 fibrosis を特徴とする自己免疫疾患である．おもにコラーゲンの蓄積，血管障害にともなう皮膚の硬化をきたす．顔面や四肢末端のみの皮膚硬化をきたす「限局皮膚強皮型」と，全身の皮膚硬化および臓器障害をきたす「びまん皮膚硬化型」に分類される．

2. 臨床所見

　全身性強皮症の患者では大多数に皮膚硬化，レイノー現象，ならびに食道蠕動不全がみられる．また，皮膚硬化や浮腫が手に出ずに，腕の近位部に出ることはまれである．症状は限局型全身性強皮症（lcSSc：limited cutaneous systemic sclerosis）では年単位で徐々に増悪していく緩徐な発症を辿ることが多いが，びまん型全身性強皮症（dcSSc：diffuse cutaneous systemic sclerosis）では数ヵ月での急速な進展をきたしうる．なお，患者の訴えとしては認められないことも多いが，全身性強皮症を疑う際は爪の診察は非常に有用である．本文記載のように爪郭毛細血管異常を認めることがあり，膠原病としての特異性も高い．

　末梢の血管障害として，レイノー現象および指尖潰瘍を認めることがある．レイノー現象は問診において充分に同定できる病態であり，基本的に寒冷刺激を与えて所見を直接確認することは控えるべきである．また，胸部の聴診にて乾性ラ音を認めた際は，合併症の一つとして名高い間質性肺炎の評価として，胸部CTの撮像と呼吸機能検査を考慮する．全身の浮腫，頸静脈怒張，Ⅲ音の評価を行い，心不全・腎不全の評価も行う．とくに高血圧や腎疾患においては，後述する

表6　全身性強皮症における臓器障害に対するアプローチ

病　変	検　査
強皮症腎クリーゼ	血圧，尿所見，血清クレアチニン・電解質（急性腎不全），血球塗抹（破砕赤血球）
肺動脈性高血圧症	心エコー，右心カテーテル検査，NT-proBNP，呼吸機能検査，6分間歩行
間質性肺炎	胸部 CT，呼吸機能検査
心病変（心筋障害，電動障害，心外膜炎，弁膜症）	心エコー，心電図，MRI
消化器病変（胃食道逆流症，食道潰瘍/狭窄，消化管運動障害，胃前庭部毛細血管拡張症，bacterial overgrowth）	上部内視鏡検査，消化管造影検査

強皮症腎クリーゼは緊急性が高い病態であるため，常にフォローできるようにする．

検査としては，全身性強皮症に特異的血清抗体である抗セントロメア抗体，抗トポイソメラーゼⅠ抗体，抗 RNA ポリメラーゼⅢ抗体が挙げられる．それぞれの陽性率は 37．32．6％と低いが[2]，陽性時尤度比が高いこと，そして病型分類予測において有用である（限局型全身性強皮症は抗セントロメア抗体，びまん皮膚硬化型は抗トポイソメラーゼⅠ抗体，抗 RNA ポリメラーゼⅢ抗体が陽性になりやすい）．

びまん型全身性強皮症において認めやすい臓器障害については，それぞれの症状および身体所見からさらなる精査を考慮する（**表6**）．

3. 診　断 [3]

1980 年に米国リウマチ協会が提唱した分類予備基準を参考にして診断をすることが多く，わが国の診断基準もこれに準じた形式となっている．2013 年には，米国リウマチ学会（ACR）/欧州リウマチ学会（EULAR）による新分類基準が発表されている（**表7**）．典型的症状である皮膚硬化を認めない症例の他症状および，病態を拾い上げることで分類できる構成となっており，診断率の上昇に寄与している．基本的には，全身性強皮症にみられるような症状を丁寧に拾い上げることが重要である．それと同時に，似たような皮膚病変をきたす診断の手掛かりになるような情報も入手する．

たとえば，nephrogenic systemic sclerosis は腎機能障害がある患者が，ガドリニウム造影剤を使用した際に起きる．レイノー現象がない場合，爪郭毛細血管異常がない場合，手指の皮膚所見がない場合，抗核抗体（ANA）が陰性の場合は，全身性強皮症ではない可能性を考慮する必要がある．

4. 治　療 [5]

「全身性強皮症の治療は罹患臓器に対応する」，というストラテジーで行われる．

表7 ACR/EULAR 全身性強皮症分類基準（2013年）

項　目		点　数*
両側手指の皮膚硬化が，MCP関節より近位に達する（十分基準）		9
手指の皮膚硬化 （点数の高い方のみ計算する）	手指腫脹（puffy fingers） 指全体（MCP関節より遠位だが，PIP関節より近位に達する）	2 4
指尖部病変 （点数の高い方のみ計算する）	指尖部潰瘍 指尖部陥凹性瘢痕	2 3
毛細血管拡張		2
爪郭毛細血管異常		2
肺動脈性肺高血圧症，間質性肺疾患（各1点，最大2点）		2
レイノー現象		3
全身性強皮症関連自己抗体（各1点，最大3点） 抗セントロメア抗体，抗トポイソメラーゼ（抗Scl-70）抗体，抗RNAポリメラーゼⅢ抗体		3
・本分類基準では，A：皮膚硬化が手指に認められない，B：皮膚硬化所見はあるが他病態による可能性が高い際（例：腎性全身性線維症，汎発性限局性強皮症，好酸球性筋膜炎，糖尿病性浮腫性強皮症，硬化性粘液水腫，先端紅痛症，ポルフィリン症，硬化性苔癬，移植片対宿主病〔GVHD〕，糖尿病性手関節症）は適応されない．		

*合計スコアは，各カテゴリーの最大点数（スコア）を加算して決定される．合計スコア9点以上の患者を，確実な全身性強皮症として分類する．
ACR：American College of Rheumatology，EULAR：European League Against Rheumatism，MCP：中手指節，PIP：近位指節間

（文献3, 4より作成）

　具体的には，発症早期で進行性ならば，わが国では腎クリーゼに気をつけながら低用量ステロイドの全身投与が推奨されている．また，レイノー現象をきたしている病態では，発症予防目的にニフェジピン（カルシウム拮抗薬）の投与をEULARは推奨している．非薬物療法として，手指の保護，動脈穿刺を避けるなどのケアを行う．そして，全身性もしくは進行性の皮膚病変に対しては，わが国ではステロイド，海外ではメトトレキサートが推奨されている．間質性肺炎に対しては，シクロホスファミドやミコフェノール酸モフェチルの投与を行うことがある．

　全身性強皮症における致死的病態としては，腎クリーゼが挙げられる．血管内皮障害およびレニン-アンギオテンシン系が関与した病態であり，急激な高血圧および血栓性微小血管症（TMA：thrombotic microangiopathy）を呈している際は，この病態を疑う必要がある．急激な腎不全を呈しやすく死亡率も高いため，早期に診断することが重要であり，特異的加療薬であるACE阻害薬（カプトプリル）を投与する必要がある．通常腎機能低下時には使用を控える同薬であるが，この病態においては腎予後を著明に改善することが報告されており，投薬量も通常の高血圧に対する量の数倍使用する．

　腎クリーゼ発症の危険因子として，中等度量のステロイド使用が挙げられている．わが国では，病態次第ではステロイドを使用することもあるため，専門家との慎重な投薬量の決定が必要となる．

参考文献

1. Wigley FM: Clinical practice. Raynaud's Phenomenon. N Engl J Med, 347: 1001-1008, 2002.
2. 仲野寛人, 松井和生：全身性強皮症：皮膚病変，血管病変，自己抗体から臓器病変を予測し，定期的なスクリーニングを行う．Hospitalist, 2: 484-490, 2014.
3. van den Hoogen F, Khanna D, Fransen J, et al: 2013 classification criteria for systemic sclerosis: an American College of Rheumatology/European League against Rheumatism collaborative initiative. Ahthritis Rheum, 65 : 2737-2747, 2013.
4. van den Hoogen F, et al: 2013 classification criteria for systemic sclerosis : American college of Rheumatology/European League against rheumatism collaborative initiative. Ann Rheum Dis, 72: 1747-1755, 2013.
5. Kowal-Bielecka O, Fransen J, Avouac J, et al: Update of EULAR recommendations for the treatment of systemic sclerosis. Ann Rheum Dis, 76: 1327-1339, 2017.

推奨文献・ウェブサイト

i. 日本皮膚科学会：全身性強皮症診療ガイドライン．日皮会誌, 122: 1293-345, 2012.
「日本皮膚科学会」ホームページ
(https://www.dermatol.or.jp/uploads/uploads/files/guideline/1372907289_3.pdf)
ii. 全身性強皮症－診断・治療指針「難病情報センター」ホームページ
(http://www.nanbyou.or.jp/entry/4027)
iii. Gabrielli A, Avvedimento EV, krieg T: Scleroderma. N Engl J Med, 360: 1989-2003, 2009.

実践 5

もうろうとします

　膠原病診断はさまざまな所見を評価するので，ほかの病態と比較して診断するのに時間を有することがある．使用する薬剤も免疫抑制薬が多いため，しっかりと吟味して診断に辿り着きたいものだが，ときとしてその時間的猶予を与えてくれない緊急性の高い病態で患者が来ることがある．

Ⅰ：Logical Thinking ──意識障害はタイムリーに対応する

1．病態の安定を優先する

研修医
皆来
　先生，状態が悪い人がいます．

指導医
竜町
　どうしたんだい．

　膠原病の外来に予約されていた 24 歳女性ですが，朝から意識状態が悪かったため，救急外来で対応しています．

　ほかに情報はある？

　とくに既往歴のない女性ですが，1ヵ月前から少し情緒不安定になっていたようです．心療内科を受診されていたのですが，手指の関節も痛みがあるというところから，内科疾患が隠れていないか確認したほうがいいといわれたそうです．1週間前から意味不明な言動が出るようになっていたようです．本日，家族が朝起こしに行ったら意識状態が悪かったので，そのまま救急要請となりました．もともと今日外来受診予定であったようなので，こちらでみてほしいと救急部より要請がありました．

　なるほど．それでは，まずすべきことは何かな？

　まずは状態が安定しているかどうかの確認ですね．いわゆる ABC とよばれる気道，循環，呼吸の確認です．幸いにもこちらは安定しているようです．

素晴らしい.意識はどうだい?

意識はかなり悪いです.日本昏睡尺度 (JCS) でいうとⅢ-200です.かろうじて痛み刺激に動く程度です.瞳孔は両側4 mmで対光反射は陽性です.意識状態が悪いため評価は困難ですが,明らかな神経学的巣症状は認めていません.腱反射は正常で,バビンスキーなどの異常反射は認めていません.

なるほど.次はどうするんだい?

そうですね.今はとにかく意識状態が悪い原因を調べないといけないので,その評価を急ぎます.さらにご家族より情報を集めつつ,原因となるいわゆるAIUEOTIPSを評価していければと思います.しばらく外来を離れますがよろしいですか?

重症の患者さんを優先してあげてください.それにしても救急の対応が素晴らしいね.

ありがとうございます.前回のローテーションが救急部だったのと,『内科救急のロジック』[iii]という良本を読破したばかりなんです.それではまた連絡します!

Point 患者の重篤度に合わせて今すべきことが何かを把握する.意識状態が悪い患者や血行動態が不安定な症例は,内科救急の対応が必要となる

2. 膠原病を疑う根拠を探す

研修医
皆来

竜町先生,お時間いただきました.続報です.

指導医
竜町

ご苦労さま.

バイタルサインも含めて現在も安定しています.依然として意識状態は悪いです.身体所見も取り直しましたが,特記すべき事項はありませんでした.神経評価を再度丁寧にしましたが,やはり明らかな巣症状はないと思います.項部硬直もありません.あっ,もしかしたら両手首の軽度の腫脹を認めているかもしれません.竜町先生との研修のおかげで,ついつい関節の評価を慎重にする癖がつきました.

それはよいことです（笑）．ほかには何かないかい？

 そうですね．顔面の紅斑も認めますかね．鼻唇溝をまたいでいない両側頬部のびまん性の紅斑です．

 ほほう．

 それぐらいかと思います．意識障害に対して各種検査も提出しました．血糖値，電解質，肝機能，血液ガス，腎機能，甲状腺機能，血球，頭部 CT はいずれも陰性です．髄液穿刺も行いましたが，軽度のタンパク上昇を認めるのみです．塗抹検査は陰性でした．

 なるほど．少し困っている様子だね．

 そうですね．再度ご家族にもお話を伺ったのですが，とくに既往歴もアレルギー歴もないようです．大量内服を示唆するエピソードもないようです．ご家族の了解も得て，尿中薬物スクリーニングも行いましたが陰性です．

 先ほどいってくれた AIUEOTIPS では残るのは何かな？

 そうですねぇ．あと残るとしたら痙攣や脳炎・脳症でしょうか．今，頭部 MRIと脳波の検査の適応について相談しています．でも明らかな痙攣発作の目撃は少なくともないようです．

 なるほどー．難しい症例だね．

 報告がてら竜町先生にお伺いしたかったのですが，たとえばこれが膠原病関連の意識障害である可能性はあるでしょうか？

 なぜそう思うんだい？

 頻度の高い意識障害の鑑別をまず行ったところ，明らかな異常を認めていないなかなのでバイアスがかかっているかもしれませんが，先ほどお伝えしたように，関節症状や蝶形紅斑を疑う所見があります．年齢的にも若年女性ですし，たとえば全身性エリテマトーデス（SLE）脳症の可能性はあるのかな，と思いました．

なるほど．それなりに根拠をもって考えているわけだね．そのとっかかりはいいね．得体が知れないから膠原病ではなく，膠原病らしさを考えて鑑別に挙げるならとてもよい発想だと思うよ．それでは私も患者さんの診察にいこうかな．

はい．よろしくお願いします．

症状・病態が簡単に説明できない際は，得体が知れないから膠原病ではなく，システムレビュー・病歴から膠原病を疑う根拠を探す

3. 膠原病マーカーをうまく使う

たしかに非常に意識が悪い状態だね．皆来先生の身体所見結果にも同意するよ．蝶形紅斑および両側手関節の滑膜炎を示唆する所見だね．これからどうしようか．

指導医
竜町

現在考えているのは頭部 MRI と抗核抗体（ANA）です．

研修医
皆来

あれ，ずいぶん控えめだね．

ここまでの流れでは，全身性エリテマトーデス関連の病態を鑑別に挙げる必要があると思いました．まずは ANA を出して，それが陰性ならば全身性エリテマトーデスは否定的だと思いますが，いかがでしょうか？

それはなぜだい？

たしか全身性エリテマトーデス診断における ANA の感度は，90％以上あると理解しています．

なるほど．すごく良い発想だしそのような観点の下，日常臨床で ANA を使用することはあるね．でも感度が 100％の検査でない以上，絶対に否定できないんじゃないかなぁ．とくに本症例のように重篤な病態では，見逃しは致死的になりうるよね．

なるほど，状況に応じて感度・特異度を考えないといけないということですね．

その通り．たとえば，長距離バスから降りていきなり呼吸苦が出現したとするよね．何を疑う？

もちろん肺塞栓症です．

そうだね．そのときに感度の高いD-dimerを確認するまでもなく，疑いの強い病態に対しては造影CTを撮りにいくよね．それと一緒だね．

膠原病マーカーの役割をしっかりと理解したうえで，うまく使わないといけないですね．

 膠原病マーカーの感度・特異度を理解しつつ，重篤度や検査前確率に応じてうまく使いこなす

4．緊急を要する際の対応

研修医
皆来

それではANAに加えて抗dsDNA抗体，抗Sm抗体，補体値も提出しておきます．

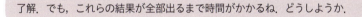了解．でも，これらの結果が全部出るまで時間がかかるね．どうしようか．
指導医
竜町

そうなんです．分類基準上では，まだ臨床的項目を最大でも3つ満たすのみです．口腔内潰瘍，脱毛所見もないし尿検査や血球検査も正常です．そういう意味では診断に至っていないといえます．

たしかに皆来先生のいうように，分類基準はまだ満たしていないといえるよね．でもこの症例のように，比較的急性発症でいろいろな症状を呈していない状況，重篤な病態が先に出てしまう状況などもあるかもしれないよね．このようなときは分類基準にとらわれすぎず，医師の裁量がとても大事なんだ．

たしかに，膠原病を発症してすぐに，複数の症状や検査異常が出現するとは限らないですよね．

逆に分類基準を満たしていたとしても，それはほかの鑑別疾患の除外になるわけでもないよね．分類基準の限界を知りながら対応していかないといけないね．

了解しました．あっ，ちょうど頭部MRI検査が終わったようです．

どうだった？

頭部MRI上は，両側前頭葉領域にT2強調画像で高信号領域がありますね．ヘルペス脳炎としては非典型的ですね．

そうだね．それでは神経内科医，感染症内科医と相談のうえ，加療を早く考えよう．

Point 急性発症や非典型例，検査結果が出ていない状況では，分類基準を満たさない膠原病もみられることがある．緊急を要する際は慎重な判断の下，加療を考慮する必要がある

5. 意識障害に対する多角的マネジメント

〜数日後〜

研修医
皆来

竜町先生，先日の症例ですが，その後意識の改善を認めました！

それは何よりだね．
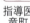
指導医
竜町

中枢性ループスの疑いに対して，ステロイドパルス療法を開始したことが良かったようです．ヘルペス脳炎も完全に否定できないことから，アシクロビルも開始されていましたが，本日PCR結果が陰性であったことを確認して中止しました．ANAを含めたマーカーはすべて陽性で，補体値はかなり低くなっていました．名実ともに全身性エリテマトーデスの診断で良いと思います．

非常にタフなケースだったね．今回の症例のように，膠原病を必ずしも関節の疾患と位置づけてはいけないんだ．膠原病関連の血管炎による脳症に加えて，ステロイドなどの薬剤性の意識障害，また免疫抑制薬を使用することが多いため，中枢神経系の日和見感染症も鑑別に挙がるんだ．今回の皆来先生のように，詳細な病歴聴取，身体所見からその原因が導かれていくのが多いのを忘れないでね．

ありがとうございました！

それでは全身性エリテマトーデスについてのおさらいをしておこうか（図6）．

 膠原病関連の意識障害には，膠原病自体の合併症，薬剤性，感染症の鑑別を考慮する必要がある．詳細な病歴聴取，身体診察が重大なヒントとなることが多い

意識障害という重篤な病態に対して，まずは患者の病態の安定を確認（救急のABC）し，必要な処置を速やかに行う

意識障害の原因については，早期加療を要する致死的なものを優先して網羅的に評価する

コモンな病態が否定的である際は，全体像に目を向けて鑑別をより広げていく

蝶形紅斑，関節炎といった全身性エリテマトーデスを示唆する所見が認められた．抗体検査の意義については，その患者の重篤度，緊急度と照らし合わせて評価する

診断確定に至る前に治療を行わないと救命できないと判断した際は，専門家と相談して経験的加療を行うかを慎重に，かつ迅速に判断する

図6　診断の過程

Ⅱ：Minimal Review—全身性エリテマトーデス

1. 概　念

　全身性エリテマトーデス（SLE：systemic lupus erythematosus）は種々の自己抗体の産生を特徴とし，免疫複合体による臓器障害をきたす全身性の自己免疫疾患である．おもに若年女性が罹患しやすく，典型的な形態としては微熱，関節症状，蝶形紅斑を代表とする皮疹，腎炎，

漿膜炎，血球減少を認める．さまざまなパターンでの臓器障害により症状を呈するため，これといった1つのパターン認識だけで診断を行うことは難しい．本症例のように，緊急を要する病態を初発症状として医療機関を受診することもあるため，注意が必要である．女性が罹患することが多いため，妊孕性や精神的ケアも含めた包括的対応が必要となる．

2. 臨床症状

前述のように関節炎や皮疹を主訴に来院することもあるが，若い女性においてはウイルス性関節炎，反応性関節炎，アトピー性皮膚炎などの鑑別疾患もある．よって最近の感染症罹患歴，性交渉歴も含めた詳細な病歴が必要となる．また，幅広くシステムレビューを聴取することで，全身性エリテマトーデスらしさを高めていくことが必要である．聞き忘れないようにしたい点としては，皮疹，とくに日光過敏，口内炎，胸膜炎や心膜炎を示唆する胸痛があるかなどが挙げられる．血球減少や腎炎は自覚症状がないため，必ず血液検査や尿検査にてあるかないかを確認する．それには過去の血球検査が参考になることもある．

皮膚エリテマトーデス（CLE：cutaneous lupus erythematosus）は，全身性エリテマトーデスをともなわないこともあるので注意が必要である．また，抗リン脂質抗体症候群を合併することもあるため，流産歴，血栓症の既往についても確認しておく．

身体所見においては，鼻唇溝を避けて出る蝶形紅斑は特異的な所見である．口腔内潰瘍は自覚症状がないこともあるので，しっかりと口の中を見て評価することが必要である．そのほか，丁寧に全身の診察を行うこと．頻度は異なるものの，あらゆる臓器に病態が潜んでいる可能性があるからである．たとえば，患者が訴えないリンパ節腫脹があることもあるので，心音を聞くときには心膜炎がないか心摩擦音に気をつけて聴取しなければならない．さらに末梢神経障害が起きることもあるので，神経の診察も怠らずに行うこと．もちろん，関節炎の診察もしっかりと行う必要がある．

3. 検 査

病歴および身体診察において全身性エリテマトーデスを疑う際は，ANAを初期検査として提出する．全身性エリテマトーデスの診断において感度が90％以上であるため，検査結果が陰性の際は全身性エリテマトーデスの可能性はかなり低下する．一方で今症例のように，検査前確率が高い症例においてはその限りではなく，ANAの結果に振り回されてはいけない．ANAが陽性の際はさらなる検査として，特異的な抗体である抗dsDNA抗体と抗Sm抗体の提出を考慮する．しかし，往々にして抗RNP抗体，抗SS-A抗体も陽性になる．抗リン脂質抗体をルーチンで測定する人は多い．ただし気をつけておきたいこととしては，抗リン脂質抗体が陽性であったからといって，抗リン脂質抗体症候群が合併しているとは必ずしもいえないことである．抗dsDNA抗体ならびに補体値は，病勢を反映するマーカーとして使用される．しかし，ANAやそのほかの抗体は，病勢を反映するマーカーとしては使用しない．

臓器障害が考えられる場合は，その評価としては各臓器における鑑別を考慮のうえ，必要な評

表8 全身性エリテマトーデスの臓器障害に対するアプローチ

病変	検査
中枢性ループス[1]	髄液検査（感染症の除外やそのほかの神経疾患の評価） 頭部CT，頭部造影MRI/MRA/MRV，（脳血管造影）による病変の評価
肺胞出血	胸部造影CT，肺血管造影 気管支鏡検査にて回収する洗浄液が，徐々に赤みを増していくのが特徴的． 洗浄液から細胞診，一般細菌培養，抗酸菌PCR/培養を考慮する
肺動脈性高血圧症	BNP，心エコー，肺機能検査（DLCO含む），肺血流シンチ， 右心カテーテル検査
ループス腎炎[2]	腎機能，尿検査（血尿，タンパク尿の評価），腎生検
ループス腸炎	便検査（培養，寄生虫検査） 腹部単純CTでは小腸粘膜下浮腫が特徴的

価（**表8**）を行う．

4. 診 断

　全身性エリテマトーデスの診断にはこれまで1997年ACRの診断基準が使われてきたが，2012年にSLICCの分類基準が公表された．ほかの膠原病にもいえるが，"この所見があればこの膠原病である"という特異的な所見というものは少ない．そのためどうしても分類基準のように，全身性エリテマトーデスを示唆する所見を集めて確からしさを高めるという診断のアプローチとなる．よって，1つ1つの「特徴的な」所見にとらわれすぎず，それぞれの所見をきたしうるほかの鑑別を念頭に置きながら，診断に迫るというアプローチが必要となる（**表9, 10**）．

　全身性エリテマトーデスの発症のパターンは千差万別である．教科書的な蝶形紅斑を主訴に来院されることもあれば，右膝関節痛という単関節炎症状のみで来院することもある．全身性エリテマトーデスとして矛盾ない所見でありながら，実はパルボウイルス感染症のような類似疾患であることも散見される．診断において重要なことは，患者が損をしないようにするにはどうするべきか，ということを念頭に置きながら診療プランを立てることである．たとえば，単関節炎で来られた患者が，ほかの症状および身体所見の異常を認めないとしたら，念のために全身性エリテマトーデスを除外すべく各種抗体や補体検査を同日に出さなくても良いかもしれない．一方で今回の症例のように，当日にステロイドパルス療法を行わなければ臓器予後および生存率に大きく影響を与えうる中枢性ループス（CNS〔central nervous system〕ループス），肺胞出血，ループス腎炎 lupus nephritis が鑑別に挙げられることもある．その際は依然として鑑別疾患の一つに過ぎないとしても，初日より各種検査および経験的な加療を考慮しなくてはならないかもしれない．

　このように症状が典型的でない，初日に診断（分類）基準を満たさないからといって，全身性エリテマトーデスを除外したり，一方で可能性があるからといって誰彼かまわず検査のショットガンにならないように気をつけることが肝要である．

表9 ACRの全身性エリテマトーデス診断基準（1997年）

1. 頬部紅斑：鼻唇溝を超えない頬骨隆起部上の平坦あるいは隆起性固定紅斑
2. 円盤状紅斑：落屑および毛嚢角栓を伴う隆起性紅斑（古い病変は萎縮性の瘢痕形成を呈することもある）や萎縮性瘢痕形成
3. 光線過敏症：病歴あるいは医師の診療で確認される，日光に対する異常な反応に伴う皮疹
4. 口腔内潰瘍：口腔もしくは鼻咽喉潰瘍．通常は無痛性
5. 非びらん性の関節炎：2ヵ所以上の圧痛，腫脹，関節液貯留などを特徴とした末梢性関節炎
6. 漿膜炎：a）胸膜炎：胸膜痛の病歴あるいは胸膜摩擦音の聴取，あるいは胸水貯留所見，
        b）心膜炎：心電図の特徴的初見あるいは心膜摩擦音の聴取，または心嚢液貯留所見
7. 腎障害：a）0.5 g/日（定量なしの場合3+）以上の持続性タンパク尿，または
        b）細胞性円柱：赤血球，Hb，顆粒，尿細管あるいは混合．
8. 神経障害：a）痙攣：薬剤性，あるいは代謝性異常（尿毒症，ケトアシドーシス，電解質異常など）の痙攣は除く，または
        b）精神異常：薬剤性，あるいは代謝性異常（尿毒症，ケトアシドーシス，電解質異常など）関連の精神異常は除く
9. 血液学的異常：a）溶血性貧血（網状赤血球増加症伴う），または
        b）白血球低下症：白血球数 4000/mm^3 未満を2回以上指摘，または
        c）リンパ球減少症：リンパ球数 1500/mm^3 未満を2回以上指摘，または
        d）血小板減少症：血小板数 100000/mm^3（原因となる薬剤なし）
10. 免疫学的異常：a）抗DNA抗体陽性，または
        b）抗Sm抗体陽性，または
        c）抗リン脂質抗体陽性*
11. 抗核抗体：薬剤性ループスと関連する薬剤の使用がない状態で陽性

*：1. 抗カルジオリピン IgGまたはIgM抗体陽性，または　2. ループスアンチコアグラント陽性，または　3. 血清梅毒反応の生物学的偽陽性を6ヵ月以上認める（FTA-ABS法またはTP抗体法にて確認）

4項目以上満たすことで全身性エリテマトーデスと分類される．

（文献3より）

表10 SLICCの全身性エリテマトーデス分類基準（2012年）

臨床基準

1. 急性皮膚ループス

    ループス頬部皮疹（頬部円盤状皮疹の場合は含めない）　水疱性ループス
    全身性エリテマトーデスの中毒性皮膚壊死症バリアント　斑点状ループス丘疹
    光線過敏症性ループス皮疹
    上記，皮膚所見のいずれかを皮膚筋炎がない状態で認める，または，亜急性皮膚ループス（非硬化性の乾癬様および／または瘢痕を残さず改善する環状多嚢胞性病変．ただし，炎症後の色素沈着異常や毛細血管拡張を伴うことがある）

2. 慢性皮膚ループス

    古典的円盤状皮疹
      限局型（頸部より上）
      播種状型（頸部の上部および下部）
    肥厚性（疣贅状）ループス
    ループス脂肪織炎（深在性）
    粘膜ループス
    腫脹性紅斑性ループス（tumid lupus）
    凍瘡状ループス
    円盤状ループスと扁平苔癬のオーバーラップ

3. 口腔潰瘍
   口蓋，口腔内，舌，鼻腔潰瘍
   ※以上，血管炎，ベーチェット病，感染症（ヘルペス），炎症性腸疾患，反応性関節炎，酸性食品など他の原因を除く

4. 非瘢痕性脱毛（びまん性に薄毛，または毛髪が折れるなどの毛髪の脆弱性）
   ※円形脱毛症，薬剤，鉄欠乏症，男性ホルモン型脱毛症を除く

5. 2ヵ所以上の滑膜炎：関節の腫脹，滑液貯留などの特徴を有する，または2ヵ所以上の関節の疼痛と朝のこわばりを30分以上の認める

6. 漿膜炎
   1日以上持続する典型的な胸膜痛，または胸水貯留，または胸膜摩擦音
   1日以上持続する典型的な心膜痛（臥位で悪化し，前かがみの座位で改善する）
   または 心膜液貯留，または 心膜摩擦音，または心電図上の心膜炎所見
   ※以上，感染症，尿毒症，ドレスラー症候群などの原因に由来しない

7. 腎病変
   尿タンパク/尿クレアチニン比（または24時間蓄尿）で500 mg/24時間相当の尿タンパク
   または 赤血球円柱

8. 神経学的病変
   痙攣，精神障害，多発性単神経炎　以上，原発性の血管炎など他の原因を除く
   脊髄炎，末梢性または中枢神経障害　以上，原発性血管炎，感染，糖尿病など他の原因を除く
   急性錯乱状態　以上，中毒性，代謝性，尿毒症，薬剤など他の原因を除く

9. 溶血性貧血

10. 白血球減少（<4,000/mm^3，少なくとも1回）（フェルティ症候群，薬剤，門脈圧亢進症など他の原因を除く）
    またはリンパ球減少（<1,000/mm^3 が少なくとも1回）（ステロイド，薬剤，感染症など他の原因を除く）

11. 血小板減少（<100,000/mm^3，少なくとも1回）（薬剤，門脈圧亢進症，血栓性血小板減少性紫斑病など他の原因を除く）

免疫学的基準

1. 抗核抗体が施設基準値を超える
2. 抗dsDNA抗体が施設基準値を超える（ELISAで検査した場合，基準値の2倍を超える）
3. 抗Sm抗体；Sm核抗原に対する抗体の存在
4. 以下のいずれかで判定された抗リン脂質抗体陽性
   ループスアンチコアグラント　梅毒定性（RPR）の偽陽性
   抗カルジオリピン抗体の中-高力価（IgA, IgG, IgM）　抗β2GPI抗体陽性（IgA, IgG, IgM）
5. 補体低値；C3低値，C4低値，CH50低値
6. 直接クームス試験陽性；溶血性貧血がないこと

臨床基準1項目以上，免疫学的基準1項目以上を含めて4項目以上を満たす場合，または腎生検でループス腎炎と確定診断した場合，あるいは腎生検で全身性エリテマトーデスに合致する所見を有し，ANAまたは抗ds-DNA抗体が陽性であれば全身性エリテマトーデスと分類する．基準項目は累積でよく，同時に出現する必要はない．

（文献4より）

5. 治療

全身性エリテマトーデスの治療は，臓器障害の部位およびその重症度に応じて考える必要がある．軽度の関節炎のみであれば，抗炎症薬のみで改善することもある．症状の改善が乏しければ，

低用量のステロイドの使用も考慮される．近年になり，海外では第一選択となるヒドロキシクロロキンが，わが国でも使用できるようになった．海外では頻繁に使用される薬剤であるが，わが国では使用経験がある医師は少なく，網膜症の評価も必要となるため，使用時は専門医と相談しながらのほうが望ましい．

　発熱などの炎症所見がある胸膜炎や漿膜炎症例では，中等度ステロイド（例：プレドニゾロン0.5 mg/kg）を使用することが多い．上記のような重篤な病態となる中枢性ループス[5]，急速進行性糸球体腎炎の病状を呈するループス腎炎，肺胞出血例では躊躇なくステロイドパルス療法を考慮する必要がある．その後のステロイド以外の免疫抑制薬の併用も含めて，膠原病科医との連携が必要となる．

　罹患する患者層は若年女性であることが多いため，妊孕性について必ず確認しておく必要がある．抗リン脂質抗体症候群を合併している症例では流産のリスクが高いため，抗血小板薬による予防を考慮する必要がある．ステロイド以外の免疫抑制薬の多くは，胎児の催奇形性のリスクについて考慮する必要がある．全身性エリテマトーデスの病勢や患者の挙児希望も含めて総合的に判断し，妊娠のプラン（避妊も含めて）や卵子の凍結保存について考慮する必要がある．

参考文献

1. Hanly JG: Diagnosis and management of neuropsychiatric SLE. Nat Rev Rheumatol, 10: 338-347, 2014.
2. Hahn BH, McMahon MA, Wilkinson A, et al: American College of Rheumatology guidelines for screening, treatment, and management of lupus nephritis. Arthritis Care Res (Hoboken), 64: 797-808, 2012.
3. Hochberg MC: Updating the American College of Rheumatology revised criteria for the classification of systemic lupus erythematosus. Arthritis Rheum, 40(9):1725,1997.
4. Petri M, Orbai AM, Alarcón GS, et al: Derivation and validation of the Systemic Lupus International Collaborating Clinics classification criteria for systemic lupus erythematosus. Arthritis Rheumatism, 64: 2677-2686, 2012.
5. Bertsias GK, loannidis JPA, Aringer M, et al: EULAR recommendations for the management of systemic lupus erythematosus with neuropsychiatric manifestations: report of a task force of the EULAR standing committee for clinical affairs. Ann Rheum Dis, 69: 2074-2082, 2010.

推奨文献・ウェブサイト

i. 全身性エリテマトーデス（SLE）―診断・治療指針「難病情報センター」ホームページ
  （http://www.nanbyou.or.jp/entry/215）
ii. 皮膚エリテマトーデスおよび全身性エリテマトーデスに対するヒドロキシクロロキン使用のための簡易ガイドライン（2015. 10. 20 版）「日本リウマチ学会」ホームページ
  （http://www. ryumachi-jp.com/info/guideline_hcq.pdf）
iii. 松原知康，吉野俊平：動きながら考える！内科救急診療のロジック，南山堂，2016.
iv. Tsokos GC: Systemic lupus erythematosus. N Engl J Med, 365: 2110-2121, 2011.

実践 6

皮疹が出ました

　高齢者の非特異的な症状のみでの診断では難渋することがあるというのは，実践編 3 のリウマチ性多発筋痛症の症例において説明した．高齢者は典型的な症状を呈さず，高齢者ならではの膠原病を罹患することもあるので油断はできない．一方で，これから紹介する症例のように，大きなヒントを患者が提供してくれることもある．だからこそ，そのヒントを専門でない臓器由来だからといって，蔑ろにしてはいけない．

Ⅰ：Logical Thinking ─ 皮疹という診断で止まらず一歩先まで評価を行う

1．皮膚病変から考える

研修医
皆来

竜町先生，また難しい症例です．国家試験の問題はそんなに難しくなかったのに，いざ医師になると人をみるということはこんなに難しいのかと痛感します．

そうだね．患者さんはテストの問題みたいに診断の典型的症状をいってくれるわけじゃないし，疾患もいつも典型的とは限らない．だからこそ医師という職業は難しいし，魅力があるんだよ．

指導医
竜町

はい，私も竜町先生みたいになれるように頑張ります．今症例は 76 歳女性です．数週間にわたる全身倦怠感，食欲低下を主訴に近医受診されました．尿の混濁があったので，尿路感染症に対する抗菌薬加療が開始されたのですが，改善が乏しかったようです．元は大変お元気な方だったようなので，おそらく何か疾患が隠れているのではないかということで紹介受診となっています．

ふむふむ．

病歴も詳細に確認したのですが，これ以上の情報は入手できませんでした．身体診察も慎重に行ったのですが，微熱以外は特別気になる異常所見はありませんでした．あっ，そういえば右下腿前面に皮疹はあったかな．

— 219 —

皮疹？

 そうですね．圧迫しても消退しなかったから，紫斑になるのでしょうか．これは1週間前から出現しているようです．

なるほど．その紫斑がもしかしたら診断の鍵になるかもしれないよ．一緒に診察してみようか．

 皮膚も診ないといけないんですね，膠原病の世界は．名医の道はまだまだ果てしないなぁ．

 膠原病を含めた内科疾患は，皮膚病変から診断に至ることがある．内科医としてもある程度の知識をもっておくことが必要だ

うーん，この皮膚病変は興味深いね．

 え？ そうですか？

もちろん私も皮膚の専門医ではないけれど，ある程度の診断能力はもっておいたほうがぐっと診療の幅が広がるから，日々勉強中なんだ．通常，皮膚の病変をみるときはどのようなことを心がける？

 えーっと，そうですね．皮膚病変の性状，罹患部位などが大切だと思います．

そうだね．内科で皮疹とだけいって，ひとくくりに表現していると笑われるからね．その特徴を正確に表記することで，それが皮膚特有の疾患なのか，それこそ膠原病を含めた内科疾患由来の可能性があるのかがわかってくるんだ．

 皮膚病変の部位，範囲，特徴などを正確に表現できるようにしよう．そうすることで，その原因がある程度特定できるようになる

> **MEMO** **紅斑と紫斑の違い**
>
> 紅斑は毛細血管の拡張，充血により認められる所見であり，紫斑は皮膚または皮下組織への内出血によりもたらされる．ガラス圧法などで病変を圧迫した場合，血液が移動して色が消えるならば紅斑，色調変化がなければ紫斑となる．

2. 紫斑の原因

研修医
皆来

えーっと，それでは今回の皮膚病変は，右下腿前面全体に認められる散発性の紫斑になるでしょうか．明らかな発赤，腫脹，圧痛はありませんが，軽度の隆起を認めます．潰瘍が部分的に認められますね．足部には認められません．足背動脈も触知良好です．

うん，皮疹の2文字からは随分よくなったね．

指導医
竜町

お恥ずかしい……．でも僕たちがよくみる糖尿病足壊疽とか蜂窩織炎とは随分異なるような気がします．

そうだね．たとえば罹患部位だけをみても，いわゆる閉塞性動脈硬化症関連ではより末梢において病変が認められるはずだけど，その部分は大丈夫そうだよね．蜂窩織炎としては，発赤や腫脹もパッとしない．このような違いを認識しておくと，これは何かいつものとは違うかも？ ということになる．

まさにそうですね．

さて，どうしようか．先日のリウマチ性多発筋痛症（PMR）の症例のように，高齢者の調子が悪いときに必ずしも年齢による影響のせいにしてはいけないよね？ とくに今回の症例では，最初は大きな異常を認めていなかったが，ここにきて新規発症の紫斑を認めているからね．

そうですね．これは何らかの内科疾患が潜んでいる可能性が出てきました．

でもここからどのように動いていこうか？ 紫斑＝膠原病ではないよね？ いきなり決めつけていくのも危ないよね．

何度も説明してくださっているように，もっとほかの所見を詳細に見つけてみます．膠原病であろうとなかろうと，1つの所見で1発診断になることはないので，より「らしさ・らしくなさ」を探していこうと思います．

随分成長したね（しみじみ）．

少し時間をください．すぐ戻ってきます！

〜15分後〜

お待たせしました！病歴，身体所見を取りに再度行ってきました．今回はきっかけとなりうる紫斑からアプローチしてみました．紫斑って基本的に，血管の脆弱性や出血傾向により皮下に出血が起こっている状態ですよね．そこから重点的に評価していきました．

おっ，理論的だね．

結論からいうと，新しい発見はありませんでした．これまで出血傾向を示唆する病歴は認めませんでした．抗血栓薬やステロイドなど，出血傾向をきたす薬剤の使用歴もありません．皮膚特有の疾患としても，特別その領域だけなんらかの曝露とか火傷などの既往もないですね．

なるほど，困ったね．ちなみに血管の脆弱性をきたす病態というのは，どのようなものを指すのかな？

そこなんですよ．先ほどちらっと調べてきたんですけど，血管自体の問題となると血栓症や血管炎などの病態を考えないといけないようです．部位的にそこだけ血栓症というのは可能性が低く，それを示唆する所見もありません．ということで，血管炎の可能性について考えていく必要性があるように思います．

紫斑の原因[1]

急性細菌性敗血症（侵襲性髄膜炎菌を含む），急性白血病，外傷，特発性血小板性紫斑病，薬剤性（抗血栓薬を含む），先天性出血素因（von Willebrand病，血友病など），後天性血友病，骨髄不全（骨髄異形成症候群，再生不良性貧血，固形癌の骨髄浸潤），ビタミン欠乏，老人性紫斑，上大静脈圧の上昇（咳嗽，嘔吐），血管炎

皮膚所見から血管炎を疑わないといけない可能性まで導いた論理的プロセスは大したものだ．で，どんなことを確認するのかな？

それですよね．この前の竜町先生の講義が，まさに参考になりました！ 血管のサイズにより症状が違うというやつですね！

素晴らしい！ で，どうするんだったっけ？

えーっとですね．いわゆる大きい血管に問題がある場合は血管径が大きいので，その血管が詰まったりして臓器障害を特異的に起こすことは少ないですよね．だからどちらかといえば発熱，倦怠感，体重減少などが起こりやすいですかね．一方で，小型血管炎では皮膚，神経，腎臓，肺などで臓器障害をともなった病態を起こすことが多いので，それらに応じた症状および異常所見を呈しやすくなるという理解で良いでしょうか？

そうだね，その通りだ．

> **Point** 血管炎を疑う際は，その罹患血管のサイズに応じて症状や異常所見が異なることに注意する．疑う血管炎に応じた特異的な病歴聴取および身体診察を行う

3．血管炎の疑いから検査を行う

研修医
皆来

それを意識して病歴を再聴取したのですが，やはり非特異的な症状だけしかわかりませんでした．食欲不振は間違いなくあるのですが，明らかな発熱，悪寒，血痰，浮腫，筋力低下や感覚異常もありません．身体所見でも，先ほどの紫斑以外の明らかな異常所見は認めませんでした．末梢神経障害も含めて詳細に評価したつもりですが，やはり異常はないように思いました．

なるほど．いつも口を酸っぱくしていっているように，膠原病はいろいろな情報を集めて「確からしさ」を高めていく作業が必要なんだ．でも，高齢者の場合はそれがとても難しいね．ただ，それでも診断しなくてはいけない．それに高齢者に多い血管炎とかもあるから，このようなことは実はよくあるんだ．
指導医
竜町

非典型的な所見が，高齢者では典型的というやつですね．

その通りだね．

この症例では検査に移っていけたらと思います．検査所見からもう一度診断に迫る必要があるのかもしれませんね．

そうかもしれないね．どのような検査を提出するの？

とりあえず血算，電解質，腎機能，肝機能，血糖，および炎症マーカーであるESRとCRPですかね．あと，尿検査も出します．胸部所見は乏しいため，胸部XPなどの画像所見はあとで考えようと思います．

なるほど．いわゆる膠原病マーカーはどうする？

そうですね．飛びつきそうになりましたが，まずは先ほどの検査をみようと思います．それからでも遅くないかな，と思いました．

～1時間後～

竜町先生，検査結果が出ました．血算では白血球は正常，軽度の正球性貧血を認めます．クレアチニン値はベースより少し悪くなっていますね．現在は 1.2 mg/dL です．電解質，肝酵素は正常です．尿所見では血尿とタンパク尿を認めています．

おっ，そうか．それで？

尿沈渣ですね！ みてきましたよー．なんと赤血球円柱，変形赤血球を多く認めていました．これは糸球体腎炎を示唆する所見だと思います．

そうだねー，素晴らしい．少しずつ糸がほぐれてきている感じだね．

そうですね，何も考えずに患者さんをみるのと何かを疑ってみるのでは，ここまでみえてくるものが違うのか，と実感しています．腎臓と皮膚に病変があるということは調べてきたんですけど，IgA 血管炎，抗好中球細胞質抗体（ANCA）関連血管炎，クリオグロブリン関連血管炎，薬剤性，そして感染性心内膜炎などがあるようです．もしよければ先ほどの採血から ANCA を追加で提出してよろしいですか？ あとはクリオグロブリン，血液培養ですかね．それと……，生検ですかね．

そうだね．血管炎の証明には必要だね．何より組織の評価が大切で，いわゆる"Tissue is the issue"というやつだね．どこから採取するのがいいと思う？

そうですね．今回はワンポイントで来られたので，今後どのような経過を辿るかがわかりませんが，腎生検は1つの選択肢だと思います．施設によってはすぐに行うところもあるだろうし，安定していれば，まずは侵襲性の低い皮膚生検から行ってもいいかと思いました．

これは専門医によって意見が分かれるところだと思う．先生のいうように，安定しているならば患者さんへの侵襲性を考慮した対応は1つの正解だね．一方で，血管はときとして急激に病態が増悪することがあるのも忘れてはならない．そのため，血管炎が疑わしい症例では，より特異性の高い腎生検を早期に行うこともある．この症例では，皆来先生のいうように皮膚生検から行うことにしようか．皮膚生検からは血管炎の種類は区別できないこともあるけれど，取っ掛かりとしてはいいと思うよ．

はい，わかりました．ちょうど皮膚科の先生が外来をされているので，お願いしようかと思います．竜町先生がおっしゃるように状態が急激に悪くなることもあるので，血管炎の疑いが強いし，できれば今日お願いできないか聞いてきます．

4. 臨床経過のフォロー

〜数日後〜

竜町先生！　この前の症例ですが，皮膚生検の病理結果が返ってきました！

研修医
皆来

おっ，どうだった？

指導医
竜町

細動脈の壊死，および血管周囲の好中球主体の炎症細胞の浸潤および細胞破壊による核塵を認めているようです．白血球破砕性血管炎として矛盾ない所見のようです．

そうか，ビンゴかもね．

合わせてこの前の検査の結果も返ってきました．MPO-ANCAが陽性でした．ほかの抗体は陰性です．

そうか，ますますあの血管炎が疑わしくなるね．

それはズバリ顕微鏡的多発血管炎（MPA：microscopic polyangitis）ですね？

その通り．患者さんは今日来ているのかな？

はい，あのあとも改善がないようです．本日の採血でもクレアチニンはさらに増悪して 1.4 mg/dL です．

それはかなり心配な経過だね．治療を急いだほうがよさそうだ．

ステロイド療法ですね．そうなるだろうと思ってご家族にもお越しいただいております．ご高齢ですし，病態も少し不安定ですので，入院で経過をみようかと思っています．

そうしましょう．それにしても今回の症例は非常に勉強になったね．

患者さんからいろいろ学ばさせていただきました．ポイントは，皮膚から診断につながっていくことがあること，血管炎の臨床症状の判断，そして早急な診断の重要性でしょうか（**図8**）．

まさにその通りだね．鉄は熱いうちに打て，ということで，早速患者さんの加療を開始してから血管炎についての話をしようか？

ぜひお願いします！

```
高齢者のともすれば不定愁訴と軽んじられる症状に対して，病歴聴取および身体診察を入念に行う
    ↓
下腿の「皮疹」を詳細に評価し，これが紫斑であることを同定する
    ↓
紫斑をきたしうる病態を確認し，血管炎の可能性について考える
    ↓
血管炎のなかでも罹患部位および症状から小型血管炎を疑う．小型血管炎の好発罹患部位である腎臓の評価，および膠原病マーカーを提出する．同時に血管炎の診断目的に生検を行う
    ↓
血管炎は急性増悪することがあるため，臨床経過を慎重にフォローする．安定していれば確定診断後に治療を，急性の経過を辿るようならば経験的免疫抑制薬の必要性を慎重かつ迅速に考慮する
```

図8　診断の過程

Ⅱ：Minimal Review—血管炎

1. 概念（疫学，病態生理も含む）

　血管炎症候群 vasculitis syndrome は，血管壁における白血球の浸潤にともない，血管壁の正常構造が破壊されることを特徴とする病態である．血管壁の脆弱化にともなう瘤の形成や出血，また血管腔の狭小化による還流域の虚血や梗塞を認め，またそれによる臨床症状を呈する．大血管・中血管・小血管と血管のサイズにより症状，病態が異なるため，そのように分類されることが多い．各血管炎により発症しやすい年齢および性別が異なるのも特徴的である．

　血管炎はそれ自体が原発の病態であることもあれば，ほかの基礎疾患により引き起こされることもある．原因と臨床症状も多彩であり，診断に苦慮する膠原病の一つである．2012年にChapel Hill Consensus Conference（CHCC）により，新しい分類およびこれまで馴染み深かった名称の変更が発表されている[2]（**表11**）．

2. 臨床所見

　全身臓器をつなぐ血管における病態であるため，症状は多彩である．前述のように罹患する血

表11 CHCC2012における血管炎の分類および名称

大型血管炎	高安動脈炎（TAK）	
	巨細胞性動脈炎（GCA）	
中型血管炎	結節性多発動脈炎（PAN）	
	川崎病（KD）	
小型血管炎	ANCA関連血管炎（AAV）	・顕微鏡的多発血管炎（MPA）
		・多発血管炎性肉芽腫症（Wegener肉芽腫症）（GPA）
		・好酸球性多発血管炎性肉芽腫症（Churg-Strauss症候群）（EGPA）
	免疫複合体性血管炎	・抗GBM抗体疾患
		・クリオグロブリン血管炎（CV）
		・IgA血管炎（Henoch-Schönlein紫斑病）（IgAV）
		・低補体性蕁麻疹様血管炎（抗C1q血管炎）（HUV）
多彩な血管を侵す血管炎	ベーチェット病（BD）	
	Cogan症候群（CS）	
単一臓器血管炎	例：皮膚白血球破砕性血管炎，中枢性血管炎	
全身性疾患関連血管炎	例：リウマチ性血管炎，ループス血管炎	
病因が判明している血管炎	例：ヒドララジン関連MPA，B型肝炎関連血管炎，C型肝炎クリオグロブリン血管炎	

（文献3より）

管のサイズおよび部位により症状が異なる．

　大・中型血管炎の場合は発熱，全身倦怠感，体重減少などの非特異的症状を起こしやすい．ただし，血管の虚血症状などが全面的に出ると，視力障害（巨細胞性動脈炎），肺動脈瘤破裂（ベーチェット病），虚血性腸炎（結節性多発動脈炎）のような重篤な病態を起こす．一方で，小型血管炎の場合は，肺胞出血，糸球体腎炎，末梢ニューロパチー，白血球破砕性血管炎 leukocytoclastic vasculitisなど，それぞれの臓器障害につながる症状を早期から起こしやすい．

　症状の経過は症例ごとに異なり，慢性的な経過を辿るものもあれば，動脈破裂や肺胞出血など突発性に致死的な病態に陥るケース，急速進行性糸球体腎炎のように数日から数週間内に臓器不全をきたしうるケースもある．基本的に血管炎を疑う際はこのような急性の病態が起こりうることを念頭に置いて，検査加療を速やかに行うことが推奨される．

　病歴聴取において重要なことは，患者の訴える症状および病態の臨床経過，重篤度について詳細に確認することとなる．また，患者がとくに訴えずにいる症状についても，システムレビューで網羅的に確認することが大事である．なぜなら，上記症例のように全面的に特異的症状を呈さ

ないことや，患者の訴えが不明瞭であることも多いためである．最終的には，これらの症状の組み合わせから想定される鑑別診断を考慮する．

身体所見では血管の病態が首座であるため，大型血管炎を疑う場合は，各血管の雑音および狭窄・閉塞にともなう血圧差を確認する．小型血管炎の場合は，想定される罹患臓器に対してそれぞれ詳細に評価することが肝要である．前述のように血管は全身をつないでいるため，病態は全身のどこにでも起こりうることを念頭に置いておく．

血管炎は糖尿病やアルコールなどの代謝疾患と異なり，血管の傷害を受ける部位が対称性にならないこともある．糖尿病性神経障害では，末端の神経障害がいわゆる手袋・靴下（glove and stocking）部位において対称性に進行していくのに対して，血管炎による神経障害は非対称性に進行していく（多発単神経炎 mononeuritis multiplex）パターンを取ることがある．そのため，われわれが見慣れている脳梗塞の右半身麻痺や前述の多神経炎の神経分布とは異なるので，詳細に評価することが重要である．

3. 検 査

血管炎を疑う際に提出すべき検査としては，血管炎を病理学的に証明する生検検査，血管炎にともなう臓器障害を示唆する検査，そして膠原病マーカーに分類することができる．

生検検査は血管炎を証明するためのゴールドスタンダードといって良いが，留意すべき点が複数ある．まずは中・大型血管炎において，許容範囲内の侵襲で生検を行える血管があるとは限らないことが挙げられる．サイズの大きい血管がターゲットとなるため，小血管のように自然止血が期待できない．また臓器に栄養する重要な血管であることが多いため，外科的な血管の摘出自体に適応がないことが多い．例外的に巨細胞性動脈炎においては，側頭動脈生検を行うことができる．それ以外の中・大型血管炎では，後述する画像検査などにより診断を支持することが多い．小型血管炎においては生検自体は可能であるため，診断に必要な際はどこをターゲットにするかを相談することが求められる．一般的に血管炎の活動性が高そうな部位を狙うことが多いが，手技のリスクや習熟度，臓器別の診断率など，施設によりその方針が異なることがある．生検をすることが多い部位としては，皮膚，腎臓，肺，消化管となる．患者の病態が急速進行性に悪化している場合は生検を行う，もしくは病理結果を待たずに，経験的に加療を行うことがあることにも留意する．加療後の生検ではその病理結果が修飾されることが懸念されるが，数日から2週間程度は臓器によっては異常所見が認められることが多いため，診断確定のために行うことは考慮する．

次に，血管炎による臓器障害を評価するために考慮すべき検査について述べる．大動脈炎では，大動脈の画像評価（造影 CT，血管造影検査）などで血管壁の肥厚や血管腔の大きさを評価することができる．中・小型血管炎における臓器障害では，種々の検査（中枢神経：頭部 CT/MRI，腎障害：尿検査，腎機能，消化器：内視鏡検査，肺：胸部 CT，気管支鏡検査）を用いて行う．それ以外にも，二次性の血管炎の原因として肝炎，梅毒，各膠原病があるため，それぞれの評価を行うことを考慮する．

膠原病マーカーについては，血管炎といえばANCAを第一に思いつくかもしれない．血管炎を疑っている際にANCAが陽性であればよりその可能性が高まるが，あくまで診断を支持する検査の一つであることを忘れないようにする．事実，ANCAが陰性の多発血管炎性肉芽腫症（GPA：granulomatosis with polyangitis）・顕微鏡的多発血管炎・好酸球性多発血管炎性肉芽腫症（EGPA：eosinophilic granulomatosis with polyangitis），そしてANCA関連血管炎以外の小型血管炎も多くある．それ以外のマーカーとしては，肺腎症候群をきたしている際は抗糸球体基底膜（GMB：glomerular basement membrane）抗体，また，臓器障害のパターンや臓器障害の特徴から疑われるような，各膠原病におけるマーカーの提出も考慮する．ただし，乱れ打ちで提出するのではなく，疑われる膠原病に対して提出するように心がける．

4. 診　断

血管炎の診断はほかの膠原病と同じく，各国のガイドラインに記載されている分類基準，診断基準を参考に行うこととなる．これらの基準では臨床所見，検査所見が項目として挙げられており，「血管炎らしさ」に該当する項目が増加することで，血管炎である可能性が高まるように構成されている．

このあとでも触れるが，基準を満たすための検査ができない，もしくは病態が切迫しており検査を行う時間的余裕がない際は，暫定的な診断の下，加療を行うことがある．

5. 治　療

各血管炎において治療指針が異なるため，各ガイドラインおよび専門医との相談の下，加療を行う必要があるが，ここでは総論的な概論にとどめる．

一般的に血管炎は全身性の疾患であり，中等度量（例：プレドニゾロン1mg/kg）以上のステロイドを開始することが多い．加えてシクロホスファミド，メトトレキサートなどの他免疫抑制薬や血漿交換療法などの加療を，臓器障害の程度および血管炎の分類に応じて開始することが多い．

専門性の高い病態であるため，診断と加療選択において専門医の介入を必要とする．熱が継続する，「膠原病っぽい」という理由で全体像がわからないまま闇雲にステロイドを開始すると，加療により程度の差はあれ，臨床像がぼやけてしまう．そのため，結果的に診断が遅れたり不適切な加療による合併症が起こりうることを，常に留意しなくてはいけない．時間的猶予がある際は，必要充分な病歴聴取，身体診察と検査を行い，万全の準備の下で診断および加療を行うべき病態である．

その一方で，急激進行する血管炎もあり，その際は前述の時間的猶予を確保できないことがある．致死的もしくは臓器の不可逆的障害をきたしうる病態としては，肺胞出血，急速進行性糸球体腎炎，巨細胞性動脈炎の視力障害などが挙げられる．このような病態においては確定診断を待たず，救命あるいは臓器保護のために経験的に高用量のステロイド療法（ステロイドパルス）を行う決断を迫られる．当然ながら，他鑑別疾患による病態があたかも血管炎によるものと勘違い

される可能性も残るが，限られた時間内で血管炎による緊急性の病態である可能性について吟味し，可能ならば専門医と協議の下，経験的加療を行う．加療後に安定していれば，生検を含む予定していた検査を引き続き行い，疑っていた病態でよかったかどうかを確認する．前述のように生検検査はステロイド加療後も有用であることが多く，できるだけ早く行うことを考慮する．

参考文献
1. Thomas AE, Baird SF, Anderson J: Purpuric and petechial rashes in adults and children: initial assessment. BMJ, 352: i1285-i1287, 2016.
2. Jennette JC, Falk RJ, Bacon PA, et al: 2012 revised International Chapel Hill Consensus Conference Nomenclature of Vasculitides. Arthritis Rheum, 65: 1-11, 2013.
3. Jennette JC, Falk RJ: Small-vessel vasculitis. N Engl J Med, 337: 1512-1523, 1997.

推奨文献・ウェブサイト
i. 難治性血管炎に関する調査研究「難病情報センター」ホームページ
   (http://www.nanbyou.or.jp/entry/1546)
ii. 押川英二，松井和生：血管炎：臨床での診断ステップと重症病態鑑別のポイント．Hospitalist, 2: 463-475, 2014.
iii. Sharma P, Sharma S, Baltaro R, ei al: Systemic Vasculitis. Am Fam Physician, 83: 556-565, 2011.

実践 7

力が入りません

　膠原病は全身に症状を呈するうえに，膠原病以外の鑑別疾患が多い．優れた膠原病科医が優れた内科医であることが多いのは，その診断を導くために充分な知識を要するからである．次に紹介する症例のように「力が入らない」という主訴で患者が来たとしても，充分な知識があれば，病歴，身体所見である程度診断までのルートがつくられる．

Ⅰ：Logical Thinking ─「力が入らない」をより深く追求する
1. 筋力低下からどう診断を展開していくか

研修医
皆来

竜町先生，今みている患者さんの発表をしてもいいですか？

指導医
竜町

どうぞどうぞ．

60歳男性で既往歴はとくにありません．2ヵ月前から徐々に力が入りにくくなったことを主訴に来院されています．椅子から立ち上がったり，物を持ち上げたりするときに苦労されているようです．一方で，缶コーヒーの蓋を開けたり，つま先立ちはできるようです．明らかな手足のしびれを含めた感覚の異常は認めていないようです．ごく軽度の筋肉痛はあるようですが，鎮痛薬を使用するほどでもありません．それ以外にはとくに食欲低下，体重減少，発熱は認めていません．内服歴は市販薬，サプリ，漢方を含めてとくにありません．家族歴においても，特記すべき神経および筋肉の疾患はないようです．飲酒歴については，機会飲酒程度だそうです．

要点をついた発表だね．病歴からかなりのことが絞り込めているし，明らかに何が問題であるかを意識した内容になっている．

最初に主訴を聞いたときは，この前経験したリウマチ性多発筋痛症（PMR）のようなパターンをイメージしていたのですが，痛み自体は大したことはなく，動かしにくいのは純粋に筋力低下が関与している印象です．

なるほど．どんな筋力低下かな？

 はい，近位筋の筋力低下を疑っています．今回は，筋力低下というポイントからアプローチしたらいいのではないかと思いました．

それは客観的に評価してみたかい？

 はい．筋力評価を能動運動，受動運動いずれでも評価したのですが，たしかに近位筋優位の筋力低下といってよいと思います．徒手筋力検査法（MMT：manual muscle testing）でいうと近位筋が4程度，遠位筋が5です．筋の萎縮，線維束攣縮を疑う所見もありませんでした．明らかな感覚障害はなく，腱反射も正常です．異常腱反射も認めていません．

なるほど．筋原性の病態を示唆する所見だね．皆来先生が病歴から疑っていた通りだね．

 はい．こうやって聞いたことを分析して問題点を類推し，それを身体所見や検査で確認していくという作業はとても楽しいです．

もう先生は内科医の道を一直線だね（笑）．

 そうかもしれませんね．ここで鑑別を考えてみたのですが，比較的慢性の経過で進行する近位筋優位の筋原性疾患ということですよね．鑑別としては，第一に多発性筋炎／皮膚筋炎を疑います．あっ，これは今，膠原病科の先生が上級医だからいっているわけじゃないですよ．病態が綺麗にフィットすると思うんです．ほかの病態としては，甲状腺機能低下症やカリウムに代表される電解質異常，アルコール関連の筋症です．薬剤性の可能性も今回は否定的ですが，スタチンなどでよく報告されていると思います．身体所見上は積極的には疑いませんが，神経原性の可能性も残るとは思います．末梢の筋力低下がなく，腱反射の亢進もないですが，筋萎縮性側索硬化症（ALS：amyotrophic lateral sclerosis），筋ジストロフィーなどの変性疾患でしょうか．全身疾患で弱っている状態として説明できないこともないですが，明らかに遠位筋の筋力は維持されているし，フィットしないと思います．日内変動もないので積極的には疑いませんが，重症筋無力症の可能性も残ると思います．あとは，腫瘍随伴症候群でしょうか．システムレビューおよび身体所見からは積極的には疑いませんが，代謝性の筋症も一応鑑別に残ると思います．

素晴らしい鑑別疾患のリストだ．皆来先生が本命に挙げている多発性筋炎／皮膚筋炎の診断に，どうやってアプローチしていこうか？ ほかの身体所見はどうだった？

それが……，筋力低下に目がいきすぎて，ほかの診察が疎かになっています．すみません．

はは．ありがちなパターンだね．私も若い頃はよくそうしていたよ．今回みたいに問題点が明確な際は，そこをフォーカスする身体診察はとても大切だけど，そこから出てきた鑑別疾患からフォーカスを変えて診察していくことも重要だよ．最初にみえていなかったものがみえてくることがあるからね．

了解です．

それでは一度，患者さんに入ってきてもらおうか．

問題点にフォーカスを当てた問診・身体診察も重要だが，さらに鑑別疾患に応じた問診・身体診察で視野が広がることがある．全身疾患である膠原病においては，とくにそのようなことが多い

2. 思い込みにとらわれず身体所見を取る

それでは診察をさせていただこうかな．まず顔を拝見した時点でオヤッと思うところがあるね．上眼瞼部に発赤があると思わないかい？

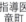
指導医
竜町

言われてみれば，何も意識していなければそういうお顔なのかな，と思ってしまいますね．

研修医
皆来

そうなんだよ．身体所見というのは探しにいって初めてみえてくるんだ．これは有名なヘリオトロープ疹の所見として矛盾ないかな．そういう目でみていくと，前胸部や後頚部の皮膚にも色素沈着があるようにみえてこないかい？

たしかに．以前はよく歩いていたとおっしゃっていたから，てっきり日焼けだと……．

今は冬だけどね(笑).

思い込みは本当に怖いですね. せっかく患者さんがサインを提供してくれているのに, それに気づくかどうかは医師の見方次第なんですね. これはショールサインと考えてよいですか？

そうだね. 所見としては全く矛盾しないね. 次に皮膚をみてみようか. どこをみたらよいかな？

そうですね. ではここからシミュレーションとして私が皮膚筋炎を疑った状態で診察しているとすると……, 次は肘の裏側や手関節をみます.

それではそうしよう. そうだね, 両手の中手指節 (MCP) と近位指節 (PIP) 関節の伸側には発赤をともなう丘疹があるね. 肘の伸側もガサガサした皮疹がありそうだ. これは何だろうね.

それぞれ教科書でみた, ゴットロン丘疹およびゴットロン兆候に類似していると思います.

そうだね. テストでは問題点が重要な写真や文章として抽出されて出てくるでしょう？ だけど, 実臨床では自分から見つけないといけない. その意識の差だけでみえてくるものが多くあるんだよ.

実感いたしました.

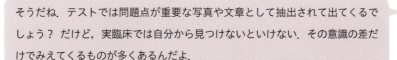

Point 病歴聴取や身体診察をするときは, 問題点や鑑別疾患を意識しながら行うことでみえてくるものがある

3. 膠原病マーカーをどう使うか

研修医
皆来

それでは検査を考えますね. 筋疾患を疑っているのでクレアチニンキナーゼ(CK)は提出します. それから先ほど鑑別に挙がった病態の除外目的に, 甲状腺機能, カリウムを含めた電解質はいるかと思います. あとは血球や炎症マーカーも考慮すべきでしょうか.

指導医
竜町

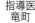

あとは膠原病マーカーですね，例によって．ほかの頻度の高い疾患を除外してから提出でも良いとは思いますが，そのときに備えておこうかと思います．病歴，身体所見からは皮膚筋炎（DM：dermatomyositis）を強く疑っています．そのため抗 Jo-1 抗体の提出は妥当かと思います．

そうだね．あっ，1 つ覚えてほしいのは，最近になって日本では，抗 Jo-1 抗体を含む 5 種類の抗アミノアシル tRNA 合成酵素（ARS：aminoacyl tRNA synthetase）抗体がまとめて提出できるようになったんだ．もとより抗 Jo-1 抗体の陽性頻度が 10 〜 20% 程度であったので，今後は少し診療に幅が出るかもしれないね．

えっ！ 抗 Jo-1 抗体の陽性頻度ってそんなに低いんですか！ 国家試験では「皮膚筋炎 → 抗 Jo-1 抗体」というぐらい有名だから，さぞ有用な検査だと思っていました．

もちろん有用だよ．でも陰性だったときにどうするか，ということだね．それさえ押さえていれば，膠原病マーカーも有効なツールだ．実はほかにも種々の多発性筋炎／皮膚筋炎に特異性のあるマーカーがあるんだ．臓器合併症の種類によって陽性率が変わること，保険適応の問題があることから，検査を提出するときは専門医と相談しながらやるようにね．

Point 膠原病マーカーは感度・特異度だけでなく，保険適応も理解しておく．教科書に記載しているマーカーの乱れ打ちオーダーは，医学的に有用でないことが多い

〜 30 分後〜

竜町先生，CK は 1,000 IU/mL と上昇していました．甲状腺機能，電解質は異常ありません．もしよければ抗 ARS 抗体も追加提出してもよいですか？

そうだね．そうしようか．ほかに考えておかないといけないことはあるかな？

そうですねー．ほかには筋電図とか MRI，筋生検も検査の候補にはなると思います．

候補,というと? する・しない? どっち?

そうですね……,難しい判断だな.

こういう場合は,検査をするかどうかの目的を考えればいいんだよ.検査はなぜするんだろう?

それは,やはり診断のためではないでしょうか.

そうだね.では確定診断というのはどう決まるかな? もしこの検査が陽性ならば診断確定,というものがあれば話は早いよね.疾病のなかにはそういうものもあるね.でも膠原病ではそうはいかない.

そうですね.症状の多様性があります.

たとえば,すでに充分その診断を満たす検査結果があり,さらなる検査によりその診断が覆るような状況でない限りは,いろいろな検査をショットガンのように出す必要はないかもしれないね.

なるほど.たとえば,ある診断に至るのにまだ確証が得られていないときとか,病態に非典型的な所見があるとき,ほかの鑑別疾患が除外できないときなどでしょうか.

まさにその通りだね.今回の症例ではどのように考えようか.種々の検査を出してはいけない,というわけではないけれども,1つ1つの検査を出す意義を常に考えることが大切だね.検査のなかには痛みをともなったり,合併症をともなったりするものもあるからね.医療経済という観点も大事かな.

そうですね.了解しました.

検査を出す意味を常に考える.検査結果が診断や加療に影響しない際は行わないこともある

今症例では皮膚所見，近位筋の筋力低下，把握痛，CKの上昇，炎症マーカーの高値があります．現在，抗Jo-1抗体の測定中ですが，結果にかかわらず診断基準は満たしますし，臨床像も典型的かと思います．なので，必ずしも筋電図や筋生検をしなくてもよいかもしれませんね．

そうかもしれないね．状況に応じて検査を追加すべきか，それとも控えても良いかを考えるのも大事なことだね．それでは治療について考えようか．肺の所見はなかったかな？

えっ？ なぜ肺なのですか？

これは実はとても大切な知識なんだよ．では，今から今回学んだ多発性筋炎/皮膚筋炎（PM/DM）について説明しよう（**図9**）．

よろしくお願いします！

患者の筋力低下という主訴に対して詳細な病歴を聴取することで，痛くて力が入らないのか（PMR），本当に力が入らないのか（筋力低下），もしくは両方のいずれであるかを分類する

筋原性を疑い，さらなる病歴聴取で遠位筋優位か近位筋優位かを評価する

近位筋優位の筋疾患であることから，鑑別リストを作成する．身体所見から可能性が高いものを考慮しておく．鑑別リストに基づいて採血項目を決定する

身体所見，CKの上昇，そのほかの採血結果に異常がないことから皮膚筋炎を疑う

神経伝導検査，筋生検などの多少の侵襲をともなう検査の有無については，検査前確率，診断基準などを踏まえて総合的に判断して行う

図9 診断の過程

II：Minimal Review―多発性筋炎 / 皮膚筋炎

1．概　念

　多発性筋炎（PM：polymyositis）/ 皮膚筋炎（DM：dermatomyositis）は，特発性の炎症性筋症である．両者において特徴的な所見として，近位筋の優位な筋力低下が挙げられる．それ以外にも皮膚病変，肺病変，レイノー現象などの血管障害をきたすことがある．多発性筋炎 / 皮膚筋炎では抗 Jo-1 抗体が有名であるが，それを含む 8 種類のアミノアシル tRNA 合成酵素に対する自己抗体である抗 ARS 抗体が陽性の患者は，共通の臨床症状（発熱，多関節炎，レイノー現象，間質性肺炎，筋炎）を呈するため，抗 ARS 抗体症候群と呼ばれている．

　また例外的な病態としては，典型的な筋症状を呈さない皮膚筋炎（CADM：clinically amyopathic dermatomyositis）があることも知っておく必要がある．診断がつきにくいうえに進行性の間質性肺炎を罹患することが多いため，注意が必要である．

2．臨床症状

　緩徐進行型の近位筋優位の筋力低下が典型的な経過である．嚥下機能が低下することもよくみられるが，目および顔面の筋力低下がある際は典型的ではなく，ほかの疾患を考慮する必要がある．

　病歴および身体所見にて，発症の経過が急性か慢性か，神経原性か筋原性かを類推し，鑑別を狭めていくことが肝要である．たとえ典型的な経過であっても，多発性筋炎 / 皮膚筋炎は比較的まれな病態であり，まずは今症例のように内分泌，電解質，感染症由来の病態を除外する．

　皮膚症状では，多発性筋炎 / 皮膚筋炎において特異性の高いヘリオトロープ疹，ゴットロン兆候，ショールサインの有無を確認する．また，機械工の手（メカニックハンド）は典型的な所見として覚えておいてほしい．さらに多発性筋炎 / 皮膚筋炎を疑う際は，必ず注意深く呼吸器症状および肺所見を取る．これは，多発性筋炎 / 皮膚筋炎に合併しやすい間質性肺炎が予後規定因子であるためである．とくに先に紹介した CADM においては，筋力低下がなくても間質性肺炎がすでに発症していることも多いため，早期発見が救命につながることがある．

3．検　査

　初期検査としては，筋原性酵素（CK，アルドラーゼ）や炎症マーカーを評価する．鑑別として挙げられる筋症の除外目的に，電解質，甲状腺機能も確認する．有名な抗 Jo-1 抗体は疑いが強ければ早期から評価しても良いが，多発性筋炎患者 / 皮膚筋炎の 20〜30% のみ陽性となる[1]．わが国では最近，抗 Jo-1 抗体を含めた 5 種類の抗 ARS 抗体が，一括して保険適応内で測定できるようになった．

4．診　断

　多発性筋炎 / 皮膚筋炎の診断には，1975 年に提唱された Bohan & Peter の診断基準（**表

12）が依然用いられることがあるが，わが国では厚生労働省認定基準（**表13**）がある．両診断基準は類似しており，典型的な皮膚・筋肉症状，筋原性酵素，筋電図所見，抗体検査，筋生検所見を項目として挙げている．筋電図，筋生検は多少なりとも侵襲性をともなうため，施行の有無はその時点での検査前確率，多発性筋炎／皮膚筋炎の診断の確からしさ，非典型症状や他鑑別疾患の可能性について考慮して決定する．

表12 Bohan & Peter の多発性筋炎／皮膚筋炎診断基準

1. 四肢近位筋，頸部屈筋の対称性筋力低下を週，月単位で認める（嚥下障害や呼吸筋障害の合併もありうる）
2. 筋原性酵素の上昇（CK，アルドラーゼ，AST，ALT，LDH）
3. 定型的筋電図所見
   (ⅰ) polyphasic, short, small motor unit potentials
   (ⅱ) fibrillation, positive sharp waves, increased insertional irritability
   (ⅲ) bizarre high-frequency repetitive discharge
4. 定型的病理組織所見（筋線維の変性，壊死，貪食像，萎縮，再生，炎症性細胞浸潤）
5. 定型的皮膚症状（ヘリオトロープ疹，Gottron 丘疹，Gottron 徴候，膝・肘・内踝・顔面・上胸などの鱗屑性紅斑）

判定：確実例：4項目以上（皮膚筋炎は5を含む）
　　　疑い例：3項目以上（皮膚筋炎は5を含む）
　　　可能性のある例：2項目以上（DMは5を含む）

（文献 2, 3 より作成）

表13 多発性筋炎／皮膚筋炎の厚生労働省認定基準

1　診断基準項目
(1) 皮膚症状 　　(a) ヘリオトロープ疹：両側または片側の眼瞼部の紫紅色浮腫性紅斑 　　(b) Gottron 徴候：手指関節背面の角質増殖や皮膚萎縮を伴う紫紅色紅斑 　　(c) 四肢伸側の紅斑：肘，膝関節などの背面の軽度隆起性の紫紅色紅斑 (2) 上肢または下肢の近位筋の筋力低下 (3) 筋肉の自発痛はたは把握痛 (4) 血清中筋原性酵素（クレアチンキナーゼまたはアルドラーゼ）の上昇 (5) 筋電図の筋原性変化 (6) 骨破壊を伴わない関節炎または関節痛 (7) 全身性炎症所見（発熱，CRP上昇，または赤沈亢進） (8) 抗 Jo-1 抗体陽性 (9) 筋生検で筋炎の病理所見：筋線維の変性および細胞浸潤
2　診断基準
皮膚筋炎：(1) の皮膚症状の (a) 〜 (c) の1項目以上を満たし，かつ経過中に (2) 〜 (9) の項目中4項目以上を満たすもの
多発性筋炎：(2) 〜 (9) の項目中4項目以上を満たすもの
3　鑑別診断を要する疾患
感染による筋炎，薬剤誘発性ミオパチー，内分泌異常に基づくミオパチー，筋ジストロフィーその他の先天性筋疾患

（文献 4 より）

5. 治 療

　筋症状が主体の場合は，第一選択薬はステロイドとなる．治療抵抗例，ステロイド減量困難例においては，メトトレキサート，アザチオプリン，免疫グロブリン療法の併用を考慮する．

　一方で，急速進行性間質性肺炎合併例では，予後がきわめて不良であることにより，当初からステロイドパルス療法を行うことが推奨されている．同時にシクロスポリン，タクロリムス，シクロホスファミドパルスなどの免疫抑制薬の併用を積極的に行うことが考慮される．緊急性の高い病態として，膠原病専門医と連携して早期からの対応が必要となる．

　多発性筋炎／皮膚筋炎の発がんの頻度は高いため，年齢相応の悪性腫瘍スクリーニングを含めた積極的な悪性腫瘍検索が必要となる．

参考文献・ウェブサイト
1. Zampieri S, Ghirardello A, Iaccarino L, et al: Anti-Jo-1 antibodies. Autoimmunity, 38: 73-78, 2005.
2. Bohan A, Peter JB: Polymyositis and dermatomyositis (first of two parts). N Engl J Med, 292: 344-347, 1975.
3. Bohan A, Peter JB: Polymyositis and dermatomyositis (second of two parts). N Engl J Med, 292: 403-407, 1975.
4. 皮膚筋炎／多発性筋炎－診断・治療方針「難病情報センター」ホームページ（http://www.nanbyou.or.jp/entry/4080）

推奨文献
i. 厚生労働科学研究費補助金 難治性疾患等政策研究事業（難治性疾患政策研究事業）自己免疫疾患に関する調査研究班：多発性筋炎・皮膚筋炎分科会：多発性筋炎・皮膚筋炎治療ガイドライン．診断と治療社，2015．
ii. Dalakas MC: Inflammatory muscle disease. N Engl J Med, 372: 1734-1747, 2015.
iii. Dalakas MC, Hohlfeld R: Polymyositis and dermatomyositis. Lancet, 362: 971-982, 2003.

実践 8

歩きにくいです

　教科書通りの典型的な症状を呈するとは限らないのが実臨床である．一方で教科書通りの症状を呈していても，それを主訴として患者がうまく伝えられなかったり，伝えられても比較的ありふれた症状であったりすると，ほかの症状の影に隠れてしまうこともある．一筋縄でいかない症例では，患者の主観的な訴えを正確な評価の下で客観的な情報に変換し，患者が提供してくれた訴えを過小評価せず頭にとどめながら，パズルのように組み合わせる作業が必要である．

Ⅰ：Logical Thinking ―「歩きにくい」で止まらず，なぜ歩きにくいかを追求する

1．感覚の異常に気づく

研修医
皆来

竜町先生，今日もご指導のほどお願いします．今日の1人めの患者さんは56歳女性の方です．主訴は歩きにくいとのことでした．

なるほど．また難しい主訴だね．

指導医
竜町

そうですね．少し詳しく聞いてきました．これまでとくに既往歴のない方です．数ヵ月前から，徐々に歩くのが難しいと感じるようになったとのことでした．理由としては，力が入りにくいというわけではなく，地面を踏んでいる感覚がないとのことです．

ほう．それは興味深いね．

そうなんです．下着やズボンを履いているとき，服が皮膚に当たる感覚も少しおかしいみたいなのですが，徐々に進んできたためにあまり気にしていなかったそうなんです．しかし，最近夜間の歩きにくさがひどくなり，こけてしまったそうなんですね．昼間は転倒することはなかったそうですが，暗いと歩いている感覚がわからないみたいなんです．それで，当院を受診されました．とくに外傷歴もなく，アルコール多飲や糖尿病の既往もありません．感覚が鈍いような症状は両足全体には認めますが，両腕にはありません．明らかな腰痛症状

もありません．排尿や排便もとくに問題なくできているようです．

なるほど．皆来先生は感覚障害を疑って，現在その理由を探ろうとしているんだね．

 そうですね．

 神経症状を疑う際は，病歴から運動路，感覚路障害を示唆する所見を詳細に確認する．それにより責任病変の推定に大きく役立つ

2．神経学的所見からのアプローチ

皆来先生の病歴からはそうだなぁ，両側性の下肢の感覚異常を疑う所見だから，頭蓋内病変というよりは，末梢神経障害，小径線維ニューロパチー small fiber neuropathy，腰椎の病態を疑うね．

指導医
竜町

 私もそのように考えて，その意識をもって身体診察に臨みました．

研修医
皆来

感心感心．

 神経学的所見を先に述べますね．意識は清明で失見当識は認めませんでした．中枢神経の異常もなさそうでした．筋力ですが，検査を慎重に行いましたが明らかな筋力低下は認めていません．腱反射は下肢で低下しており，中枢性の運動性障害にみられるような腱反射の亢進はありませんでした．やはり末梢神経の障害が疑われます．感覚障害の評価を慎重に行いましたが，興味深い所見が得られました．

焦らすねぇ（笑）．

 両下肢全体に軽度の温痛覚障害を認めました．上肢と比較すると，軽度の感覚鈍麻があるようです．あと驚くほど位置覚と振動覚が低下していました．

それはたしかに興味深い所見だ．

 膀胱直腸障害も評価しましたが，こちらは大きな問題はなさそうでした．恥骨

上窩において，尿閉を示唆する膨隆は認めていません．直腸診上も肛門括約筋の筋力低下は認めませんでした．

まとめると，これは何を示唆するのかな？

 神経所見からは，病歴の症状と合致して先ほど話のあった腰椎の病変を考えないといけませんね．でも，神経分布に沿った感覚障害って感じはあまりしなかったんです．多発性単神経炎ではなさそうですし，ひょっとして小径線維ニューロパチーですかね．でも，位置覚の障害が強いのは違うのかな？

素晴らしい！　よく考えているね．

 症状も緩徐にですが進行しているので，まずは神経伝導検査をしましょうか？ MRIの評価も行ったほうがいいですかね？　今回はさすがに膠原病は関係なさそうですね．

それはどうかな．ふふふ．

 えっ．まさかね……．

〜3時間後〜

 竜町先生，幸いなことにMRIの予約キャンセルがあったので，本日施行することができました．

それはラッキーだったね．

 明らかな腰椎の異常所見はありませんでした．

そうかい．神経伝導検査はできそうかな？

 神経内科の先生と相談したら，来週にはできるのではということです．

そうかい．ではその検査を待つことにしようかね．
どのような所見がみられるのかな．どんな結果が出るか楽しみにしていましょう．

3. 神経伝導検査から鑑別に至るまで

〜数日後〜

研修医
皆来

先生！ 例の患者さんの神経伝導検査の結果が出ました！

指導医
竜町

その興奮ぶりから察するに……．

はい．感覚神経ニューロパチー sensory neuronopathy に合致する所見だといわれました．全く，感覚神経の活動電位を誘発することができませんでした．運動神経のほうには問題がなかったようなんですが．

感覚神経ニューロパチーって聞いたことあるかい？

いえ，初めて聞きました．でも，調べてきましたよ．

では，感覚障害の原因が感覚神経ニューロパチーということがわかったところで，これからは原因検索だね．

そうであろうと思い，鑑別疾患も調べてきました．結構少ないんですよね．そういう意味では，今回のようにしっかりと病態を詰めることが鑑別を狭めてくれるのですね．

まさにその通りだよ．今回の神経症状を例にとると，どのようなパターンなのか，どの部位が病変なのかで原因疾患が特定されやすくなるんだ．

そうですね．鑑別疾患ですが，教科書によると，有名なのは anti-Hu 抗体による傍腫瘍症候群，HIV，化学療法の副作用，ビタミン B6 中毒，そしてシェーグレン症候群（SjS：Sjögren syndrome），ですか……．

（ニヤニヤしながら）どうだい，膠原病が原因でないとなかなかいえないもんだろう．

勉強になります．

人間の体は各臓器が血管や神経で結びついているから，そう簡単な縦割り構造では考えられないということだね．とくに膠原病は本当にいろいろなところに

症状を呈するんだ．今回の病態が膠原病関連といっているわけではないけれど，常に鑑別には入ってくるということを覚えておいてほしい．

わかりました．でも今回の鑑別疾患は，なかなかまれな病態が多いですね．傍腫瘍症候群はまだわかります．何でも起こしうるのが傍腫瘍症候群だと，腫瘍内科の先生にもいわれました．でも年齢相応の悪性腫瘍スクリーニングもしていたし，体重減少などの訴えもなかったけどなぁ．あとはギランバレー症候群 Guillain-Barré syndrome の可能性もありえますが，経過としてはかなりレアですよね．運動症状が一切なくて症状も月単位で増悪しているし，どちらかといえば慢性炎症性脱髄症候群の可能性はあるかもしれません．化学療法の既往はないし，食事内容もとくに変わっていないし，神経疾患の家族歴もないし．

そうだね．では最後にとっておいたシェーグレン症候群はどうだい？

そうですねぇ．これだけ長く竜町先生の下で指導を受けているので，病歴や身体診察で自然と関節や筋肉の病態を意識しているのですが，とくに気になることは……．あーっ！！

どうしたんだい，大きな声を出して．

いわれてみれば，よく目が乾くから人工涙液を使っていると内服歴の聴取をしているときにいわれました．あと病院の通院歴を聞いているときに，齲歯（うし）の治療で定期的に歯科にみてもらっているとういことでした．

おや，それは私には伝わってこなかった情報だね．

面目ないです．私が勝手に必要のない情報であると判断してお伝えしませんでした．どちらもありふれた状況であったので．

よくあることだね．たしかに，患者さんによってはいろいろな症状を訴えてこられることがあるから，情報の整理は必要だね．一方で，そのいただいた情報は，その強調する度合いはともかく，必ず伝える必要があるね．今回の症例のように必ずしも典型的なパターンとはいえないケースでは，このような小さな情報が解決の糸口になることもあるんだよ．

返す言葉もございません．

それではそのあたりも含めて病歴・身体所見を取り直してくれるかな．必要な検査についてはあとで話し合おう．

はい！

4．シェーグレン症候群の診断

〜数日後〜

研修医
皆来

竜町先生，この前の症例ですが……．

指導医
竜町

あぁ，例の．あれからどうしたんだったっけ？

はい．病歴からは齲歯をくり返していること，目と口が渇きやすいことが確認されており，シェーグレン症候群が疑わしいと思いました．そのため，簡易のガムテストおよびシルマーテストを行ったところ，いずれもシェーグレン症候群として矛盾ない所見でした．SS-A抗体，SS-B抗体を提出したところ，両方とも陽性でした．以上より，診断基準上もシェーグレン症候群で良いかと思います．

なるほど．たしかにそのようだね．今回はいろいろ学びが多い症例だったね．

そうですね．症状を客観的に評価し，しかるべき病態として診断することが，鑑別疾患を絞るうえでいかに有用なのかを実感しました．「歩けない」で止まったら診断なんてつくわけないですよね．あと患者さんの提供してくれた情報は大事にすること．これは本当に大切なことだとつくづく思い知らされました．

患者さんが典型的な症状だけをかいつまんで話してくれるわけではないし，診断の症状としては，比較的まれな病態を主訴に来られることもある．そのなかで，網羅的に症状を確認することはとても大事な作業だね．では今回はシェーグレン症候群についておさらいしようか（**図10**）．

はい！　お願いします！

```
┌─────────────────────────────────────┐
│ 歩きにくいという主訴に対して，その原因が感覚の異常 │
│ であることを病歴から突き止める                │
└─────────────────────────────────────┘
                  ↓
┌─────────────────────────────────────┐
│ 身体所見より感覚障害が両下肢全体にわたっていること │
│ から，病変として腰髄を疑い，検査を進める        │
└─────────────────────────────────────┘
                  ↓
┌─────────────────────────────────────┐
│ 神経伝導速度の検査から，感覚神経ニューロパチーで │
│ あることが判明する．その病態から原因となりうる鑑別 │
│ 疾患を絞り込む                         │
└─────────────────────────────────────┘
                  ↓
┌─────────────────────────────────────┐
│ システムレビューから，感覚神経ニューロパチーの鑑別 │
│ 疾患の一つであるシェーグレン症候群を疑う        │
└─────────────────────────────────────┘
                  ↓
┌─────────────────────────────────────┐
│ 抗 SS-A・SS-B 抗体も陽性であることを確認し，シェー │
│ グレン症候群の診断に至る                  │
└─────────────────────────────────────┘
```

図10　診断の過程

Ⅱ：Minimal Review―シェーグレン症候群

1．概　念

　シェーグレン症候群（SjS：Sjögren syndrome）とは，涙腺，唾液腺を中心とした外分泌腺への免疫細胞の浸潤にともない，外分泌腺活動性低下をきたす自己免疫疾患である．ドライアイ，口腔内乾燥が典型的な所見であるが，いずれもありふれた病態であるため見逃されることがある．腺症状以外に皮疹，間質性肺炎，関節炎，神経障害，血管炎といった腺外症状を呈することもある．

　わが国では約 66,300 人が罹患していると報告されており，男女比では女性のほうが圧倒的に多い疾病である[1]．

　シェーグレン症候群には原発性のものと二次性のものがある．二次性のシェーグレン症候群は，関節リウマチなど，そのほかの膠原病にともなって起きてくるものであり，原発性は単独で起きてくるものである．

2．臨床症状

　基本となる症状はドライアイ，ドライマウスである．涙腺の機能低下により涙の分泌が減少し，眼異物感，目の痛み，レッドアイ，頻回な点眼薬使用が認められることが多い．目の乾燥が

重篤な場合は，角膜に潰瘍を生じることもある．口腔内乾燥によって，ビスケットなどの乾いたものの咀嚼ならびに嚥下が困難になる．また，味覚の変化がみられることもある．ドライマウスでは齲歯の増加がみられたり，鵞口瘡をともなわないような口腔内のカンジダ症がみられる．ドライマウスやドライアイの症状は，ほかの疾病でもみられるありふれた症状であり，必ずしも特異性が高いわけではないが，シェーグレン症候群の半数以上には認められる．一般的には，通常のドライアイやドライマウスよりも症状が強いことが多い．唾液腺の腫れも 1/4 程度の症例にみられる．非対称性の腫れの場合や，硬い結節が触れるような場合は，リンパ腫を考慮する必要がある．

腺外症状も多彩に呈する．関節症状（関節炎や関節痛）は半分程度にみられる．多くは関節痛であるが，なかには関節炎の症状を呈するものもいる．関節炎は通常対称性の非破壊性の多関節炎である．注意すべき点としては，関節リウマチに二次性のシェーグレン症候群が起きてくることがあるという点である．

ほかにも多彩な皮疹，リンパ節腫脹（悪性リンパ腫），呼吸器症状（間質性肺炎，肺高血圧症），レイノー現象，末梢神経症状（末梢ニューロパチー），腎障害（RTA）などの症状を呈している際は，シェーグレン症候群を鑑別疾患として挙げることを忘れないようにする．

また身体所見としては，眼および口腔内所見を慎重に評価する．

3. 検　査

ドライアイ，ドライマウスの客観的評価としては，それぞれガムテストおよびシルマー試験は簡便に行うことができるため，初期評価として用いることを検討してよいと思われる．

検査項目として抗 SS-A・SS-B 抗体を提出する．シェーグレン症候群において，それぞれ 50〜70％，20〜30％ が陽性となるが，いずれも陰性だからといってシェーグレン症候群を否定できるものではないことに留意しておく．抗体が陰性の際は侵襲性をともなうが，唾液腺生検を行なうことが多い．必要に応じて専門医による評価（角結膜染色，口唇腺生検，唾液腺造影・シンチグラフィー）を依頼する．腺外症状の評価として上記病態に応じた身体診察を行う．特異性は乏しいが，シェーグレン症候群の 80％ ではガンマグロブリンの高値を認める．RF も陽性となることが多く，その解釈には注意する．

4. 診　断

シェーグレン症候群の診断には，おもに 1999 年に発表された厚生労働省の診断基準（**表 14**）および，最近発表された欧州リウマチ学会（EULAR）と米国リウマチ学会（ACR）の共同の分類基準（**表 15**）を用いる．

5. 治　療[2]

シェーグレン症候群は，腺症状に対する対症療法と，腺外症状に対する加療を行う．ドライマウスに対しては食後の歯磨きの徹底，人工唾液の使用を考慮する．ドライアイには人工涙液の使

表14 シェーグレン症候群の厚生省改訂診断基準（1999年）

＜診断基準＞
1. 生検病理組織検査で次のいずれかの陽性所見を認めること
   A) 口唇腺組織でリンパ球浸潤が1/4 mm²当たり1focus以上
   B) 涙腺組織でリンパ球浸潤が1/4 mm²当たり1focus以上
2. 口腔検査で次のいずれかの陽性所見を認めること
   A) 唾液腺造影でstage I（直径1 mm以下の小点状陰影）以上の異常所見
   B) 唾液分泌量低下（ガムテスト10分間で10 mL以下，またはサクソンテスト2分間2 g以下）があり，かつ唾液腺シンチグラフィーにて機能低下の所見
3. 眼科検査で次のいずれかの陽性所見を認めること
   A) シルマー試験で5 mm/5 min以下で，かつローズベンガルテスト（van Bijstervaldスコア）で陽性
   B) シルマー試験で5 mm/5 min以下で，かつ蛍光色素（フルオレセイン）試験で陽性
4. 血清検査で次のいずれかの陽性所見を認めること
   A) 抗SS-A抗体陽性
   B) 抗SS-B抗体陽性

診断
　以上1，2，3，4のいずれか2項目が陽性であればシェーグレン症候群と診断する．

（シェーグレン症候群（SjS）改訂診断基準．厚生労働省研究班，1999年より）

表15　EULAR/ACRシェーグレン症候群分類基準（2016年）

①口唇腺組織にて巣状リンパ球性唾液腺炎を認め，focus scoreが1 foci/4 mm²以上
②抗SSA/Ro抗体陽性
③少なくとも片眼でocular staining score（OSS）が5点以上（もしくはBisjstervaldスコア4点以上）
④少なくとも片眼でシルマー試験5 mm/5分以下
⑤非刺激唾液分泌≦0.1 mL/分

①②が各3点，それ以外が1点
合計点数が4点以上であればシェーグレン症候群と分類される．

（文献1より）

用を検討する．また腺外病変にはそれぞれ特異的な対応が必要となるが，エビデンスが乏しい領域であるため，専門医との連携が必要となる（**表16**）．

　シェーグレン症候群患者は，悪性リンパ腫発祥のリスクが高いとされている．そのため外来では，B症状（定期的な発熱，体重減少，盗汗）の有無およびリンパ節腫脹について評価する必要がある．
　また，シェーグレン症候群がある女性が出産する際は，抗SS-A抗体による新生児ループスを発症するリスクが高いため，周産期は産婦人科，小児科，循環器内科との連携が必要となる．

表16 腺外病変に対する治療例

皮膚病変	●ステロイド，免疫抑制薬の塗布剤
関節炎	●アセトアミノフェンなどの鎮痛薬 ●ヒドロキシクロロキン〔わが国では全身性エリテマトーデス（SLE）においてのみ保険適応あり〕
心血管病変 （心外膜炎，肺動脈高血圧症）	●心臓の病態に沿った対症療法および免疫抑制薬
腎病変（糸球体疾患，尿細管アシドーシス）	●対症療法および免疫抑制薬
消化器病変 （GERD，薬剤性潰瘍）	●プロトンポンプ阻害薬（PPI），腸管蠕動改善薬
甲状腺機能低下症	●甲状腺ホルモン補充
神経病変（末梢神経障害，自律神経障害，中枢神経障害）	●血管炎を示唆する所見がある際はステロイド，ほか免疫抑制薬にて積極的に加療する ●ステロイド，ほか免疫抑制薬不応例では慢性免疫性脱髄疾患に準じて免疫グロブリン療法を考慮する ●自律神経障害にともなう起立性低血圧はフルドロコルチゾンを考慮する ●中枢神経障害は血管炎，抗リン脂質抗体症候群関連の血栓症などの病態が考慮される．病態に応じた加療（免疫抑制薬，抗血栓療法）を考慮する

参考文献

1. Shiboski CH, Shiboski SC, Seror R, et al: 2016 American College of Rheumatology/European League Against Rheumatism Classification Criteria for Primary Sjögren's Syndrome: A Consensus and Data-Driven Methodology Involving Three International Patient Cohorts. Arthritis Rheumatol, 69: 35-45, 2017.
2. Ramos-Casals M, Tzioufas AG, Stone JH, et al: Treatment of primary Sjögren syndrome: a systematic review. JAMA, 304: 452-460, 2010.

推奨ウェブサイト

i. シェーグレン症候群―診断・治療指針「難病情報センター」ホームページ
 (http://www.nanbyou.or.jp/entry/267)

実践 9

抗核抗体（ANA）が陽性といわれました

　これまでの症例から，膠原病の診断に対する論理的思考についてわかってきただろうか．そうすると今度は逆になんでも膠原病にみえてくるため，そのバイアスに惑わされないようにすることが必要となってくる．膠原病の各症状は感度が低いことが多いが，同時に特異度も低いことを忘れてはならない．ある検査が陽性だからといって膠原病に縛られず，鑑別を広くもつことを忘れないようにしていこう．

Ⅰ：Logical Thinking ―「ANA 陽性」だからといって膠原病と決めつけない

1．膠原病マーカー 陽性＝膠原病ではない？

研修医
皆来

先生！ 先生！ 初診の患者さんで，問診と紹介状だけで膠原病の診断がついた人がいたんです！ いわゆる"snap diagnosis"というやつですね！

（やれやれ）そうですか．それはよかった．では聞かせてください．

指導医
竜町

はい！ 症例は 32 歳女性です．3 週間前に発熱および関節痛があったので近医受診されました．熱が 3 日以上続いたため，ほかの原因もあるかもしれないということで抗核抗体（ANA）を提出されたところ，陽性だったそうです．

……？ そうですか．それで膠原病の疑いで，こちらに紹介となったと．
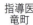

そうです．ここからが私の問診ですが，数週間前に発熱があった際に，顔面および四肢に皮疹があったようです．その後 1 週間してから，手指の関節痛が出たそうです．

なるほど．それでその皮疹と関節痛はどのような状況ですか？

えっ！？　いや，もう治りました．

 治った……，じゃあ，今ある症状は？

 いや，とくに何も．でもANA陽性，若年女性，顔面の皮疹，関節痛から全身性エリテマトーデス（SLE）を疑い，今からほかの抗体を提出して分類基準を満たすかどうかをみようかと思っていました．発熱や症状が寛解増悪をきたすこともあるし，早めにDMARDsの導入とかも考えないといけないかなって思います．何しろ関節の破壊の進行を抑制しないといけないですからね．若年女性の今後の日常動作（ADL）を考えると，一刻も早い治療が望まれますよね．急いで面談もしなくていけないし．

 す，少し落ち着いて考えてみようか．皆来先生が今，膠原病であると強く疑っている根拠はどうもANAが陽性であることが原因ではないかと思うんだけど．ANA＝膠原病だったっけ？

 あっ．でもDMARDsを早くはじめないと不可逆な変化が……．

 患者さんの予後を考えるために，早期に診断をつけようとする気持ちはよくわかる．でも本当にそう思うならしっかりと診断をつけること，そして不必要もしくは下手したら有害な治療を患者さんにしないことも大切じゃないかな．

 そうですね……，また悪い癖が出ました．

 膠原病マーカーが陽性＝膠原病ではない．膠原病の診療においてあくまで1つのツールであり，それ自体が大きく診断に寄与しないことも多くある

2. バイアスに流されない

研修医
皆来
そうですね．一度冷静になるべく，病歴を詳しく説明しますね．32歳日本人女性です．先ほど申し上げたように，3週間前より関節痛が出現しています．痛みが生じた部位は，おもに手指だったようです．明らかに朝だけこわばっているような印象はないとのことでした．痛みが続くので，持っていたロキソプロフェンを使用され，それにより痛みの軽減はあったようです．発熱，悪寒は関

節痛が出現する数日前に認めていましたが，数日で消失したようです．それ以外に明らかな口腔内潰瘍，皮膚症状，意識障害，痙攣，腹痛を認めていません．既往歴，アレルギー歴，家族歴で特記すべき事項はありません．機会飲酒で喫煙はされないそうです．月経は順調で最終月経は2週間前とのことでした．

指導医
竜町

なんだ．わりとしっかり病歴を取っているじゃないか．てっきり本能的に診断に飛びついたのかと思ったけど．

いや，ちゃんと基本に忠実にやろうと思っていたのですけど，ANAが陽性であったということで，スーッとそちらに流れてしまいました．

そうだねー，気持ちはよくわかる．卒前教育でもまだまだANA陽性＝膠原病というような刷り込みも残っているしね．さらにいうと皆来先生の場合は最近，全身性エリテマトーデスの症例をみているから，余計そちらに流れてしまったのかもしれないね．

全くおっしゃる通りです．

このように診断をつけるときに，われわれが常に戦わないといけない相手は"バイアス"だよね．

そうでした，忘れていました……．

バイアスは，教科書的にはある対象を評価する際に，自分の利害や希望に沿った方向に考えが歪められたり，対象の目立ちやすい特徴に引きずられて，ほかの特徴についての評価が歪められる現象のことだよね．

まさに，今の僕の状況ですね……．

バイアスにも種々あるのだけれど，おそらく皆来先生は「ANA，若年女性，関節痛」のキーワードにより全身性エリテマトーデスという疾患を想起し，それ以上の鑑別疾患を無意識的に否定してしまったんだろうね．振り返ってみると，それ以外の症状や情報で全身性エリテマトーデスを強く示唆する所見はないけれど，膠原病はさまざまなパターンを呈するから，というルールを逆手に取ったのかもしれない．

う〜ん，僕の深層心理をここまで把握されると何だか恥ずかしいですね．

医師なら皆よく似た経験があるからだよ．とくに膠原病業界は常に気をつけないといけないよね．これまでも話してきたように，このテストが陽性なら診断確定，というものがないだろう？ 逆にいうと，常にほかの診断である可能性が残るということなんだよ．

Point 膠原病の診断において典型的キーワードが複数あるからといって，診断を安易に下さないようにする．常にバイアスの存在，ほかの鑑別の可能性について考える

3. 病歴からのアプローチ

研修医
皆来

それではバイアスに負けないように，診断を再度詰めてみます．今回の症例は，関節痛から再度アプローチしますね．病歴上は手指の関節を主とした関節炎を示唆するものです．身体所見上はすでにほとんど所見が残ってなかったのですが，病歴からは対称性の多関節炎であったことが示唆されます．

うんうん．いいね．
指導医
竜町

そのように切り込むと，多関節炎に対するアプローチとなりますね．

では，どうやって考える？

多関節炎については，先日の関節リウマチの患者さんの際に評価方法を確認しましたね．急性多関節炎で，少なくとも現時点では寛解していることからも，積極的に関節リウマチや全身性エリテマトーデスを疑う根拠に欠けますね．どちらかといえば，ウイルスや感染症に由来する感染後関節炎 post-infectious arthritis などが考えられますかね．

それで確認しておきたいことは？

そうですね．そのような既往や背景があるかどうかですね．たしかに感冒症状があったようなことはおっしゃっていました．あっ！ たしか子供にうつされた

と聞いたような気がします．リンゴ病といっていたような……．あっ！ つながってきました！

そうだね．でもここでも飛びつきすぎないようにね．

あっ，そうですね．早速やってしまいました．

4. 感染後関節炎を考える

～数日後～

研修医
皆来

竜町先生，前回お伝えした症例の経過報告です．

指導医
竜町

あ，あの多関節炎があったという患者さんですね．どうなりました？

来院時は症状がほとんどなかったので病歴を詳しく聞いたところ，一過性の多関節炎を疑う所見でした．定義上は急性多関節炎となります．そうなりますと関節リウマチの可能性はぐんと下がりますし，どちらかといえばウイルス関連の一過性の関節炎などが鑑別として上位に挙がるかと思います．

なるほど．

前回は関節への障害を気にしすぎたこと，そして ANA が陽性であったことにかなり引っ張られましたが，現状では安定していること，検査前確率からも積極的に DMARDs はおろかステロイドなどの適応は乏しいと判断しました．

そうだね．良い展開だね．

病歴上は輸血，刺青，手術歴および肝炎の家族歴，また既往歴はありませんでした．子供が最近おたふく風邪を発症したということ以外は，特記すべき事項はありませんでした．よって現状では，パルボウイルス感染症にともなう一過性の急性多関節炎の可能性が高いのではないかと判断しました．患者さんとも相談したところ，マネジメントには大きく影響はないのですが，ご本人も知りたいとのことでしたのでパルボウイルス抗体 IgM を提出し，本日陽性であったことが報告されました．以上より，最終診断としてはパルボウイルス感染症後の急性多関節炎でよいかと思います．患者さんには本日もお越しいただきまし

たが，依然として症状はなく，経過されておられます．症状の再燃がない限り終診でよいかと思いますが，いかがですか？

なるほど，素晴らしいじゃないですか．今回の症例を通じて，膠原病マーカーの立ち位置や役割について勉強できたのではないかな．

そうですね．膠原病マーカー陽性＝膠原病，という謎の図式ができ上がってしまっているようです．あたかも腫瘍マーカーと同じような感じです．

いい例えだね．知っていると思うけど，腫瘍マーカーのほとんどは感度・特異度が非常に低く，それが陰性でも陽性でもどう評価したらいいかわからないよね．膠原病マーカーでも同じことなんだけど，悲しいことに陽性というだけでステロイドが長期的に続けられたり，DMARDs がはじめられている事例をよくみかけるんだ．数字だけにとらわれて全体像を見失うと，下手したら患者さんの状態を医師が悪くしうることを肝に銘じておいてほしい．僕らが使う薬は免疫抑制薬やステロイドのように副作用が多いものもあるから，とくにその使用は慎重にしないといけないね．

いやー，勉強になりました．

普段はここで膠原病の各疾患について話をするんだけど，今日は膠原病マーカーについて話しましょうか．

それは本当にありがたいです．ぜひお願いします！

若年女性，多関節炎，ANA 陽性という全身性エリテマトーデスとして典型的な情報が揃っていたとしても，すぐに診断に飛びつかず慎重に評価する

詳細な病歴にて関節炎はすでに改善してきていることを知り，全身性エリテマトーデスの典型像としては非典型的であると考える．そこで ANA の診断的価値の限界を理解しつつ，急性多関節炎の鑑別を考える

詳細な病歴により，ウイルス感染罹患後の関節炎の可能性について考慮する

図 11　診断の過程

Ⅱ：Minimal Review—膠原病抗体検査

　これまでも学んできた通り，膠原病疾患の診断において絶対的な検査および所見はない．それぞれの所見や検査結果はあくまで診断の一助に過ぎず，それはこれから述べる膠原病抗体においても例外ではない．

　これらのマーカーを提出する際のルールとして以下のものがある．

1．膠原病マーカーの提出ルール

> **ルール①**
> 特定の膠原病を疑っているときに，その検査結果によりその検査後確率が変化する．すなわち，それぞれの抗体の検査特性を知ることが重要である

　たとえば関節リウマチを疑う臨床経過，および身体所見を呈している患者において，後述のリウマチ因子（RF），抗シトルリン化ペプチド（CCP）抗体が陽性であった際は，その可能性はより高まるであろう．一方で，いずれも陰性であった場合はどう評価すべきだろうか．RFおよび抗CCP抗体の感度はそれぞれ約70％といわれている．すなわち，実際に関節リウマチを罹患していたとしても，10人中3人はそれぞれの検査結果が陰性になりうるということだ[1]．したがって，ほかの鑑別疾患を念頭に入れつつも，依然として関節リウマチの可能性は充分にあるということとなる．

> **ルール②**
> 検査特性について理解しないまま，「スクリーニング」と称してショットガン形式に検査を提出しない

　今症例でもそうであったが，健常人であっても膠原病マーカーが陽性になることを理解する必要がある．提出する側からすれば，そこで何らかのヒントを得られることを期待して，衝動的に提出してしまうことがある．しかし解釈の仕方がわからないまま検査を提出してしまうと，それによりむしろ診断におけるプロセスが不必要に複雑になってしまう．

　今症例やインフルエンザ感染症のように，関節痛がある患者を例に挙げてみよう．ここで「スクリーニング」で膠原病マーカーを提出し，陽性であったと想定しよう．いろいろな邪念が沸き起こってこないだろうか？　本来ならば数日は様子をみてください，ととくに問題なく帰宅させる症例に対して，「膠原病の初期症状では？」といった余計な心配に駆られないだろうか．このように，「検査に操られないように」適切なタイミングでの検査の提出が重要となる．抗体をオーダーする際は，その結果がどうであればどのようにアクションをするのかを常に決めておくことが肝要である．

2. 膠原病の分類と検査項目

ここからはそれぞれの膠原病マーカーについて説明する．

基本2で述べたように，種々ある膠原病も大きく分けると3，4個に分類することができる．膠原病マーカーの提出の際にも，このような考え方が重要となる．ここでは①関節炎，② ANA関連の膠原病，③血管炎に分類するが，各膠原病において分類上，重複するものがあることも理解しておく．

❶ 関節炎

言わずと知れた関節リウマチを代表としたカテゴリーとなる．すでに関節の評価方法については基本編で述べているが，膠原病マーカーとして提出を考慮するものとしては，RF，抗CCP抗体やANAとなる．

RF，抗CCP抗体についてだが，「関節リウマチらしいかどうか」の評価の一助にこれらの検査を提出することとなる．もちろん痛風などのように，臨床症状から最初に考える疾患が関節リウマチでない症例も含め，検査を提出することを推奨しているわけではない．再三述べているように，膠原病マーカーは白か黒かを判定できるほど優れた検査ではない．また，関節リウマチを疑う症例においては，RF，抗CCP抗体の両方を提出することを考慮する．

各抗体の解釈の仕方としては以下の点を強調する．

- RFは感度・特異度がいずれも比較的高い（感度69%，特異度 85%）．抗CCP抗体は感度が67%とRFと同等だが，特異度は96%と非常に高い[1]．
- そのためRFのみ陽性の際は，まだ依然としてほかの病態も鑑別として考慮される（偽陽性）べきであるが，抗CCP抗体が陽性である場合は，かなり高い確率で関節リウマチである．
- RF，抗CCP抗体がいずれも陰性の際は，関節リウマチである可能性は低くなるが完全には否定できないため，ほかの鑑別疾患と同様に評価を継続する．

一方で，関節炎があるため関節リウマチを疑うが，ほかの症状や身体所見から関節リウマチ以外のANAが関連する疾病を疑うことも考慮する．

❷ ANA関連の膠原病

全身性エリテマトーデス，全身性強皮症（SSc），多発性筋炎／皮膚筋炎（PM/DM），シェーグレン症候群（SjS），混合性結合組織病（MCTD）はANAが関連する膠原病である．これらの疾病を疑う際は，ANAの提出を考慮する．疑う根拠は，各「実践」で提示している症例のように特徴的な症状を呈していること，特異性の高い身体所見を有していることである．一方，「発熱」などの上記病態を積極的に疑う症状でないときに，「スクリーニング」目的で提出される事例が散見されるが，これはスクリーニングにも何にもなっていないことを理解する必要がある．陽性であっても膠原病とはいえないし，何より「何を疑っているのか？」ということになる．陰性でも何も除外されたわけではないのだ．ANA測定は何らかの足しになっているどころ

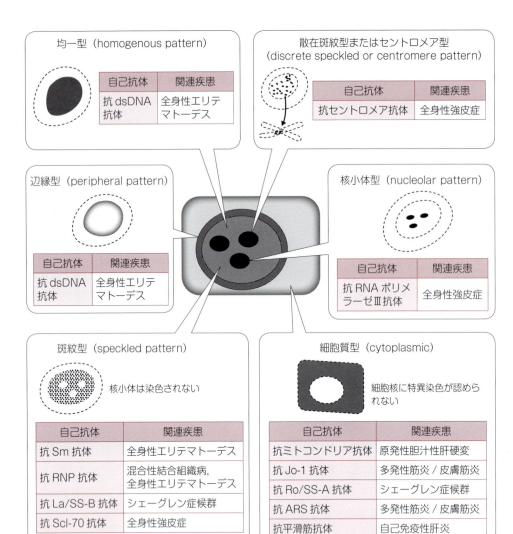

図12 ANAの染色パターン
(陶山恭博,岸本暢将:血液検査. Hospitalist, 2: 372, 2014 より一部改変して引用)

か，むしろ新しい問題点を増やしているに過ぎない可能性がある．

「ANA関連」と称されてはいても，実際に必ずしも陽性になるわけではない．全身性エリテマトーデスにおいて，基本的にANAの感度は100％近いといわれているため，ANAが陰性である際はかなり高い確率で全身性エリテマトーデスではないといえる．一方で，ほかの膠原病に対する感度はそれほど高くない．そのため，ANAが陰性であっても早急に各膠原病を否定せず，関連する特異抗体の検査を行う，あるいは診断的になりうる生検場所を考慮する必要がある．こういった追加の検査がない場合や，生検が何らかの理由で行えないような場合は，ほかの疾患の除外をできる限り行い，臨床症状の組み合わせが確定診断として妥当性があるかを評価しなければならない．

またANAが陽性となった際は，その染色パターンを評価する．**図12**のように，染色パターンにより陽性となる可能性が高い自己抗体および疑われる膠原病がある程度類推できる．

これらの染色パターンより，検出されうる自己抗体およびそれに関連する疾患を類推することも可能である．それが自分の疑っていた病態に一致するか，もしくは一致しない場合には，何らかの病態を見落としてないかをステップバックして考えることができる．

> **MEMO** 新しいANA染色パターンの提唱
>
> 2015年にANAの国際的コンセンサスを設けるための会議が開かれ，新しい分類が提唱されているためこちらも参照されたい[2, 3]．

❸ 血管炎

血管炎はいずれの場合も病理学的な根拠を示すことが望ましいが，それが困難な状況および病態もある．

血管炎評価においてまず注目するべき抗体の検査は，抗好中球細胞質抗体（ANCA）である．以前は間接蛍光抗体法 indirect immunofluorescence を測定し，その結果が陽性（核周囲型：perinuclear ANCA〔P-ANCA〕，細胞質型：cytoplasmic ANCA〔C-ANCA〕）の場合に，次の特異的検査を行っていた．すなわちP-ANCAが陽性の場合は，myeloperoxidase-ANCA（MPO-ANCA），C-ANCAが陽性の場合は proteinase 3-ANCA（PR3-ANCA）をそれぞれ測定するという手法である．最近，その推奨が変更され，最初からMPO-ANCA，PR3-ANCAを測定するようになった．

MPO-ANCAおよびPR3-ANCAは，ANCA関連血管炎に分類される血管炎（多発血管炎性肉芽腫症〔GPA〕，顕微鏡的多発血管炎〔MPA〕，好酸球性多発血管炎性肉芽腫症〔EGPA〕）において，陽性となることが多い．しかしながら，陽性率は各疾病で異なるうえに（EGPAでは50〜60％，GPAやMPAでは90％），必ず陽性となるわけではないので，その解釈は慎重に行う必要がある．すなわち，ANCAが陰性でもANCA関連血管炎を完全に除外できないということである．たとえ検査が陰性であっても，ほかの全身の症状や所見から血管炎を疑うのであれば，依然として精査を進めていく必要がある．

一方で，ANCAが陽性であっても血管炎ではない症状も認められる．例として感染性心内膜炎，結核などが挙げられる．いずれも発熱，全身症状を呈することがあるため，ANCAが陽性ということから「ANCA関連血管炎だ！」と早とちりすると，治療自体が不応どころか症状を増悪させる可能性すらある．

ANCAを提出するタイミングとしては，血管炎の項を参考にしていただき（実践6参照），「血管炎，とくにANCA関連血管炎を疑う症状および身体所見異常や検査異常を認める」際に考慮することが望ましい．

> **MEMO 診断前に抗体が陽性となった際の対応**
>
> ときとして膠原病の診断前に抗CCP抗体，ANA，ANCAが何らかの理由で測定され，陽性であることがある．これらの抗体はそれぞれ関節リウマチ，全身性エリテマトーデス，多発性血管炎肉芽腫症が臨床的な診断に至るより前から陽性化されることが知られている．そのため，たとえ抗体が陽性であるだけであってもフォローアップを打ち切らず，前述の膠原病症状を呈してこないかを定期的にフォローアップすることを検討する必要がある．

　膠原病マーカーは腫瘍マーカーと同様，「陽性＝診断」というような誤った印象を与えかねない検査項目である．それぞれの検査の特徴，限界を重々承知したうえで，うまく利用していく必要がある．

　検査の結果に踊らされると，検査をしなかったほうがよかったと思うほど残念な転帰に至ることがある．くれぐれも注意していただきたい．

参考文献・ウェブサイト

1. Whiting PF, Smidt N, Sterne JAC, et al: Systematic review: accuracy of anti-citrullinated Peptide antibodies for diagnosing rheumatoid arthritis. Ann Intern Med, 152: 456-64-W155-66, 2010.
2. Chan EKL, Damoiseaux J, de Melo Cruvinel W, et al: Report on the second International Consensus on ANA Pattern (ICAP) workshop in Dresden 2015. Lupus, 25: 797-804, 2016.
3. ICAP (the International Consensus on Antinuclear Antibody Patterns) ホームページ (https://www.anapatterns.org)

推奨文献

i. Csernok E, Kempiners N, Hellmich B: Paradigm shift in ANCA diagnostics : New international consensus recommendations. Z Rheumatol, 76: 143-148, 2017.

実践 10

高熱がおさまりません

　膠原病科への不適切なコンサルトの理由として，「よくわからない熱があるから」というものが頻度として多い．「抗菌薬が効かない→得体の知れない発熱だから，その道のプロである膠原病科に相談しよう」という図式が頭にあるのかもしれない．しかし，発熱はあくまで何らかの病態の結果であり，それが抗菌薬の効果がない，などの理由のみで膠原病の「何か」として押しつけてしまうのは少々乱暴といえる．それでは，発熱とどのように向き合っていくのかを考えていこう．

Ⅰ：Logical Thinking ── 発熱は必要以上に恐れず，基本に忠実に考える
1．発熱の治療にステロイドではない？

研修医
皆来

竜町先生，新規患者の問診と身体所見を取ってきました．

指導医
竜町

ご苦労さま．

症例は65歳の男性です．2週間持続する発熱に対して近医にて精査されていました．当初は感染症を疑っていましたが，フォーカスがわからず，経験的に抗菌薬を使用していたそうです．しかし改善を認めなかったということで……

抗核抗体（ANA）をチェックしたのかな（ニヤリ）．

その通りです．近医で検査された結果としては正常値の80倍と陽性だったので，膠原病の可能性があるとのことで当院にご紹介となりました．

うんうん．それで？

同じ轍は踏まないように，病歴からシステムレビューを慎重に確認してきました．ANA陽性＝膠原病じゃないですからね．

よろしい！

たしかに発熱はかなり遷延しているようでした．とくに夜になると 39℃まで上昇するとのことです．さらに軽度の悪寒もともなっているようでした．ただし，明らかな咳嗽，喀痰，頭痛，腹痛，下痢，関節痛，皮疹，筋肉痛などの症状はないようです．食欲低下も認めていて，この 2 週間で体重が 2 kg 減少したようです．あと夜間の汗がひどく，寝衣を頻回に替えないといけないようです．

素晴らしい病歴聴取だ．

いくら膠原病科をローテートしているからといって，患者さんが全員膠原病とは限らないですからね．ほかの鑑別も考えながら診察してみました．

えらい！ 今日は褒めてばかりだね．

発熱，体重減少，盗汗を認めていたので，結核や悪性リンパ腫などの鑑別も考えました．ただ，身体所見上，肺雑音やリンパ節腫脹は全く認めず，それ以外の有意な身体所見の異常は指摘できませんでした．

そうか．それでどういう結論に至ったのかな？

正直なところ原因ははっきりとわからないのですが，発熱が遷延してどんどん弱っているし，取り返しのつかないことになる前に，あの，ステロイドパルスとか……

気持ちはわかる，気持ちは．熱が続くというのはとても気味が悪いことだよね．しかし，同時にそれは体の中で何かが起こっていることを伝えようとしているサインであると考えて欲しい．それに気味が悪いからといって，ステロイドをよくわからないまま入れてしまうとどうなるだろう？ それは出火原因がわからない火事に，とりあえず水を撒いているようなものなんだ．原因がわからないとまた出火するし，撒いた水のせいでその場所がわかりにくくなることもある．

Point 原因のわからない発熱＝膠原病という図式をつくらない．そして，ステロイドでとにかく気になる発熱をごまかそうとしない

2. 発熱から膠原病を疑う場合

研修医
皆来

そうですね．返す言葉もございません．しかし，それなりに病歴・身体所見も慎重に取ったつもりなのですが，原因がわからないときはどうすればよいのでしょうか？ 患者さんも熱が全然下がらないので不安に感じてしまいます．

指導医
竜町

それは全くおっしゃる通り．原因がわかったうえで適切な加療を行い，それにより熱がスーッと下がるととても嬉しいよね．でも今回の症例のように，ときには典型的な病態でないこともある．熱がダラダラと続くと患者さんが心配になってくる．あの医師大丈夫か？ と．

そうなんです．そういうときに悪魔の囁きが聞こえてくるんです．ANA陽性だろ？ これは何だか知らないけれど何かしらの自己免疫疾患であり，ステロイドが効くんじゃない？ って．

これまた気持ちは痛いほどわかるよ．僕も実際そうだったからね．何かにすがりたくなるよね．でも発熱のみを主訴にして来られる患者さんって，実際に膠原病を疑うとしたら何になるのかな？

発熱だけですか？ たしかにそうですね．やはりほかの症状があることが圧倒的に多いですよね．

そうなんだよね．膠原病において，それはまさに大事なポイントだよね．よく発熱だけでなく，＋αとなる症状を探すように私はいっているよ．たしかに発熱が主症状である病態は膠原病業界にもあるけど，それは自己炎症性疾患 autoinflammatory disease とよばれるもので，非常にまれなんだ．加えて，病態としては良性であることが多いね．

そうですね．わかりました．もう一度くわしーく病歴聴取および身体診察に行ってきます．

健闘を祈る．

> **Point** 膠原病においては，発熱が単独の症状・病態である可能性は非常に低い．膠原病を疑う際には常に発熱だけでなく，＋αとなる症状・病態がないかを確認する

3. 長引く発熱と治療のストラテジー

研修医 皆来：竜町先生，やはりどうしてもわかりません．先ほどお伝えした病歴以外にも薬剤歴，渡航歴，ペット歴，シックコンタクト，そのほかのシステムレビューを全て確認しましたが，やはり何も出てきません．

指導医 竜町：おやおや．

身体診察も頭から足の爪先までみてきました．それこそ膠原病で注意すべき爪，関節，皮膚も含めて穴が開くほどみてきましたが，いずれも有意な所見を認めません．もしかしたら軽度の肝脾腫があるかも，と思ったぐらいです．それ以外はわかりませんでした．

なるほど．結局わかったのは，2週間にわたる発熱，盗汗，体重減少だけか．しかし身体所見上は，積極的に結核や悪性リンパ腫などの病態を疑う所見なし．難しいね．

そうですね，また悪魔の囁きが聞こえてきました．ステロイドを入れて楽になろう，という……

その誘惑に負けないようにしなければならないね．ところで，患者さんは現在どのような状態だい？ 待てる状態かい？

待てるというのは？ 少ししんどそうですけど，バイタルサインは安定しています．熱さえなければ気分は悪くない，とおっしゃっていますけど？

現在の状態はいわゆる不明熱，という病態に該当すると思うんだ．その際に，どのような診断および治療のストラテジーを組み立てるかが大事になるよ．

といいますと？

発熱は膠原病の症状の一つとしてもあるけれど，膠原病のなかにはそれ以上に待てない病態があることは，これまで一緒に経験してきたよね．

はい．たとえば，全身性エリテマトーデス（SLE）の中枢性ループスは本当に怖かったです．治療が少しでも遅れていたらと思うとゾッとします．

病態が安定している際は，それこそ詳細な病歴・身体所見をとても大事にしなければならないのは先ほどいった通りだね．あとから＋αの症状が出てくることもあるし，持久戦になることもよくあるんだよ．月単位で診断に至ることもある．

へぇ．根気がいるんですね．

そうだね．たとえば，薬剤熱を疑って被疑薬を中止しても，数週間熱が続くこともある．そういうことがありうると患者さんにもわかってもらい，気長に診療する必要もときどきあるんだ．一方で，急速に症状が進行することもあり，その際はそのような気長な作戦を立てることができなくなる．

なるほど．

膠原病でいうと，ほかには巨細胞性動脈炎の視力障害，ループス腎炎の急速進行性糸球体腎炎，血管炎による肺胞出血などがそれに当たるかな．

たしかにこれまでも確定診断を待つ余裕がなくて，経験的にステロイドパルスを開始したことがありましたね．

でもそういうときも，最低限ある程度の疑いをもって臨んだよね？　わけもわからずステロイドを使用したのとは違うんだ．たしかに100％の安全性をもって望んだわけではないけれど，治療を急ぐメリットと天秤にかけた選択となる．

なるほど．理想的には確定診断に至ったほうが絶対にいいけれど，患者さんの病態が悪くなり過ぎたあとでは元も子もないですしね．

そういう意味で，患者さんが待てる状態かどうか，というのは臨床医にとってとても大切な考え方なんだよ．

今日の診察だけをみると，今すぐ何かをしなければいけないとは思いませんが，2週間の経過中に明らかに弱ってきていますし，早急に結論を出さないといけないとも思います．

 正当な評価だと思うよ．膠原病科の立場からは，現時点では積極的に疑う病態は思いつかないかなぁ．検査は何か提出してみたのかな？

 実はすでに他院でかなりの検査をされているんです．採血上は白血球の軽度上昇を認めるのと肝酵素の軽度上昇，CRPの上昇以外は特記すべき事項はありませんでした．それこそ悪性リンパ腫も疑っているのでLDHも見てみましたが，こちらも正常です．尿検査も正常です．画像も胸腹部造影CTが撮られていましたが，先ほど述べた軽度の肝脾腫以外は何も認めていません．明らかなリンパ節腫脹はありませんでした．

 俗にいうフルコースがされているんだね．そこで一度立ち返って病歴・身体所見も再評価したけど，あまり特異的な所見は得られなかったということか．

 そうですね……，弱りました．

 今回の病態はかなり複雑だから，総合内科の先生の意見も聞きたいね．私の立場からは，結核などの感染症の可能性を常に念頭に置きつつ，完全に除外できていないリンパ腫を含めた血液疾患，悪性腫瘍について評価していくことを考えるかな．膠原病は……，現時点ではやはり疑わないね．巨細胞性動脈炎，成人発症スティル病などの可能性はあるかもしれないけど，病歴，身体所見，検査結果を総合的に判断して，膠原病を積極的には疑わないかな．自己炎症性疾患については極めてまれだし，経過も合わない．緊急性も乏しいから忘れてくれていいと思うよ．

 わかりました．総合内科の先生とも相談してきますね．

4．病態をマスクするためのステロイドに注意

〜数日後〜

 竜町先生！ この前の患者さんのアップデートです．

研修医
皆来

指導医
竜町

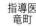おっ，どうなった？

結局その後，総合内科で入院となりました．やはり明らかに弱ってきているのが気になったからです．少し急がないといけないということで，侵襲的なものも含めてすぐに検査が行われました．骨髄検査とランダム皮膚生検です．肝生検も考えられましたが，病理の結果がすぐに出るということでしたので，まずは皮膚から行うことになりました．

ランダム皮膚生検ということは……

そうなんです．結果としては悪性リンパ腫でした！ いやー，骨髄検査も結局正常だったし，こんなリンパ腫ってあるんですね．

LDH正常，リンパ節腫大なしの悪性リンパ腫か．かなり手強いね．でもここで大事なのは，わけもわからず治療を行ってしまうことで，診断に影響を及ぼす可能性があったということだね．

そうですね．ときどきありますよね．念のための抗生物質と同じですよね．

そうだね．医師にとって，診断がつかず目の前の患者さんが苦しむのをみるのは心中穏やかなことではないんだよね．だからといって，症状・病態をマスクするために，ステロイドなどの治療を使用してはいけないということだね．一方で，患者さんの状態が悪いときは，最低限の根拠を携えて経験的な治療に踏み切らないといけないこともある．つくづく医学というのは難しいものだよ．

今回はとくにそう感じました．本日より化学療法を開始する予定です．うまくいくとよいのですが．

そうだね．さて，今回はせっかくトピックに挙がったから，発熱について話そうか（図13）．

それはありがたいです！

```
┌─────────────────────────────────┐
│ 発熱が遷延する患者に対して当初は細菌感染症を疑っ │
│ ていたが，否定的である                  │
└─────────────────────────────────┘
                ↓
┌─────────────────────────────────┐
│ ANA が陽性であったが，膠原病を示唆する+αの症状 │
│ が認められないため膠原病に決めつけず，鑑別を広く │
│ しておく                         │
└─────────────────────────────────┘
                ↓
┌─────────────────────────────────┐
│ 発熱が遷延していることに対して無意味にステロイド療 │
│ 法を行わず，病態の進行および重症度に合わせた診断 │
│ ストラテジーを計画する              │
└─────────────────────────────────┘
```

図 13　診断の過程

Ⅱ：Minimal Review—発熱

　体温は普段，視床下部の体温調節中枢により一定の値に調節されている．発熱とは感染症や膠原病を含めた種々の原因により，インターロイキン（IL）をはじめとした免疫系細胞が活性化し，それがメディエーターとして視床下部に届き，体温を上げる方向に作用することで生じる．末梢血管の収縮，汗腺の分泌抑制や，俗にいうシバリングという筋肉の震えにより，熱が体内に産生される．体が発熱をきたすメリットは，まだはっきりと解明されていない．

1．発熱の臨床的意義とは

　この発熱の臨床的意義とは何だろうか．それは，「体のなかで何かが起こっている」ことを示すサインであることではないだろうか．発熱というとまずは感染症を考えるが，実は外傷，膠原病，悪性腫瘍，薬剤性など原因は多岐にわたる．これらの原因が体に起こしうる，おそらくよろしくないことに対して，気づきをもたらす1つの兆候といえる．

　原因の病態を診断するためのアプローチは成書に譲るが，大事なこととして，原因ありきの発熱であること，そして原因を是正しないといけないことを強調する．

2．発熱は治すべきか，治して良いのか

　一方で，発熱があるという事実は，われわれに対して少なからず不安を与える．原因が判然としないうちは，なおのことである．患者にも一定の不快な症状を呈することがあり，なんとかその発熱をなくしたいという心理が働いてしまうことが往々にしてある．それが発熱の原因を特定していて，それに対する特異的な加療であればよいが，ときとして「手段を選ばず」解熱させてしまいたいという欲求に駆られる．ここで発熱を消し去っても原因を見つけない限りは根本的な解決につながらないことを充分に理解したうえで，必要時のみの解熱薬の使用を心がけることが大切である．

アセトアミノフェンなどの薬剤は，解熱作用以外の悪影響は少ないが，ステロイドを使用するとなると話は大きく変わってくる．発熱というサインをマスクしてしまうこと，ステロイド特有の副作用はもとより，原疾患に対して部分的に加療として効果が出てしまうことがある．例として悪性リンパ腫がある．リンパ腫の代表的な抗がん剤治療レジメンとして R-CHOP 療法があるが，そのなかにステロイドが含まれている．それゆえに，中途半端にステロイドが治療効果を発揮してしまう．一時的に良くなったような経過を辿るが，治療としては不十分であるため，その後間違いなく再燃し，診断目的で提出された病理組織が先行投与のステロイドの影響で評価が困難になることがある．

　またそれは，各膠原病においても同様のことがいえる．深い思慮なくステロイド投与を行うことで，われわれが血眼になって探す全身の症状が消失してしまい，途端に診断が迷宮入りになることがある．ステロイドはただの解熱薬でもなければ，自分が困ったときの魔法の薬でもないこと，そしてときとして自分の首をしめうる薬であることを肝に銘じる必要がある．

　このように記載すると，途端にただ発熱を治すことが悪のように思われるかもしれない．これが極端になりすぎると，患者の発熱による症状がいくら強くても解熱薬は使用しないほうがよいかということになる．しかし，それによる弊害も充分に理解する必要がある．発熱により食欲が急激に落ちてしまう患者であれば，それによる全身の衰弱が進行してしまうだろう．発熱が出続けることで患者の苦しみも続き，医師への不信感につながることもある．

　このような発熱を治さない弊害も考えながら，バランスのよい診療を行うことが肝要である．すなわち，発熱によりどれだけ患者が困っているのかを判断し，患者と相談しながら，必要なときだけ解熱剤を使用することを検討しても良いかもしれない．その際に使用する解熱剤の特徴，原疾患に及ぼしうる状況を理解していることは必要である．患者に対しても発熱が出ている意味，それを無理して下げない理由をしっかりと伝えることが，長期にわたる診断までの日数に患者が耐えるために必要となる．

3. 膠原病における発熱[1]

　前にも記載したが，発熱のみが膠原病の唯一の症状となることは極めてまれである．もし膠原病が原因であるとしたら，何か＋αとなる症状，異常な身体所見，もしくは検査結果が出てくるはずである．これらのものを見つけるために真摯な態度で臨む必要がある．

　ほかの章でも紹介した一刻を争う病態であっても，基本理念は同じである．ただし，確定診断に完全に至っていない状態でも，ステロイド加療を行わないといけないことがある．その際は外来で定期的にフォローするのではなく，場合によっては入院させて時間単位で必要な情報を入手し，疑う病態にターゲットを絞った検査を一気にしてしまうことも必要である．できるだけ，疑う疾患がそれらしいか，そして鑑別疾患がそれらしくないか，という情報を集められるだけ集めてから治療に踏み切るようにする．

> **MEMO** **不明熱**
>
> 不明熱の定義は，1961年にPetersdorfとBeesonが報告した研究にて提唱されたものが，依然として使われることが多い．
>
> 不明熱の定義
> ①複数回にわたり38.5℃以上の発熱を認める．
> ②最低3週間以上にわたる発熱を認める．
> ③入院による精査を1週間行っても原因が判然としない．
>
> 不明熱は，古くは感染症が多くの原因として認められており，当時は病態が判然としていなかった膠原病は，原因不明としてカテゴリーされていた可能性がある．医療の進歩にともない，感染症の診断率の向上，膠原病の概念の確立，そのほかの原因に対する診断技術の向上により，不明熱の原因の割合に変化が生じてきている．一方で，免疫抑制薬やHIV・好中球減少症などの免疫抑制疾病に由来する病態や，院内感染関連の病態が出現してきている[2]．
>
> 前に触れたように，抗菌薬やステロイドによる中途半端な加療が，ときとして状況を困難にする事例も多く，臨床医を悩ませている．不明熱と思われる症例においては，本当に不明熱といえるだけの詳細な病歴聴取・身体診察を行なっているか，医原性に状況が修飾されていないかを考えながら対応することが望ましい．

参考文献

1. Zenone T: Fever of unknown origin in rheumatic diseases. Infect Dis Clin North Am, 21: 1115-1135, x-xi, 2007.
2. Naito T, Mizooka M, Mitsumoto F, et al: Diagnostic workup for fever of unknown origin: a multicenter collaborative retrospective study. BMJ Open, 3: e003971, 2013.

推奨文献

i. Cunha BA, Lortholary O, Cunha CB: Fever of unknown origin: a clinical approach. Am J Med, 128: 1138.e1-1138.e15, 2015.
ii. 六反田諒：発熱：有用な所見がない場合は鑑別疾患を先に想定してから症例に立ち戻る．Hospitalist, 2: 303-309, 2014.
iii. 筒泉貴彦：[コラム] 発熱＋αからの膠原病診断アプローチ：多彩な症状は論理的思考で重要な診断基準となり得る．Hospitalist, 2: 310-312, 2014.

索引

日本語

あ行

アキレス腱の付着部の疼痛 …… 182
悪性腫瘍スクリーニング ……… 241
悪性リンパ腫 …………………… 249
アザチオプリン ……………… 136, 241
アセトアミノフェン …………… 271
アダリムマブ …………………… 139
アトピー性皮膚炎 ……………… 214
歩きにくい ……………………… 242
アルキル化薬 …………………… 133
アンカリングバイアス ………… 71
鞍鼻 ……………………………… 101
意識障害 ………………………… 207
　——時に膠原病マーカーを
　　うまく使う ………………… 210
　——時に膠原病を疑う根拠 … 208
　——で緊急を要する際の対応 211
　——に対する多角的マネジメント
　　………………………………… 212
維持療法 ………………………… 122
移動性関節炎 …………………… 33
インフリキシマブ ……………… 139
ウイルス性関節炎 ……………… 214
ウェゲナー肉芽腫症 …………… 22
うっ血性心不全 ………………… 139
うつ病 …………………………… 193
エタネルセプト ………………… 139
遠位指節 ………………………… 26
炎症性腸疾患関連関節炎 ……… 21
炎症性腰痛 ……………………… 178
炎症マーカーの評価 …………… 239
黄色腫 …………………………… 177
大型血管炎 ……… 98, 99, 193, 228
オープンエンドな質問 ………… 83
思い込みにとらわれず
　身体所見を取る ……………… 234

か行

回旋腱板腱症 …………………… 193
踵の痛み ………………………… 175
　——に由来する疾患 ………… 175
画像検査 …………………… 37, 111
合併症対策 ……………………… 142
滑膜炎 …………………………… 47
滑膜関節の構造 ………………… 40
化膿性関節炎 …………………… 50
カプトプリル …………………… 205
ガムテスト ……………………… 249
カルシウム拮抗薬 ……………… 205
川崎病 …………………………… 22
肝炎 ……………………………… 148
寛解 ……………………………… 154
　——導入療法 ………………… 122
感覚の異常に気づく …………… 242
間質性肺炎
　……………… 135, 203, 205, 239, 249
患者背景からの鑑別 …………… 79
関節液 …………………………… 49
　——が教えてくれること …… 49
　——の検査 …………………… 53
　——のタイプ別診断 ………… 61
　——の評価 …………………… 58
　——の分析 …………………… 60
　——の分類 …………………… 60
関節炎 ……… 15, 24, 248, 249, 259
　——と関節痛の違い ………… 23
　——の鑑別 …………………… 31
　——の特徴 ………………… 29, 30
　——をみるときに注意する身体所見
　　………………………………… 87
間接蛍光抗体法 ………………… 261
関節症状 ………………………… 213
　——がなければ診断しない疾患
　　………………………………… 21
　——に対する問診 …………… 166
関節所見の評価方法 …………… 167
関節診療の基本 ………………… 23
関節穿刺 …………………… 49, 50
　——の合併症と禁忌 ………… 51
関節痛 ………………… 24, 166, 249
　——と関節炎の違い ………… 23
関節の痛みを系統立てて評価する
　…………………………………… 166
関節の診察での限界 …………… 36
関節破壊の予防 ………………… 184
関節リウマチ ……… 14, 33, 40, 92, 124,
　130, 135, 137, 139, 168, 171, 193
　——の ACR/EULAR 分類基準
　　………………………………… 172
　——の概念 …………………… 171
　——の検査 …………………… 172
　——の診断 …………………… 172
　——の治療 …………………… 173
　——の手の特徴 ……………… 41
　——の臨床症状 ……………… 171
感染後関節炎を考える ………… 256
感染症 …………………… 120, 193
　——再活性化予防のための評価
　　およびマネジメント ……… 148
　——を積極的に除外する …… 76
乾癬性関節炎
　…… 21, 33, 41, 90, 137, 168, 184
　——の特徴 …………………… 42
感染性心内膜炎 …………… 191, 261
乾癬で見られる爪の病変 ……… 91
感度特異度 ……………………… 108
機械工の手 ………………… 96, 239
気管支鏡検査 ……………… 120, 229
偽痛風 …………………………… 168
急速進行性間質性肺炎合併例 … 241
急速進行性糸球体腎炎 ………… 230
強直性脊椎炎
　………… 21, 33, 42, 137, 181, 184
　——に伴う bamboo spine の
　　特徴 ………………………… 43
胸痛 ……………………………… 214
強皮症 …………………………… 14
　——腎クリーゼ ……………… 204
胸部 CT ………………………… 229
胸膜炎 …………………………… 214
虚血性腸炎 ……………………… 228

巨細胞性動脈炎　22, 66, 98, 193, 194, 227, 229
　──の視力障害　230
近位指節　26
筋炎特異抗体　110
筋原性酵素の評価　239
筋骨系疾患　193
筋力低下からどう診断を展開していくか　232
筋力低下に膠原病マーカーをどう使うか　235
グラム染色　61
クリオグロブリン血症性血管炎　98
クレンペラー　14
クローズドエンドな質問　83
血液検査　106, 214
結核　148, 261
血管炎　15, 22, 133, 168, 191, 227, 248, 261
　──の CHCC2012 における分類および名称　228
　──の概念　227
　──の検査　229
　──の診断　230
　──の治療　230
　──の臨床所見　227
　──をみるときに注意する身体所見　98
血管障害　239
血管造影検査　229
血球検査　214
血球減少　214
結晶性関節炎　168
結節性多発動脈炎　14, 22, 98, 228
血栓症　214
血栓性微小血管症　205
腱滑膜炎　194
限局型全身性強皮症　203
検査から「確からしさ」を高める　168
検査の活用　102
原疾患の増悪かそれ以外か　153
顕微鏡的多発血管炎　22, 98, 261

腱付着部炎　21, 33, 34
　──がよく起こる場所　35
　──のおもな鑑別疾患　177
腱付着部炎の鑑別を挙げる　176
抗 ARS 抗体　239
　──症候群　21, 239
抗 CCP 抗体　172, 259, 262
抗 dsDNA 抗体　214
抗 Jo-1 抗体　110, 239
抗 RNA ポリメラーゼⅢ抗体　204
抗 RNP 抗体　214
抗 Sm 抗体　214
抗 SS-A 抗体　214, 249, 250
抗 SS-B 抗体　249
抗 TNFα阻害薬　137〜139
　──以外の生物学的製剤　141
　──のまとめ　139
抗 U1-RNP 抗体　110
抗核抗体　→ ANA
口腔内乾燥　248
口腔内のカンジダ症　249
膠原病　2, 13, 20
　──抗体検査　258
　──治療のストラテジー　115
　──治療薬と心血管イベント　148
　──における発熱　271
　──の鑑別診断を絞り込む　19
　──の疾患概念　14
　──の診断過程　63, 64
　──の診断におけるアプローチの仕方　76
　──の診断パターン　65
　──の不確実性　16
　──の分類と検査項目　259
　──の「らしさ」と「らしくなさ」を知る　63
　──は全身性疾患　198
　──マーカー 陽性＝膠原病ではない　252
　──マーカーの提出ルール　258
　──を疑うコツ　17
　──を考えるとき　63
抗好中球細胞質抗体　→ ANCA

好酸球性多発血管炎性肉芽腫症　22, 101, 261
抗糸球体基底膜抗体　230
甲状腺機能低下症　191
抗セントロメア抗体　204
抗体検査　70
　──の正しい使い方　107
抗トポイソメラーゼⅠ抗体　204
口内炎　214
高熱がおさまらない　263
紅斑と紫斑の違い　221
抗リウマチ薬　129
抗リン脂質抗体　214
　──症候群　100, 214
高齢者の筋肉の痛みの原因を問診と身体診察から探る　187
高齢発症関節リウマチ　191
小型血管炎　98, 101, 122, 228
呼吸器症状　239
骨炎　47
骨粗鬆症　144
ゴットロン兆候　239
骨浮腫　47
骨密度検査　146
古典的膠原病　14
ゴリムマブ　139
混合性結合組織病　14, 22, 133, 259

さ行

再発性多発軟骨炎　22, 102
シェーグレン症候群　21, 96, 248, 259
　──の EULAR/ACR 分類基準　250
　──の概念　248
　──の検査　249
　──の厚生省改訂診断基準　250
　──の診断　247, 249
　──の治療　249
　──の臨床症状　248
糸球体腎炎　228
軸性関節を侵す疾患　32
軸性脊椎関節炎　21

──の ASAS 分類基準 ……… 183	──のリスクとベネフィット 112	──の概念 ………………… 181
シクロスポリン ……………… 241	腎障害 ……………………… 249	──の診断 ………………… 182
シクロホスファミド	新生児ループス …………… 250	──の診断に必要な検査 …… 178
……… 119, 122, 132, 205, 230	身体機能の低下予防 ……… 184	──の治療 …………… 180, 184
──パルス ………………… 241	身体所見からヒントを探す … 86	──の分類 ………………… 182
自己炎症性疾患 ……………… 22	診断のあとに起こること …… 142	──の臨床症状 …………… 182
指(趾)炎 ………… 21, 27, 35, 182	診断のときに気をつけること …… 67	──を疑う際の重要な問診事項
脂質異常症 ………………… 177	診断前に抗体が陽性となった際の	…………………………… 178
指尖潰瘍 …………………… 203	対応 ……………………… 262	脊椎の X 線 ………………… 183
地中海熱 ……………………… 22	心不全 ………………… 141, 203	脊椎の炎症 ………………… 181
疾患活動性の評価 ………… 115	腎不全 ………………… 203, 205	脊椎変形の予防 …………… 184
疾患修飾性抗リウマチ薬	心膜炎 ……………………… 214	セトリズマブ ……………… 139
→ DMARDs	水痘ワクチン ……………… 151	線維筋痛症 ………………… 191
実際に診断をするという意味 …… 74	スクイーズテスト ………… 27, 28	腺外病変に対する治療例 ……… 251
紫斑と紅斑の違い ………… 221	ステロイド …… 125, 173, 193, 195,	全身性エリテマトーデス 14, 21,
紫斑の原因 …………… 221, 222	205, 218, 230, 241, 271	96, 106, 122, 132, 133, 168,
紫斑病性腎炎 ………………… 98	──使用患者における骨粗鬆症	213, 259
手関節 ……………………… 171	モニタリングの方法 …… 147	──の ACR 診断基準 ……… 216
手指関節の診察 ……………… 27	──使用中の骨折のリスク分類	──の SLICC 分類基準 …… 216
手指の皮膚所見がない場合 … 204	…………………………… 145	──の概念 ………………… 213
主訴からの鑑別 ……………… 79	──の作用機序 …………… 125	──の検査 ………………… 214
腫瘍随伴症候群 …………… 191	──の使用と副作用 ……… 142	──の診断 ………………… 215
消化器症状 ………………… 182	──の見切り発車 ………… 120	──の臓器障害に対するアプローチ
上眼瞼のヘリオトロープ疹 …… 97	──パルス療法	…………………………… 215
少関節炎 ……………………… 30	……………… 195, 218, 230, 241	──の治療 ………………… 217
漿膜炎 ……………………… 214	ステロイド性骨粗鬆症 …… 144	──の臨床症状 …………… 214
ショールサイン …………… 239	──の治療の実際 ………… 146	全身性強皮症
食道蠕動不全 ……………… 203	──のフォローアップ …… 146	………… 21, 98, 133, 203, 259
視力障害 …………………… 228	──のリスク分類 ………… 144	──, 限局型 ……………… 203
シルマー試験 ……………… 249	──の臨床的評価 ………… 144	──, びまん型 …………… 203
腎炎 ………… 106, 122, 128, 213	スルファメトキサゾール・	──における臓器障害に対する
腎クリーゼ ………………… 205	トリメトプリムの合剤 …… 148	アプローチ ……………… 204
神経学的所見からのアプローチ 243	整形外科的な診断で	──の ACR/EULAR 分類基準
神経障害 …………………… 248	終わらせないために ……… 186	…………………………… 205
神経伝導検査から鑑別に至るまで	生検検査 ……………… 112, 229	──の概念 ………………… 203
…………………………… 245	精神的ケア ………………… 214	──の診断 ………………… 204
心血管系のイベントのリスク …… 148	生物学的製剤 ……………… 137	──の治療 ………………… 204
心血管障害 ………………… 182	──, 抗 TNFα阻害薬以外の	──の毛細血管拡張の特徴 …… 98
人工唾液 …………………… 249	…………………………… 141	──の臨床所見 …………… 203
人工涙液 …………………… 249	──使用患者におけるワクチン	全身の痛み ………………… 186
侵襲性のある検査・治療を行う	…………………………… 152	──の原因を探っていく …… 187
判断の仕方 …………… 76, 113	脊椎関節炎 21, 42, 124, 168, 177,	──の診断に必要な検査 …… 188
侵襲的検査 ………………… 112	178, 181, 184	──の治療の効果 ………… 191

仙腸関節炎 43, 181
仙腸関節のX線 182
造影CT検査 229
爪郭部毛細血管顕微鏡 93
　——の特徴 95
爪郭毛細血管異常 203
　——がない場合 204
臓器障害 117
臓器特異的な診断を突き詰める ... 18
総合的活動性評価 173
爪甲点状陥凹 27
ソーセージ指 21, 35, 182
足底筋膜の付着部の疼痛 182
側頭動脈 193
　——生検 229

た行

大関節周囲のこわばりや痛み 193
帯状疱疹ワクチン 151
大動脈弁逆流症 182
大動脈弁閉鎖不全症 184
唾液腺生検 249
高安動脈炎 22, 98
多関節炎 30
タクロリムス 134, 241
多彩な症状を振り分ける 75
多発血管炎性肉芽腫症
　............ 22, 101, 261
多発性筋炎 14, 21, 96, 110, 133,
　　　　　135, 191, 239, 259
　——のBohan & Peter診断基準
　............ 240
　——の概念 239
　——の検査 239
　——の診断 239
　——の治療 241
　——の臨床症状 239
多発単神経炎 229
単関節炎 30
力が入らない 232
チャーグ・ストラウス症候群 22
中型血管炎 98, 100, 228
中手指節 26

中枢性ループス 128, 215, 218
中足指節 28
超音波検査 44
　——の実際と所見 46
　——の長所と短所 47
　——の特徴 45
蝶形紅斑 213
治療開始後の経過 71
治療中の増悪 152
治療のオプション 125
治療の考え方 117
治療法の突き詰め方 119
椎間板ヘルニア 178
痛風 41, 46, 57, 91, 168
　——結節 91
　——でみられる骨びらんの特徴
　............ 42
　——のdouble counter sign ... 47
爪周囲の発赤 27
爪の診察 199
デノスマブ 146
テリパラチド 146
典型的な筋症状を呈さない皮膚筋炎
　............ 239
糖質コルチコイド 125
　——の副作用 126
　——の用量 126
頭部CT 229
頭部MRI 229
特異度の高い症状 67
ドライアイ 248
ドライマウス 248

な行

内科の診断過程 63, 65
内視鏡検査 229
内分泌疾患 193
軟骨内石灰化の超音波写真 47
日光過敏 214
ニフェジピン 205
ニューキノロンの使用 177
ニューモシスチス肺炎の予防 ... 148
尿検査 106, 214, 229

尿酸結晶 57, 91
妊娠 146
妊娠中 135, 137
妊孕性 214
　——温存 134

は行

バイアスに流されない 253
肺炎球菌ワクチン 151
肺高血圧症 249
肺所見 239
肺動脈瘤破裂 228
肺病変 239
肺胞出血 ... 128, 215, 218, 228, 230
白血球数 60
　——の推定 58
白血球破砕性血管炎 228
発熱 263, 270
　——から膠原病を疑う場合 ... 265
　——と治療のストラテジー 266
　——の治療にステロイド 263
　——の臨床的意義 270
　——は治すべきか，治して良いのか
　............ 270
パルボウイルス感染症 215
パワードップラーを当てたときの
　炎症の超音波写真 46
反応性関節炎 21, 168, 214
皮下結節 100
皮疹 213, 214, 219, 248, 249
鼻唇溝を避けて出る蝶形紅斑 214
非ステロイド性抗炎症薬　→ NSAIDs
ビスホスホネート 146
ヒドロキシクロロキン 218
微熱 213
皮膚エリテマトーデス 214
皮膚筋炎 14, 21, 96, 110, 133,
　　　　　135, 191, 239, 259
　——のBohan & Peter診断基準
　............ 240
　——の概念 239
　——の検査 239
　——の診断 239

──の治療 ……………………… 241
──の臨床症状 ………………… 239
皮膚硬化 …………………………… 203
皮膚症状 …………………………… 182
皮膚病変 …………………………… 239
　　──から考える ……………… 219
　　──の臨床経過のフォロー … 225
　　──を血管炎の疑いから検査を行う
　　　 ……………………………… 223
びまん型全身性強皮症 …………… 203
びまん皮膚硬化型 ………………… 203
病態をマスクするための
　　ステロイドに注意 …………… 268
病歴から得られる関節炎の特徴 … 30
病歴から得られる関節症のヒント
　　 ………………………………… 25
病歴からのアプローチ …………… 255
病歴から「らしさ」を探る ……… 77
日和見感染 ………………………… 120
　　──症再活性化予防のための
　　評価およびマネジメント …… 148
ピロリン酸カルシウム結晶 ……… 57
　　──沈着症 ……………………… 46
ピロリン酸カルシウムによる
　　結晶性関節炎の特徴 ………… 42
封入体筋炎 ………………………… 97
ブシャール結節 …………………… 27
フッ素中毒 ………………………… 177
ぶどう膜炎 ………………… 182, 184
不明熱 ……………………………… 272
　　──の定義 …………………… 272
プレドニゾロン
　　 ………………… 148, 195, 218, 230
分枝状皮斑 ………………………… 100
分類基準の成り立ち ……………… 72
閉塞性血栓血管炎 ………………… 100
ベーチェット病 ……… 22, 102, 228
ヘバーデン結節 …………………… 27
ヘリオトロープ疹 ………… 96, 239
　　──，上眼瞼の ……………… 97

変形性関節症 ………… 33, 168, 193
偏光顕微鏡 ………………………… 56
ボクシンググローブハンド …… 194

ま行

末梢型脊椎関節炎 ………………… 184
　　──の ASAS 分類基準 …… 183
末梢関節炎 ………………………… 182
末梢神経障害 ……………………… 214
末梢性関節を侵す疾患 …………… 32
末梢性脊椎関節炎 ………………… 21
末梢ニューロパチー ……… 228, 249
慢性関節炎の原因 ………………… 168
ミコフェノール酸モフェチル
　　 ………………………… 131, 205
3 つの C …………………………… 55
メカニックハンド ………… 96, 239
　　──の特徴 …………………… 97
メスナ ……………………………… 134
メトトレキサート　129, 173, 195,
　　　　　　　　　　205, 230, 241
目の痛み …………………………… 248
目の異物感 ………………………… 248
免疫グロブリン療法 ……………… 241
免疫不全者に対するワクチンの
　　ガイドライン ………………… 150
免疫抑制状態における感染症 …… 157
免疫抑制中のワクチンの効果 …… 151
免疫抑制薬 ………………………… 129
　　──使用と感染症 …………… 148
　　──使用とワクチン ………… 150
毛細血管炎 ………………………… 120
網状皮斑 …………………………… 100
問診 ………………………………… 79
　　──の技術 …………………… 81

や行

指が白くなる原因を探り疾患を
　　見つける ……………………… 196

ら行

「らしくなさ」を探る …………… 84
「らしさ」を探る ………………… 77
ラロキシフェン …………………… 146
リウマチ結節 ……………………… 92
リウマチ性疾患 …………… 133, 137
リウマチ性多発筋痛症 …… 192, 193
　　──の EULAR/ACR の暫定分類基準
　　 ……………………………… 194
　　──の概念 …………………… 192
　　──の鑑別疾患 ……………… 191
　　──の暫定分類基準 ………… 194
　　──の診断 …………………… 194
　　──の治療 …………………… 195
　　──の臨床症状 ……………… 193
　　──を疑うところからみえてくる
　　疾患 …………………………… 190
罹患関節の鑑別 …………………… 32
罹患関節の分布 …………………… 33
リツキシマブ ……………………… 119
流産歴 ……………………………… 214
リュープロレリン ………………… 134
リンパ節腫脹 ……………… 249, 250
ループス腎炎
　　 ……………… 132, 134, 135, 215, 218
ループス肺炎 ……………………… 128
レイノー現象
　　 ……… 86, 95, 197, 203, 239, 249
　　──がない場合 ……………… 204
　　──から膠原病へのアプローチ
　　 ……………………………… 200
　　──のおもな原因 …………… 197
　　──の原因を探る …………… 196
レッドアイ ………………………… 248

わ行

ワクチンの勧め …………………… 149

外国語

A

ACE 阻害薬 ················· 205
ACR/EULAR 関節リウマチ分類基準
················· 172
ACR/EULAR 全身性強皮症分類基準
················· 205
ACR 全身性エリテマトーデス診断基準
················· 215, 216
ADL の低下 ················· 193
aminoacyl transfer RNA
　synthetase ················· 21
ANA（anti-nuclear antibody）
················· 2, 259, 262
　——が陰性の場合 ················· 204
　——が陽性の場合 ················· 6, 252
　——関連疾患をみるときに注意する
　　身体所見 ················· 92
　——関連の膠原病 ················· 21, 259
　——検査 ················· 214
　——の染色パターン ················· 260
ANCA（antineutrophil
　cytoplasmic antibody）
················· 230, 261, 262
　——関連血管炎 ················· 134
ankylosing spondylitis ····· 21, 181
　—— disease activity score
················· 184
antineutrophil cytoplasmic
　antibody ············ 229, 261, 262
anti-nuclear antibody
················· 2, 259, 262
ARS（aminoacyl transfer RNA
　synthetase）················· 22
ASAS 脊椎関節炎分類基準 ········· 183
ASDAS（ankylosing spondylitis
　disease activity score）······ 184
autoinflammatory disease ······ 22

B

B 症状 ················· 250
ball catching view ················· 40

bamboo spine ················· 42
bare area ················· 40
BASDAI（bath ankylosing
　spondylitis disease activity
　index）················· 184
BASFI（bath ankylosing
　spondylitis functional index）
················· 184
bath ankylosing spondylitis
　disease activity index ········ 184
bath ankylosing spondylitis
　functional index ················· 184
Beeson ················· 272
Bohan & Peter の多発性筋炎/皮膚筋炎
　診断基準 ················· 239, 240
bone edema ················· 47
boxing glove hand ················· 194

C

CADM（clinically amyopathic
　dermatomyositis）············· 239
calcium pyrophosphate
　dihydrate deposition ··········· 46
C-ANCA（cytoplasmic ANCA）
················· 261
capillaritis ················· 120
CDAI（clinical disease activity
　index）················· 173
Chapel Hill Consensus
　Conference ················· 227
CHCC（Chapel Hill Consensus
　Conference）················· 227
　—— 2012 における血管炎の分類
　　および名称 ················· 228
chondrocalcinosis ················· 41
classification criteria ················· 72
CLE（cutaneous lupus
　erythematosus）················· 214
clinical disease activity index
················· 173

clinically amyopathic
　dermatomyositis ················· 239
CNS（central nervous system）
　ループス　→ 中枢性ループス
composite measure ············· 173
CPPD（calcium pyrophosphate
　dihydrate deposition）········ 46
cutaneous lupus erythematosus
················· 214
cyclic citrullinated peptide ····· 11
cytoplasmic ANCA ················· 261

D

dactylitis ················· 21, 35
DAS（disease activity score）
················· 173
dcSSc（diffuse cutaneous
　systemic sclerosis）············· 203
diffuse cutaneous systemic
　sclerosis ················· 203
DIP（distal interphalangeal）
················· 26, 172
disease activity score ············ 173
disease modifying anti-rheumatic
　drugs ················· 171
distal interphalangeal ············· 26
DM（dermatomyositis）
　→ 皮膚筋炎
DMARDs（disease modifying
　anti-rheumatic drugs）
················· 171, 172, 184
double contour sign ················· 46

E

EGPA ················· 261
enthesitis ················· 34
EULAR/ACR のシェーグレン症候群
　分類基準 ················· 250
EULAR/ACR のリウマチ性多発
　筋痛症暫定分類基準 ················· 194

F, G

FRAX® (fracture risk assessment tool) ……………… 144
──に入力する項目 …………… 145

GCA (giant cell arteritis)
→ 巨細胞性動脈炎
GPA ……………………………… 261

I～K

IgA 血管炎 ……………………… 98
IL-17 阻害薬 …………………… 184
IL-23 阻害薬 …………………… 184
inclusion body myositis ……… 97
indirect immunofluorescence
………………………………… 261
inflammatory bowel disease associated spondyloarthritis
………………………………… 21

Klemperer ……………………… 14

L

late onset RA ………………… 191
lcSSc (limited cutaneous systemic sclerosis) ………… 203
leukocytoclastic vasculitis …… 228
limited cutaneous systemic sclerosis ……………………… 203
livedo 皮疹 …………………… 100
livedo racemosa ……………… 100
livedo reticularis ……………… 100
lupus nephritis ………………… 215

M

marginal erosion ……………… 40
MCP (metacarpopharangeal)
…………………………… 26, 171
──関節の腫脹 ………………… 27
──関節の診察 ………………… 27
MCTD (mixed connective tissue disease) → 混合性結合組織病
metacarpopharangeal ………… 26

metatarsophalangeal ………… 28
migratory arthritis ……………… 33
modified schober test ………… 179
monoarthritis …………………… 30
mononeuritis multiplex ……… 229
MPA (microscopic polyangitis)
→ 顕微鏡的多発血管炎
MPO-ANCA (myeloperoxidase-ANCA) 261
MRI ………………… 44, 180, 183
──の実際 ……………………… 47
──の長所と短所 ……………… 47
MTP (metatarsophalangeal) … 28
myeloperoxidase-ANCA ……… 261

N

nail pitting ……………………… 91
negative birefringence ………… 57
non-steroidal anti-inflammatory drug …………………………… 148
NSAIDs (non-steroidal anti-inflammatory drug)
………………………… 148, 173, 184
Nudix hydrolase 15 …………… 137
NUDT 15 (Nudix hydrolase 15) ……… 137

O

oligoarthritis …………………… 30
onycholysis …………………… 90
OPQRST ………………………… 80
osteitis ………………………… 47
overhanging edge …………… 41

P

P-ANCA (perinuclear ANCA)
………………………………… 261
PCV13 ………………………… 151
pencil in cup …………………… 41
perinuclear ANCA …………… 261
Petersdorf ……………………… 272
PIP (proximal interphalangeal)
…………………………… 26, 171

──関節の診察 ………………… 27
PM (polymyositis) → 多発性筋炎
PMR (polymyalgia rheumatica)
→ リウマチ性多発筋痛症
PN (polyarteritis nodosa)
→ 結節性多発動脈炎
polyarthritis …………………… 30
polymyalgia rheumatica ……… 192
positive birefringence ………… 57
PR3-ANCA (proteinase 3-ANCA)
………………………………… 261
proteinase 3-ANCA …………… 261
proximal interphalangeal …… 26
psoriatic arthritis ……………… 21
PSSV23 ………………………… 151
punched out …………………… 41

R

RA (rheumatoid arthritis)
→ 関節リウマチ
──, late onset ……………… 191
radiographic progression …… 47
Raynaud phenomenon ……… 197
reactive arthritis ……………… 21
remitting seronegative symmetrical synovitis with pitting edema ……………… 193
RF (rheumatoid factor)
…………………………… 172, 259
rheumatoid factor …………… 10
RS3PE (remitting seronegative symmetrical synovitis with pitting edema) …………… 193
──症候群 …………………… 191

S

saddle mose ………………… 101
SD (scleroderma) → 強皮症
SDAI (simple disease activity index) ………………………… 173
simple disease activity index
………………………………… 173

SjS（Sjögren syndrome）
　→シェーグレン症候群
SLE（systemic lupus
　　erythematosus）
　→全身性エリテマトーデス
SLICC の全身性エリテマトーデス
　分類基準 ················· 215, 216
SpA（spondyloarthritis）
　→脊椎関節炎
SSc（systemic sclerosis）
　→全身性強皮症

ST 合剤 ···························· 148
systemic sclerosis ················ 203

T
T2T（target to treat）··········· 173
thiopurine methyltransferase
　······························· 137
thrombotic microangiopathy
　······························· 204
TMA（thrombotic
　　microangiopathy）·············· 205

TNF α阻害薬 ······················ 184
TPMT（thiopurine
　　methyltransferase）············ 137
treat to target ····················· 124

V 〜 X
vasculitis syndrome ·············· 227

X 線検査 ···················· 38 〜 43
X 線検査の診察特異的所見 ·········· 38

著者略歴

筒泉貴彦 高槻病院総合内科 主任部長

2004年 神戸大学医学部医学科卒業後，神戸大学医学部付属病院にて初期研修医．その後，淀川キリスト教病院で循環器内科後期研修医，神戸大学医学部付属病院で総合診療部後期研修医を経て，ハワイ大学内科レジデント．2010年にIntern of The Year Award, ICU Best Resident Awardを受賞．2011年にResident of The Year Award, Excellence in Research Awardを受賞．2012年に帰国後，練馬光が丘病院にて総合診療科のプログラムディレクターとして総合診療科の立ち上げに従事．関西に戻り，2015年に明石医療センターで総合内科の立ち上げ，2017年より高槻病院で総合内科の立ち上げを行なっている（現職）．日米総合内科専門医，Fellow of American College of Physicians (米国内科上級委員)．大阪検定3級．

田巻弘道 聖路加国際病院 Immuno-Rheumatology Center 副医長

2005年 東京大学医学部医学科卒業後，聖路加国際病院 前期・後期研修医．その後，在沖縄アメリカ海軍病院を経て，ハワイ大学内科レジデント．クリーブランドクリニックでリウマチ膠原病科フェローならびに血管炎フェロー．2016年よりCleveland Clinic Lerner College of Medicine of Case Western Reserve Universityのクリニカルインストラクター．2017年にVasculitis Foundation Gary S. Hoffman fellowship awardを受賞．また，2017年にクリーブランドクリニックでExcellence in Teaching awardを受賞．2017年9月より現職．米国リウマチ膠原病専門医，米国内科専門医，日本リウマチ専門医．

見極力UP!
1からはじめる膠原病診療

2019年7月1日　1版1刷　　　　　　　　©2019

著　者
筒泉貴彦　　田巻弘道
つつみたかひこ　たまきひろみち

発行者
株式会社 南山堂　代表者 鈴木幹太
〒113-0034　東京都文京区湯島4-1-11
TEL 代表 03-5689-7850　www.nanzando.com

ISBN 978-4-525-23441-6　　定価（本体4,000円＋税）

JCOPY ＜出版者著作権管理機構 委託出版物＞
複製を行う場合はそのつど事前に(一社)出版者著作権管理機構(電話03-5244-5088, FAX 03-5244-5089, e-mail: info@jcopy.or.jp)の許諾を得るようお願いいたします．

本書の内容を無断で複製することは，著作権法上での例外を除き禁じられています．また，代行業者等の第三者に依頼してスキャニング，デジタルデータ化を行うことは認められておりません．